U0189025

Long Term Safety of Assisted Reproduction

辅助生殖长期安全性

原著 [英] Arianna D'Angelo

[瑞典] Kenny A. Rodriguez-Wallberg

[法] Daniela Nogueira

主译 李雪梅 覃春容

中国科学技术出版社

· 北 京 ·

图书在版编目（CIP）数据

辅助生殖长期安全性 /（英）阿里安娜·德安杰洛 (Arianna D' Angelo) 等原著；李雪梅，覃春容主译．—北京：中国科学技术出版社，2024.7

书名原文：Long Term Safety of Assisted Reproduction

ISBN 978-7-5236-0478-6

Ⅰ．①辅… Ⅱ．①阿… ②李… ③覃… Ⅲ．①生殖医学—研究 Ⅳ．① R339.2

中国国家版本馆 CIP 数据核字 (2024) 第 042472 号

著作权合同登记号：01-2023-3499

策划编辑 靳 婷 延 锦

责任编辑 靳 婷

文字编辑 陈 雪

装帧设计 佳木水轩

责任印制 徐 飞

出　　版 中国科学技术出版社

发　　行 中国科学技术出版社有限公司

地　　址 北京市海淀区中关村南大街 16 号

邮　　编 100081

发行电话 010-62173865

传　　真 010-62179148

网　　址 http://www.cspbooks.com.cn

开　　本 889mm × 1194mm 1/16

字　　数 321 千字

印　　张 12

版　　次 2024 年 7 月第 1 版

印　　次 2024 年 7 月第 1 次印刷

印　　刷 北京盛通印刷股份有限公司

书　　号 ISBN 978-7-5236-0478-6/R · 3192

定　　价 158.00 元

版权声明

Long Term Safety of Assisted Reproduction / ISBN：978-0-367-51123-4

译者名单

主　译　李雪梅　覃春容

译校者　（以姓氏笔画为序）

王　萍　艾细雄　付志红　帅振虹　江　旋　李雪梅
吴正中　张华坤　陈可新　范　晶　林丹换　郑晨思
孟　夏　练　冰　赵德鹏　胡　锐　姚吉龙　夏　燕
徐惠玲　郭姝含　郭鲁燕　韩婵琳　覃春容　谢　瑞

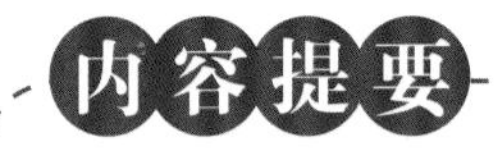

本书引进自 CRC 出版社，是一部关于辅助生殖技术（ART）长期安全性最新研究和临床进展的著作。全书共 20 章，内容涉及卵巢刺激对女性妊娠结局短期及长期影响、ART 对儿童的远期影响等，阐释了 ART 的主要要素，包括冷冻移植、胚胎植入前遗传学检测、卵巢组织冷冻、卵母细胞体外成熟、超高龄、捐赠卵母细胞等对妊娠结局及围产期并发症的影响；关于 ART 与肿瘤的研究，分析了不孕症药物治疗相关肿瘤风险、儿童肿瘤风险的影响、肿瘤治疗后 ART 产科结局；针对一些特殊情况，如 Turner 综合征、男方因素助孕、ART 后多胎妊娠等围产期结局进行了分析，探讨了体外胚胎培养对表观遗传调控的影响，涵盖了 ART 在伦理方面、心理方面及对子代的社会心理健康等多领域的专业知识，以期最大限度地为读者提供有关辅助生殖安全性的翔实研究进展，为生殖医学相关专业人员提供一部有价值的实用参考书。

主译简介

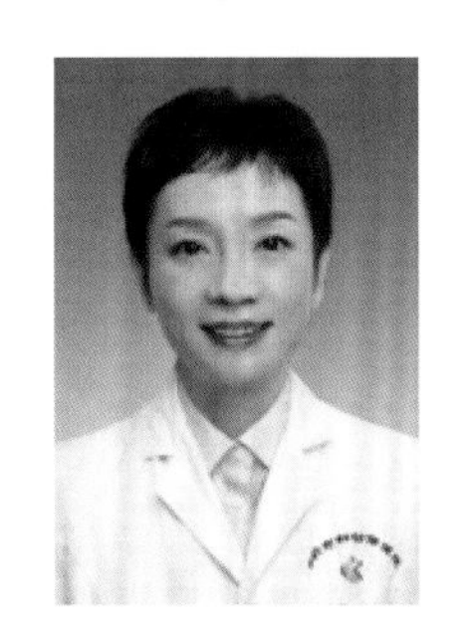

李雪梅

主任医师，硕士研究生导师。深圳市妇幼保健院生殖医学中心主任，国家辅助生殖技术管理专家库成员，广东省医学会生殖医学分会常务委员，广东省临床医学学会生殖医学专业委员会副主任委员，广东优生优育协会第六届理事会专家委员会副主任委员，中国医师协会妇科内分泌培训委员会委员。曾赴哈佛大学医学院附属贝斯以色列医院波士顿试管婴儿中心中心学习。从事妇产科学和辅助生殖技术 20 余年，主要研究方向为多囊卵巢综合征、子宫内膜异位症、卵巢储备功能下降、反复种植失败、输卵管梗阻、染色体异常及单基因遗传病等疾病导致的不孕不育症患者的助孕治疗，主持开展夫精人工授精、常规体外受精 – 胚胎移植、卵胞质内单精子注射、胚胎植入前遗传学诊断等助孕技术。主持多项省市级科研课题，包括深圳市自然科学基金基础研究重点项目 1 项，获国家实用新型专利 2 项、国家发明专利 1 项。被 SCI 收录及在核心期刊上发表的论文近 20 篇。

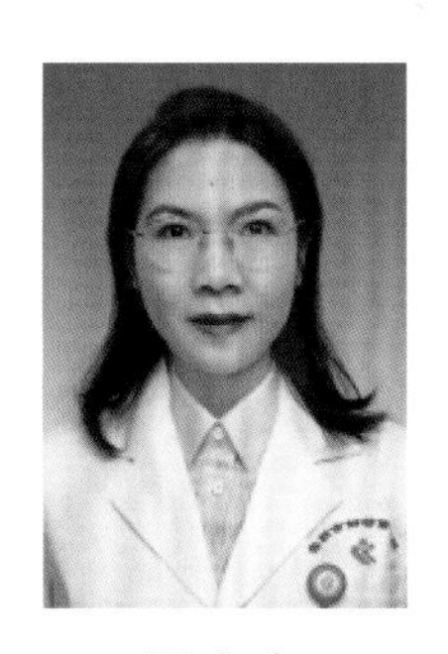

覃春容

生殖医学博士，主任医师，硕士研究生导师。深圳市妇幼保健院生殖医学中心副主任，中国妇幼保健协会生育保健专业委员会委员，中国医药教育协会生殖内分泌专业委员，中国妇幼保健协会生育力保存专业委员会委员，广东省妇幼保健协会生殖保健专业委员会常务委员，《实用妇科内分泌电子杂志》编委。2016 年在美国耶鲁大学医学院生殖中心访学 1 年，从事生殖内分泌的基础和临床研究。2018 年在美国哈佛大学医学院进修辅助生殖技术。从事妇产科和辅助生殖技术近 30 年，积累了丰富的辅助生殖技术相关经验，近年关注辅助生殖技术母体和子代安全性问题。擅长卵巢储备功能下降、复发性流产、反复种植失败等疾病，专攻染色体异常，单基因遗传病等三代试管婴儿助孕技术。主持多项广东省自然科学基金项目。获美国生殖医学学会“基础科学奖”（SRBT Basic Science Award）。发表论文 100 余篇，其中以第一作者身份发表 SCI 收载论文 9 篇。参编《妇科内分泌疾病疑难病例荟萃》（副主编），《反复性流产相关疾病多学科诊疗病案分析》（编委）。

序

自1978年世界上首例“试管婴儿”诞生以来，生殖医学辅助生殖技术的发展及临床应用日新月异，为上千万疑难性不孕不育患者和家庭带来了福音。具估算，40多年来，全球借助辅助生殖技术诞生的新生婴儿已逾1000万，这也使得我们不得不进一步认真审慎地评价该技术的有效性和长期安全性。

近年来，我国辅助生殖技术的发展更是突飞猛进。国家在《“健康中国2030”规划纲要》中提出“实现从胎儿到生命终点的全程健康服务和健康保障”，“从胎儿”即是生殖。高质量的人口增长是我们追求的目标，目前面临着不孕率逐年升高和出生缺陷率仍居高不下的现状。生殖医学的发展使辅助生殖技术（ART）成为治疗不孕不育最有效的方法之一，旨在是解决生殖障碍，保障生殖健康。但是，我们也必须认识到，由于这些新的技术涉及复杂的医学过程及对生理性生殖过程的诸多干预，很可能会带来一些潜在的风险和母婴长期安全问题。

在医学领域，许多安全问题并未得到完全解决。辅助生殖技术作为具有高度复杂性的生命科学前沿技术，发展时间相对较短，且复杂程度高，体外受精－胚胎移植及其衍生技术的出现仅有40余年，仍面临着许多不确定性。例如，各种药物的应用对母亲健康的影响，ART后产科护理和围产期并发症风险，目前已有大量文献报道；ART对子代的出生缺陷及以后成长的长期健康的影响等。对于最新开发出来的一些诊治方法，跟踪随访时间较短，有待于继续长期深入的临床研究证据。从目前研究和积累的经验数据看，关于辅助生殖技术治疗长期安全性、远期健康影响的认知仍然十分有限。另外，辅助生殖技术在社会学领域带来的安全性问题也是十分重要的。问题在于，ART技术的应用突破了人类数百万年来通过性行为实现繁衍的自然法则。跨越了传统正常途径的精卵结合，必将对人类社会的法律、伦理、道德等领域产生诸多方面深远而复杂的影响，其中，可能有许多方面的影响是我们无法预见的，只能随着时间的推移和现实案例的积累而逐步呈现。这些问题的存在将极大地影响和制约着辅助生殖技术的发展前景。这项技术是否能够拥有一个更好的未来，将取决于我们对这些问题的思考、研究和判断，以及在具体实践中能否做出合理的应对，这是对人类社会一个极大的挑战。

此外，辅助生殖技术日趋成熟，目前已进入了新的发展时期，原有技术不断完善，新技术不断产生，如全基因组筛查、全基因组测序等原来比较陌生的新技术将逐步成为辅助生殖技术领域的主流技术，这将带来众多有效性和安全性方面的新挑战。因此，我们迫切需要深入了解辅助生殖技术的长期安全性，以便更好地指导医生、患者和决策者。

深圳市妇幼保健院李雪梅医生及同道为我们编译推介的《辅助生殖长期安全性》，深入讨论了辅助生殖技术对母亲及出生子代的潜在风险的最新研究进展，为ART子代的随访、健康监测和管理提供了策略与方案。希望本书能够为医学界、研究者、决策者和患者提供有价值的信息和见解，以推动辅助生殖技术的安全性研究和实践。

在此，我想衷心感谢深圳市妇幼保健院李雪梅医生团队，他们的认真付出和不懈努力，将这本译著及时地奉献各国内的同行们，也为加强了我国生殖医学的国际交流，为推动中国生殖医学的持续发展贡献力量。

中国科学院院士

译者前言

自世界上首例“试管婴儿”诞生以来，辅助生殖技术的发展日新月异，成就举世瞩目。近十几年来，我国辅助生殖技术的发展更是突飞猛进。北京大学乔杰院士团队的全国生殖健康流行病学调查研究结果显示，2007—2020年，全国不孕发生率从12%升至18%，每年人类辅助生殖技术应用周期总数已超过100万，每年约有30万名试管婴儿诞生。截至2020年12月31日，中国大陆经批准的人类辅助生殖技术实施机构已有536家、人类精子库27家。我国已成为全球每年开展辅助生殖技术例数最多的国家。

作为治疗不孕不育最有效的方法之一，辅助生殖技术整体上是安全可靠的。目前已有大量研究数据表明，通常情况下辅助生殖技术对母婴都是安全的。尽管如此，对于这样一个到今天仅有几十年历史、具有高度复杂性的生命科学前沿技术，我们对它的整体安全性问题仍不能掉以轻心。

首先，在医学领域的安全问题并未得到完全解决。辅助生殖技术作为新兴的边缘学科前沿技术，发展时间短，复杂程度高，体外受精－胚胎移植及其衍生技术的出现仅有40余年，仍面临着许多不确定性。例如，关于产科和围产期并发症风险，目前已出现大量文献报道；关于辅助生殖技术治疗长期安全性、远期健康影响的知识仍然有限，对某些特定群体，特别是辅助生殖技术助孕对母体、子代远期损害的研究及长期随访，目前相关数据仍然很少；对最新开发出来的一些治疗方法，跟踪随访时间较短，还需继续进行长期研究。

其次，也许是更重要的是这项技术在社会学领域带来的安全性问题。核心问题在于，辅助生殖技术的应用突破了人类数百万年来通过性行为实现繁衍的自然法则。跨越了传统正常途径的精卵结合，必将对人类社会的法律、伦理、道德等领域产生诸多方面深远且复杂的影响。其中，可能有许多方面的影响是我们无法预见的，只能随着时间的推移和现实案例的积累而逐步呈现。

这些问题的存在将极大影响和制约辅助生殖技术的发展前景。这项技术是否能够拥有一个更好的未来，将取决于我们对这些问题的思考、研究和判断，以及在具体实践中能否做出合理的应对。这是对人类社会的一个极大挑战。我们希望，人类能够运用自己的智慧，做出最优的解答。

我们高兴地看到英国 Arianna D’Angelo 教授、瑞典 Kenny A. Rodriguez-Wallberg 教授和法国 Daniela Nogueira 教授共同主编的 *Long Term Safety of Assisted Reproduction* 一书，对这些问题做出了极有价值的研究和思考。我们认为，很有必要将此书翻译推介给国内生殖医学界的同行，以及其他关心这些问题的读者。

本书可作为国内生殖医学从业人员、医科院校师生的培训教材和参考资料，同时，任何对这方面问题有兴趣的人们也都不妨一读。我们相信，Arianna D’Angelo、Kenny A. Rodriguez-Wallberg 和 Daniela Nogueira 教授在此书中呈现的成果非常值得我们花时间认真吸收。我们更希望，此书能够给国内的研究者带来思想启发，在此基础上产生更多、更好的研究成果。

本书能够编译完成，各位编委付出了辛勤劳动。还有诸多同事、研究生参与了大量具体的工作，更有行业内诸多同仁给予了有力支持。在此一并表示感谢！

愿以此书，作为与国内广大同行进一步交流的机缘。我们恳切期待得到读者的批评指正和宝贵建议。

深圳市妇幼保健院　李雪梅

致　谢

非常感谢所有编者的宝贵贡献，没有他们就不可能有这本书。我们要感谢 Bob Edwards 和各位参编者所做的出色工作，感谢所有在生殖领域的同道一直所做的工作，特别感谢科学家对研究的持续贡献。

我们也非常感谢患者对我们的信任，希望我们的不断努力能够实现他们的育儿愿望。

最后，非常感谢我们所在的团队及出版商一直以来的支持，感谢我们的家人一直以来的耐心和鼓励。

Arianna D’Angelo

Kenny A. Rodriguez-Wallberg

Daniela Nogueira

目 录

第 1 章　卵巢刺激对短期妊娠结局的影响 ········ 001
第 2 章　ART 治疗的长期安全性及不孕症药物治疗相关肿瘤风险的证据 ········ 007
第 3 章　男性因素助孕的孕产妇结局 ········ 025
第 4 章　辅助生殖技术助孕出生儿童的远期结局 ········ 032
第 5 章　冷冻胚胎移植孕产妇结局 ········ 044
第 6 章　Turner 综合征患者辅助生殖和生育力保存的安全性 ········ 062
第 7 章　卵母细胞冷冻保存的母婴结局 ········ 068
第 8 章　捐赠卵母细胞妊娠的围产期并发症 ········ 072
第 9 章　超高龄（＞45 岁）患者产科并发症和妊娠结局 ········ 084
第 10 章　PGT 助孕后的妊娠期、围产期及产后结局 ········ 094
第 11 章　选择性单胚胎移植的最优化策略 ········ 103
第 12 章　肿瘤治疗后辅助生殖技术的产科结局 ········ 111
第 13 章　辅助生殖技术与儿童肿瘤风险概述 ········ 123
第 14 章　妊娠载体治疗的产科和围产期结局 ········ 130
第 15 章　卵母细胞体外成熟的新生儿结局 ········ 135
第 16 章　卵巢组织冷冻的临床结局 ········ 142
第 17 章　体外胚胎培养对表观遗传调控的影响 ········ 146
第 18 章　辅助生殖技术的社会心理影响 ········ 153
第 19 章　辅助生殖技术子代的社会心理健康 ········ 163
第 20 章　辅助生殖技术在伦理方面的长期安全性 ········ 174

第1章 卵巢刺激对短期妊娠结局的影响

The effect of ovarian stimulation on short term maternal outcomes

Carol Coughlan　Barbara Lawrenz　Human Fatemi　著
张华坤　译　　覃春容　校

卵巢过度刺激综合征（ovarian hyperstimulation syndrome，OHSS）是一种罕见但严重的并发症，与辅助生殖技术（assisted reproductive technology，ART）期间的控制性卵巢刺激（controlled ovarian stimulation，COS）有关。越来越多的证据表明，COS后获得的卵母细胞的数量极大地影响了每个周期的临床妊娠结局，尤其是在累积活产率方面。因此，任何COS都应该根据患者的卵巢储备来充分利用卵母细胞的数量，尽管这种策略可能会提高临床妊娠率，但是不可避免的有医源性OHSS发生的风险。OHSS综合征根据临床症状分为：轻度、中度和重度（表1-1）。在体外受精（in vitro fertilization，IVF）中，轻度OHSS的发生率可以高达40%[1]，中度OHSS发生率为3%～6%，重度OHSS发生率为0.1%～3%[2]。然而，真正的发病率是难以统计的。这种综合征的传统描述包括很多临床表现，如卵巢增大、腹水、血液浓缩、高凝状态和电解质失衡[3]。症状通常根据严重程度（轻度、中度或重度）和发病时间（早期或晚期）进行分类[3]（表1-1）。有两种类型的OHSS，第一种为早发型，在人绒毛膜促性腺激素（human chorionic gonadotropin，hCG）给药后<10天出现，在没有发生妊娠时是自限性的；第二种是晚发型，在取卵后≥10天出现[4]。早发型OHSS主要是用hCG扳机的患者，与促性腺激素刺激的卵巢高反应有关，而晚发型OHSS是由植入胚胎的滋养细胞产生的hCG诱导的[3]。大多数OHSS病例是轻度自限性的，但是如果早发型OHSS患者妊娠后内源性hCG又继发了晚发型OHSS导致的病例，往往病情较重且病程较长[5]。

一、OHSS的危险因素

识别高危女性并进行适当干预可以在不影响治疗结果的情况下降低OHSS的发生率。

（一）高危因素

个性化的患者护理和每个患者的治疗前评估，将帮助临床医生确定每个患者发生OHSS的风险，并且优化COS方案。与OHSS风险增加相关的因素包括年轻（<30岁）[6]、低体重[7]和多囊卵巢综合征[8]。种族因素在OHSS的发生风险中发挥作用，据报道，接受IVF的非裔美国女性比西班牙裔或高加索女性发生OHSS的风险更大[9]。

（二）卵巢储备

卵巢储备的标志物，如较高水平的抗米勒管激素（anti-Müllerian hormone，AMH）[10]和较多的基础窦卵泡数（antral follicle count，AFC）[7,8,10]，是发生OHSS的风险因素，尽管这些标志物被广泛用于量化OHSS的发生风险，但这些标志

表 1-1 OHSS 症状分类

OHSS 分级	临床特征	实验室特征
轻度	• 腹部不适 / 腹胀 • 轻度恶心 / 呕吐 • 轻度呼吸困难 • 腹泻 • 卵巢增大	无重要变化
中度	• 轻度 OHSS 症状 • 超声证实有腹水	• 血液浓缩（HCT＞41%） • 白细胞升高（$>15 \times 10^9$/L）
重度	• 轻度和中度 OHSS 症状 • 腹水的临床表现 • 胸腔积液 • 严重呼吸困难 • 少尿 / 无尿 • 顽固性恶心 / 呕吐 • 低血压 / 中心静脉压 • 胸腔积液 • 体重快速增加（＞1kg/24h） • 晕厥 • 严重腹痛 • 静脉血栓形成	• 血液严重浓缩（HCT＞55%） • 白细胞$>25 \times 10^9$/L • 肌酐清除率＜50ml/min • Cr＞1.6mg/dl • Na^+＜135mmol/L • K^+＞5mmol/L • 肝酶升高
严重	• 无尿 / 急性肾衰竭 • 心律失常 • 血栓栓塞 • 心包积液 • 大量胸腔积液 • 动脉血栓形成 • 成人呼吸窘迫综合征	检查结果加重

OHSS. 卵巢过度刺激综合征；HCT. 血细胞比容
引自 Practice Committee of the American Society for Reproductive Medicine. Prevention and treatment of moderate and severe OHSS. *Fertil Steril.* 2016.

物的明确临界值尚未得到前瞻性验证[11]。虽然最优的临界点仍需要验证，但 AMH＞3.4ng/ml，AFC＞24 个，发育的卵泡≥25 个，雌二醇（estradiol，E_2）＞3500pg/ml 或获得卵母细胞数≥24 个与 OHSS 风险增加显著相关［美国生殖医学学会（American Society for Reproductive Medicine，ASRM）］。

（三）卵巢反应

先前诊断为 OHSS 的患者，在之后的刺激周期中将再次面临风险。在刺激过程中有一些“危险信号”，可能会提醒临床医生有发生 OHSS 的风险。通过卵巢对刺激的反应可能有助于确定 COS 期间的高危患者，使临床医生能够通过改变方案或进行“选择性全胚冷冻”来降低风险。在刺激期间，提示 OHSS 发生风险的可能指标包括：血清雌二醇水平升高或迅速增加[12]，以及卵巢刺激期间大量小卵泡（8～12mm）的发育[13]。多个卵泡的发育（＞20 个）和大量获卵数（＞20 个）

与 OHSS 呈正相关[14]。为了降低 OHSS 的风险，临床医生黄体支持应该给予黄体酮而不是 hCG。尽管临床医生密切关注患者临床特征及相关实验室参数以便启动预防措施，但是仍存在部分患者在治疗周期之前或期间，没有发现存在高危风险而发生 OHSS 的情况[15]。一个特殊的问题是，无法准确预测晚发型 OHSS 的发生，这与新鲜胚胎移植后妊娠有关，而卵巢反应参数并不能很好地预测这种临床情况[15]。

二、OHSS 的病理生理学特征

了解 OHSS 的病理生理学可能有助于确定预防其发展和治疗相关症状的措施。OHSS 的病理生理特征是卵巢增大和毛细血管通透性增加，导致液体从血管内渗漏到血管外[16, 17]，这种液体移位导致低血容量低钠血症[3]。血管内皮生长因子（vascular endothelial growth factor，VEGF）参与 OHSS 的发生发展，并且在许多过程中发挥作用，包括卵泡生长、黄体功能、血管生成和血管内皮刺激[18, 19, 20]。现有证据表明，VEGF 是 OHSS 的重要介质，血清 VEGF 水平与 OHSS 严重程度相关[18]。此外，hCG 可以增加人颗粒细胞中 VEGF 的表达，导致 VEGF 浓度增加[20]。其他参与 OHSS 发病机制的相关介质还包括血管紧张素Ⅱ、胰岛素样生长因子Ⅰ和白细胞介素 –6（Practice Committee of ASRM，2006）。

三、OHSS 的预防措施

OHSS 的发生不可能完全避免，但通过及早发现危险因素和密切监测接受卵巢刺激的患者，可以显著降低其发病率。预防 OHSS 的主要措施集中在个体化的处理，通过针对患者的危险因素及卵巢反应制订个体化的刺激治疗方案。促性腺激素的剂量应根据 AMH 和 AFC[10] 进行调整。在计划即将到来的治疗周期时，应考虑之前卵巢对外源性促性腺激素刺激的反应。在开始治疗之前，应该确定有危险因素的女性，如多囊卵巢综合征（polycystic ovary syndrome，PCOS）或既往有 OHSS 的病史，并制订适当的治疗计划。可以采用多种方法，如低剂量启动、温和刺激，以及在 hCG 扳机日停止卵泡刺激素（follicle-stimulating hormone，FSH）的使用。二甲双胍是一种胰岛素增敏药物，通常用于治疗 2 型糖尿病，其在 PCOS 患者中的应用已得到广泛研究，特别是与 OHSS 有关。一些研究表明，二甲双胍并不能降低非肥胖 PCOS 患者[21]或仅有 PCO 患者[22]（图 1–1）的 OHSS 风险。然而，总的来说，有很好的证据表明二甲双胍可降低 PCOS 患者 OHSS 的发生风险[23, 24, 25]。

有多项研究表明，与使用促性腺激素释放激素（gonadotropin releasing hormone，GnRH）激动剂的方案相比，使用 GnRH 拮抗剂方案 OHSS 发生率较低[26, 27]。Cochrane 共有 45 项研究，其中有 29 项评估活产的随机对照试验（randomized controlled trial，RCT）的数据，结果显示与 GnRH 激动剂组相比，GnRH 拮抗剂组 OHSS 发生率显著降低，差异有统计学意义，并且在活产率上没有差异[28]。

次要措施旨在避免卵巢刺激反应过度的患者发生 OHSS，最有效的二级 OHSS 预防策略是

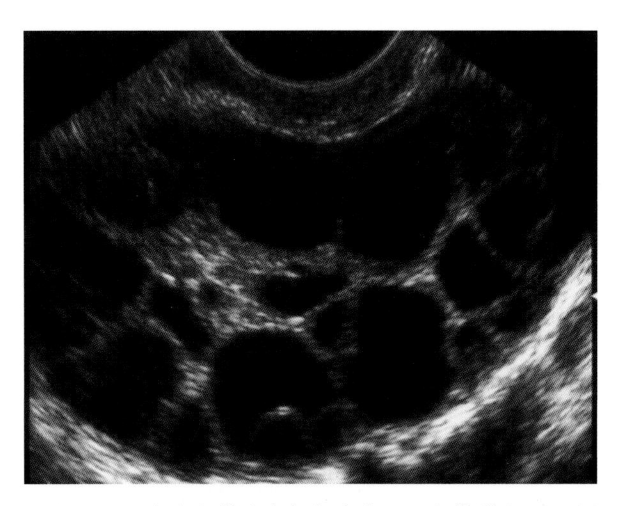

▲ 图 1–1 **多囊卵巢综合征超声表现：卵巢增大，“双侧卵巢在中线相遇”被称为“接吻卵巢”**

经许可转载，引自 D'Angelo A, Hassan R, Amso NN, Ultrasound features of Ovarian Hyperstimulation Syndrome, in D'Angelo A, Amso NN, eds, *Ultrasound in Assisted Reproduction and Early Pregnancy*, CRC Press, 2020

GnRH 激动剂触发最终卵母细胞成熟（扳机）。这种方法可确保卵母细胞完全成熟，并且显著地降低（并且在大多数情况下消除）了 OHSS 的风险。然而，GnRH 激动剂扳机只能应用于 GnRH 拮抗剂周期[29]。还有一个措施是降低用于扳机的 hCG 剂量，但这并不能降低晚发型 OHSS 的风险[10]。

Kisspeptin 是一种激素，对于接受 IVF 治疗存在 OHSS 高风险的女性提供了一种新的方法来触发卵母细胞的成熟。它刺激下丘脑释放内源性 GnRH，从而释放黄体生成素（luteinizing hormone，LH）和 FSH[30]。Kisspeptin 诱导 LH 激增，这取决于患者的个体内源性 GnRH/ 促性腺激素储备，从而用于防止过度刺激卵巢。迄今为止的证据表明，在 OHSS 高危女性中，Kisspeptin 是安全有效的替代 hCG 扳机的方法，但需要进一步的大型随机研究来证实[31, 32]。

Coasting 是指在反应过度的周期中，停止注射促性腺激素，继续抑制垂体，直至 hCG 扳机前雌激素稳定到“安全水平”的一种治疗方法。一项大型回顾性研究的证据表明，推迟 hCG 扳机直到雌二醇降至 3000pg/ml 与低 OHSS 风险相关[11]。然而，总的来说，没有足够的证据可以推荐 Coasting 疗法来预防 OHSS[3, 33]。

卵巢 OHSS 的病理生理学主要归因于卵巢 VEGF 分泌过多导致卵巢和腹膜毛细血管通透性增加。有人提出，使用多巴胺受体激动剂（如卡麦角林）治疗，可能会导致 VEGF 产生减少，随后 OHSS 也会减少。现在有充分的证据表明，在 hCG 扳机开始服用多巴胺激动剂数日可降低 OHSS 的发生率[3, 34, 35, 36]。

其他的二级预防策略包括周期取消（停止 hCG 扳机）和周期分阶段（全胚冷冻保存）。在 GnRH 激动剂周期中，取消周期对于临床医生来说是一个困难的决定，因为这会导致患者失望，但是这可能是避免卵巢对刺激有极端反应的患者产生有害后果的必要步骤。在分阶段中，拮抗剂周期中给予 GnRH 激动剂扳机，获取卵母细胞，并将所有胚胎冷冻保存[37, 38]。值得注意的是，这并不能完全消除早发型 OHSS 的风险，但确实可以避免与妊娠相关的晚发型 OHSS[39]。

四、OHSS 的治疗

根据疾病的严重程度和进展，OHSS 的治疗是多方面的和个体化的。一旦做出诊断，就必须确定病情的严重程度。轻度 OHSS 可以在门诊治疗。为了使门诊管理有效，应该制订计划来监测每日液体平衡，每日体重和评价腹围增加情况，每 48～72h 进行一次血液检查评估，以便于早期发现疾病进展。应向患者提供书面资料，详细说明如果有 OHSS 加重的症状和体征，建议他们联系诊所。应根据具体情况，采用穿刺引流腹水或胸腔积液来预防 OHSS 疾病的进展。

OHSS 住院的标准是血细胞比容＞45% 和（或）任何肺部或血流动力学受损的迹象[24]。OHSS 的住院治疗需要输液管理，如果出现低白蛋白血症（＜28mg/dl），则需要维持利尿和给予白蛋白。必要情况下使用抗凝药物来预防血栓栓塞性疾病，这对有血栓形成倾向和血栓栓塞病史的患者尤为重要。如果情况变得危急，患者必须被送往重症监护病房。在非常危急的情况下，可能需要考虑终止妊娠。

五、结论

用统一的标准来定义 OHSS 将最终提高医疗水平。2010 年，Humaidan 等提供了一种 OHSS 分级的分类方案，该方案结合了阴道超声和实验室参数，并客观地将症状与严重程度联系起来[10]。作者为减少 OHSS 的发生提供了实用的、基于循证证据的指导，并将 GnRH 拮抗剂方案用 GnRH 激动剂扳机作为最重要的风险降低策略，在联合使用时非常有效[10]。其他显示出一些益处的策略包括使用卡麦角林和冷冻保存所有胚胎，而不是继续进行胚胎移植。如果 OHSS 预防策略无效且患者出现严重 OHSS，建议进行液体复苏、支持治疗、穿刺术和预防性抗凝治疗。

目前，没有任何可用的方法能够保证完全避

免OHSS，而且对于应用各种预防策略所需的标准也没有普遍的共识。为了预测OHSS的风险并优化ART作为一种安全有效的治疗方法，还需要进一步的研究。

六、建议

• 有PCOS、AMH升高和高AFC的女性，GnRH拮抗剂的卵巢刺激方案可能获益，以降低OHSS的风险。

• 如果雌二醇水平较高或刺激期间出现多个卵泡发育，则建议使用GnRH激动剂扳机以降低OHSS的风险。

• 在hCG扳机时开始服用多巴胺激动剂几天，可用于降低OHSS的发生率。

• 其他可能降低发生OHSS风险的策略，包括在PCOS患者中使用二甲双胍和选择性冷冻胚胎保存。

• OHSS的治疗包括液体复苏和预防性抗凝。当腹水严重时，可能需要腹腔穿刺或后穹隆穿刺。

参考文献

[1] Madill JJ, Mullen NB, Harrison BP. Ovarian hyperstimulation syndrome: A potentially fatal complication of early pregnancy. *J Emerg Med*. 2008;35:283-6.

[2] Nastri CO, Ferriani RA, Rocha IA, et al. Ovarian hyper stimulation syndrome: Pathophysiology and prevention. *J Assist Reprod Genet*. 2010;27:121-8.

[3] Practice Committee of the American Society for Reproductive Medicine. Prevention and treatment of moderate and severe ovarian hyperstimulation syndrome: A guideline. *Fertility & Sterility*. 2016;106(7);1634-47.

[4] Mathur RS, Akande AV, Keay SD, Hunt LP, Jenkins JM. Distinction between early and late ovarian hyperstimulation syndrome. *Fertil Steril*. 2000;73:901-7.

[5] Papanikolaou EG, Pozzobon C, Kolibianakis EM, Camus M, Tournaye H, Fatemi HM, Van Steirteghem A, Devroey P. Incidence and prediction of ovarian hyperstimulation syndrome in women undergoing gonadotropin-releasing hormone antagonist in vitro fertilization cycles. *Fertil Steril*. 2006;85:112-20.

[6] Navot D, Relou A, Birkenfi eld A, Rabinowitz R, Brzezinski A, Margalioth EJ. Risk factors and prognostic variables in the ovarian hyperstimulation syndrome. *Am J Obstet Gynecol*. 1988;159:210-15.

[7] Brinsden PR, Wada I, Tan SL, Balen A, Jacobs HS. Diagnosis, prevention and management of ovarian hyperstimulation syndrome. *Br J Obstet Gynaecol*. 1995;102;767-72.

[8] Enskog A, Henriksson M, Unander M, Nilsson L, Brannstrom M. Prospective study of the clinical and laboratory parameters of patients in whom ovarian hyperstimulation syndrome developed during controlled ovarian hyperstimulation for in vitro fertilization. *Fertil Steril*. 1999;71:808-14.

[9] Luke B, Brown MB, Morbeck DE, Hudson SB, Coddington CC, Stern JE. Factors associated with Ovarian Hyperstimulation Syndrome (OHSS) and its effect on Assisted Reproductive Technology (ART) treatment and outcome. *Fertil Steril*. 2009;94:1399-404.

[10] Humaidan P, Quartarolo J, Papanikolaou EG. Preventing ovarian hyperstimulation syndrome: Guidance for the clinician. *Fertil Steril*. 2010;94:389-400.

[11] Mathur RS, Tan BK. British fertility society policy and practice committee: Prevention of ovarian hyperstimulation syndrome. *Hum Fertil (Camb.)*. 2014;17(4):257-68.

[12] Delvigne A, Rozenberg S. Epidemiology and prevention of Ovarian Hyperstimulation Syndrome (OHSS): A review. *Hum Reprod Update*. 2002;8:559-77.

[13] Navot D, Relou A, Birkenfi eld A, Rabinowitz R, Brzezinski A, Margalioth EJ. Risk factors and prognostic variables in the ovarian hyperstimulation syndrome. *Am J Obstet Gynecol*. 1988;159:210-15.

[14] Asch RH, Li HP, Balmaceda JP, Weckstein LN, Stone SC. Severe ovarian hyperstimulation syndrome in assisted reproductive technology: Definition of high risk groups. *Hum Reprod*. 1991;6:1395-9.

[15] Tsampras N, Mathur R. How to avoid ovarian gyperstimulation syndrome. In: Chaper 20 Cheong Y, Tulandi T, Li T-C, editors. *Practical problems in assisted conception*. Cambridge: Cambridge University Press; 2018. pp. 92-6.

[16] Goldsman MP, Pedram A, Dominguez CE, Ciuffardi I, Levin E, Asch RH. Increased capillary permeability induced by human follicular fluid: A hypothesis for an ovarian origin of the hyperstimulation syndrome. *Fertil Steril*. 1995;63: 268-72.

[17] Bergh PA, Navot D. Ovarian hyperstimulation syndrome: A review of pathophysiology. *J Assist Reprod Genet*. 1992;9:429-38.

[18] Geva E, Jaffe RB. Role of vascular endothelial growth factor in ovarian physiology and pathology. *Fertil Steril*. 2000;74:429-38.

[19] Levin ER, Rosen GF, Cassidenti DL, Yee B, Meldrum D, Wisot A, et al. Role of vascular endothelial cell growth factor in ovarian hyperstimulation syndrome. *J Clin Invest*. 1998;102:1978-85.

[20] Neulen J, Yan Z, Raczek S, Weindel K, Keek C, Weich HA, et al. Human chorionic gonadotropindependent expression of vascular endothelial growth factor/vascular permeability factor in human granulosa cells: Importance in ovarian hyperstimulation syndrome. *J Clin Endocrinol Metab*. 1995;80:1967-71.

[21] Kumbak B, Kahraman S. Efficacy of metformin supplementation during ovarian stimulation of lean PCOS patients undergoing in vitro fertilization. *Acta Obstet Gynecol Scand*. 2009;88:563-8.

[22] Swanton A, Lighten A, Granne I, McVeigh E, Lavery S, Trew G, et al. Do women with ovaries of polycystic morphology without any other features of PCOS benefit from short term metformin co-treatment during IVF? A double: Blind, placebo-controlled, randomized trial. *Hum Reprod*. 2011;26:2178-84.

[23] Tang T, Glanville J, Orsi N, Barth JH, Balen AH. The use of metformin for women with PCOS undergoing IVF treatment. *Hum Reprod*. 2006;21:1416-25.

[24] Palomba S, Falbo A, La Sala GB. Effects of metformin in women with polycystic ovary syndrome treated with gonadotrophins for in vitro fertilization and intracytoplasmic sperm injection cycles: A systematic review and meta-analysis of randomized controlled trials. *BJOG*. 2013; 120: 267-76.

[25] Huang X, Wang P, Tal R, Lv F, Li Y, Zhang X. A systematic review and meta-analysis of metformin among patients with polycystic ovary syndrome undergoing assisted reproductive technology procedures. *Int J Gynaecol Obstet*. 2015;131:111-16.

[26] Toftager M, Bogstad J, Bryndorf T, Lossl K, Roskaer J, Holland T, et al. Risk of severe ovarian hyperstimulation syndrome in GnRH antagonist versus GnRH agonist protocol: RCT including 1050 first IVF/ICSI cycles. *Hum Reprod*. 2016.

[27] Lainas TG, Sfontouris IA, Zorzovilis IZ, Petsas GK, Lainas GT, Alexopoulou E, et al. Flexible GnRH antagonist protocol versus GnRH agonist long protocol in patients with polycystic ovary syndrome treated for IVF: A prospective Randomised Controlled Trial (RCT). *Hum Reprod*. 2010;25:683-9.

[28] Al-Inany HG, Youssef MA, Aboulghar M, Broekmans F, Sterrenburg M, Smit J, et al. Gonadotrophinreleasing hormone antagonists for assisted reproductive technology. *Cochrane Database Syst Rev*. 2011:CD001750.

[29] Humaidan P, Nelson SM, Devroey P, Coddington CC, Schwartz LB, Gordon K, Frattarelli JL, Tarlatzis BC, Fatemi HM, Lutjen P, Stegmann BJ. Ovarian hyperstimulation syndrome: Review and new classifi cation criteria for reporting in clinical trials. *Human Reproduction*. 2016; 31(9);1997-2004.

[30] Irwig MS, Fraley GS, Smith JT, et al. Kisspeptin activation of gonadotropin releasing hormone neurons and regulation of KiSS-1 mRNA in the male rat. *Neuroendocrinology*. 2004;80(4):264-72.

[31] Abbara A, Jayasena CN, Christopoulos G, Narayanaswamy S, Izzi-Engbeaya C, Nijher GM, Comninos AN, Peters D, Buckley A, Ratnasabapathy R, et al. Efficacy of kisspeptin-54 to trigger oocyte maturation in women at high risk of Ovarian Hyperstimulation Syndrome (OHSS) during In Vitro Fertilization (IVF) therapy. *J Clin Endocrinol Metab*. 2015;100:3322-31.

[32] Abbara A, Islam R, Clarke SA, Jeffers L, Christopoulos G, Comninos AN, Salim R, Lavery SA, Vuong TNL, Humaidan P, Kelsey TW, Trew GH, Dhillo WS. Clinical parameters of ovarian hyperstimulation syndrome following different hormonal triggers of oocyte maturation in IVF treatment. *Clin Endocrinol (Oxf)*. 2018 Jun;88(6):920-7.

[33] D'Angelo A, Amso NN, Hassan R. Coasting (withholding gonadotrophins) for preventing ovarian hyperstimulation syndrome. *Cochrane Database Syst Rev*. 2017 May 23; 5(5):CD002811. doi: 10.1002/ 14651858.CD002811.pub4.

[34] Amir H, Yaniv D, Hasson J, Amit A, Gordon D, Azem F. Cabergoline for reducing ovarian hyperstimulation syndrome in assisted reproductive technology treatment cycles: A prospective randomized controlled trial. *J Reprod Med*. 2015;60:48-54.

[35] Carizza C, Abdelmassih V, Abdelmassih S, Ravizzini P, Salgueiro L, Salgueiro PT, et al. Cabergoline reduces the early onset of ovarian hyperstimulation syndrome: A prospective randomized study. *Reprod Biomed Online*. 2008;17:751-5.

[36] Leitao VM, Moroni RM, Seko LM, Nastri CO, Martins WP. Cabergoline for the prevention of ovarian hyperstimulation syndrome: Systematic review and meta-analysis of randomized controlled trials. *Fertil Steril*. 2014;101:664-75.

[37] Maheshwari A, Bhattacharya S. Elective frozen replacement cycles for all: Ready for prime time? *Hum Reprod*. 2013;28:6-9.

[38] Fatemi HM, Popovic-Todorovic B, Humaidan P, Kol S, Banker M, Devroey P, Garcia-Velasco JA. Severe ovarian hyperstimulation syndrome after gonadotropin: Releasing hormone (GnRH) agonist trigger and "freeze-all" approach in GnRH antagonist protocol. *Fertil Steril*. 2014 Apr;101(4):1008-11.

[39] D'Angelo A, Amso NN. Embryo Freezing for preventing ovarian hyperstimulation syndrome. *Cochrane Database Syst Rev*. 2007 Jul 18;(3):CD002806. doi: 10.1002/ 14651858.CD002806.pub2.

第 2 章 ART 治疗的长期安全性及不孕症药物治疗相关肿瘤风险的证据

Evidence of the long term safety of ART and fertility drugs regarding cancer risk

Frida E. Lundberg 著
夏 燕 译 覃春容 校

随着越来越多的患者接受不孕治疗和使用不孕治疗药物，了解这些治疗是否影响癌症的长期风险至关重要。无排卵女性促排卵最常用的激素类药物是枸橼酸氯米芬和促性腺激素。枸橼酸氯米芬抑制雌激素对下丘脑的负反馈，导致垂体促性腺激素分泌增加，进而刺激卵巢诱导卵泡发育和排卵[1]。在辅助生殖技术（ART）治疗中，高剂量和持续剂量的促性腺激素用于支持单个周期内超促排卵，而较低剂量的促性腺激素用于普通促排卵。促排卵治疗和 ART 均会用促性腺激素刺激卵巢，引起循环雌激素水平升高，这反过来又被怀疑会增加激素敏感性癌症的风险。

目前关于卵巢刺激与癌症风险之间可能关系的认知是基于观察性研究，如病例对照和队列研究，因为随机临床试验在这种情况下是不可行的。在非随机环境下研究卵巢刺激治疗后的癌症风险涉及几个挑战。首先，接受生育治疗的女性人群可能由于其他因素，如潜在的不孕、未生育或晚育，患癌症的风险增加。这些特征通常是共同出现的，这可能会导致病例对照研究中的选择偏倚，难以在所有观察性研究中区分治疗的潜在效果。为了分别估计不孕症和治疗的潜在影响，需要提供治疗和未治疗女性的分娩和不孕原因等信息。遗憾的是，关于不孕原因的详细信息往往无法获得，而观察性研究的结果可能因此难以解释。Meta 分析通过汇集几个已发表研究的结果，以期获得与所研究相关的更可靠的信息。但 Meta 分析也存在纳入研究的局限性，如观察性研究中的选择性偏倚和混杂未经测量的因素。为了使几项研究的结果具有可比性，常常使用未调整的估计值进行 Meta 分析。此外，选择性报告阳性结果的研究可能导致 Meta 分析的偏倚[2]。

为了重建卵巢刺激史，需要详细了解每位女性使用的治疗方案、治疗周期数和累积剂量。依赖自我报告获得治疗信息的研究可能存在回忆偏倚，因为癌症患者更倾向于寻找疾病发生的原因[3]。不孕女性可能接受几种不同类型的生育治疗，如使用枸橼酸氯米芬促排卵失败后再进行 ART 治疗，这可能会使研究结果偏向其中一种治疗类型。迄今为止，很少有研究能够量化各种促排卵药物的暴露量，这对进一步研究剂量反应与癌症风险间可能存在的关联是必需的。

癌症是一种相对罕见的结果，通常发生在生育期之后很久的时间段，并且很少有研究的随访期持续到可以包括最常诊断出癌症的年龄段。在这种情况下，癌症病例数的微小差异将会导致相对风险评估的较大差异。

本章将重点讨论乳腺癌、卵巢癌和子宫内膜癌。已知这些癌症类型与激素和生殖因素相关，其发生的风险更可能受到激素治疗和ART的影响。

一、乳腺癌

许多已确定的乳腺癌危险因素与生殖健康和生育情况有关，如未生育、初潮早、绝经晚、初产年龄高、未哺乳[4, 5]等。此外，口服避孕药和绝经后激素替代疗法也显示乳腺癌风险一过性增加[6]。这些关联背后的一个统一假说认为，无论雌激素是内源性还是外源性的，高累积的雌激素暴露都会增加乳腺癌风险[7]。除了与未生育有关外，不孕症尚未被证明是乳腺癌[8, 9]的危险因素。

枸橼酸氯米芬和促性腺激素均被怀疑通过增加血清内源性雌激素的浓度来影响乳腺癌的风险。令人欣慰的是，既往大多数研究并未发现促排卵治疗的女性患乳腺癌风险更高（表2–1）。在包括接受ART治疗的女性在内的队列研究中（表2–2），一项研究报道了经产妇患乳腺癌风险虽较小但仍显著增加[12]，而其他研究没有发现风险增加。最近发表的一项Meta分析发现，与普通人群或未经治疗的不孕女性相比，接受卵巢刺激治疗的女性患乳腺癌的风险没有增加[13]。总的来说，这些结果表明卵巢促排卵治疗不孕症与患乳腺癌的风险增加无显著相关性。

二、卵巢癌

初潮早、绝经晚、未生育或子宫内膜异位症的女性患卵巢癌的风险较高[42, 43]。相比之下，口服避孕药的使用和多次生育与卵巢癌[44, 45]的发生风险较低有关。人们提出了两种不同的理论来解释这些关联，持续的排卵理论认为排卵期卵巢上皮的损伤和修复导致患卵巢癌风险增加，而促性腺激素升高理论认为更高的风险是由于内源性促性腺激素对卵巢上皮的刺激。这两种理论都表明，生育治疗可能会增加患卵巢癌的风险，因为这些治疗会增加循环促性腺激素的水平并刺激排卵[46]。

迄今为止，大多数队列研究尚未发现促排卵治疗与卵巢癌发病风险之间的显著相关性（表2–3），尽管许多研究都受限于纳入的癌症病例数太少。一个值得注意的例外是一项来自挪威的2017年的研究，该研究发现使用枸橼酸氯米芬治疗的女性，尤其是未育女性，患卵巢癌的风险更高[16]。然而，上述报道的可靠性可能受到潜在的不孕原因和病情严重程度的干扰。

ART与卵巢癌发病风险关系的队列研究汇总于表2–4。一项来自2019年的系统综述，包括24个队列和13个病例对照研究显示，“尚没有令人信服的证据证明使用助孕药物进行治疗会导致侵袭性卵巢肿瘤的患病风险增加”[47]。但同时作者也指出，目前已有的证据等级很低。在这篇综述之后，又有3个大型队列研究报道了ART治疗后卵巢癌的高患病风险[31, 48, 49]，以及一项没有发现患病风险增高的研究[50]。2019年丹麦的一项研究也根据不孕原因进行了风险估计，发现ART后卵巢癌的高患病风险仅限于患有子宫内膜异位症的女性，而在有其他不孕原因的女性中患病风险并没有增加[49]。英国的一项研究也显示接受ART治疗的女性，卵巢癌的高患病风险仅限于患有子宫内膜异位症和（或）产次少的女性，而因男性因素助孕或不明原因不孕助孕的女性中，患病风险并未增加[31]。2019年瑞典的一项研究报道指出，接受ART治疗的经产妇与未患不孕症的经产妇相比，患卵巢癌的风险更高[48]，但与未接受ART而妊娠的不孕症女性相比，风险较低。然而，接受ART助孕的女性与未接受ART助孕的女性相比，不孕的原因和严重程度可能不同。来自荷兰的2020年研究也发现，与普通人群相比，接受ART治疗的女性患卵巢癌的风险较高，但与未接受治疗的不孕女性相比，这种风险并未显著改变[50]。

表 2-1　促排卵与患乳腺癌风险的 Cohort 研究

第一作者，年份	国家，治疗阶段	治疗组 / 对照组	肿瘤病例	总样本数	风险（95%CI）	调整因素
Guleria, 2019[14]	丹麦，1995—2011	OI	743	86 231	HR=1.02（0.95～1.10）	年龄，年限，已产状况，首次生育年龄，妊娠，教育，口服避孕药的使用
		普通人群	19 725	1 234 070		
Lundberg, 2017[15]	瑞典，2005—2012	CC，Gn	50	26 232	HR=0.95（0.71～1.28）	年龄，年限，已产状况，首次生育年龄，教育，出生国家，家族史，输卵管造影，宫腔镜
		不孕	497	104 836		
Reigstad, 2017[16]	挪威，2004—2014	CC	140	38 927	HR=1.12（0.93～1.35）	年龄，年限，已产状况，居住地
		普通人群	6550	1 314 797		
Kessous, 2016[17]	以色列，1988—2013	OI	16	3214	未说明	出生的时间
		普通人群	508	101 668		
Brinton, 2014[18]	美国 5 个州，1965—1988	CC	284	3769	HR=1.05（0.90～1.22）	年龄，首次不孕症评估时间
		普通人群	450	约 5950		
		Gn	82	950	HR=1.14（0.89～1.44）	
		普通人群	450	约 5950		
Brinton, 2013[19]	以色列，1994—2011	CC	284	约 50 930	HR=0.87（0.71～1.08）	年龄，已产状况，BMI，吸烟，社会经济学地位
		不孕	133	19 795		
Lerner-Geva, 2012[20]	以色列，1964—1974	CC，Gn	70	1281	无额外风险	年龄，出生地
		普通人群	83	1150		
Calderon-Margalit, 2009[21]	以色列，1974—1976	OI	32	567	HR=1.42（0.99～2.05）	年龄，已产状况，地理起源，BMI，社会经济学地位
		普通人群	498	14 463		
dos Santos Silva, 2009[22]	英国，1963—1999	CC，Gn	102	3180	RR=1.27（0.93～1.75）	年龄，年限
		不孕	72	3949		

（续表）

第一作者，年份	国家，治疗阶段	治疗组 / 对照组	肿瘤病例	总样本数	风险（95%CI）	调整因素
Orgéas, 2009[23]	瑞典，1961—1976	CC，Gn	54	1135	SIR=1.01（0.77～1.31）	年龄，年限，已产状况，首次生育年龄
		妊娠	53.5	—		
Jensen, 2007[24]	丹麦，1963—1998	CC	102	405	RR=1.08（0.85～1.39）	年龄，年限，已产状况
		不孕	229	820		
		Gn	36	165	RR=1.20（0.82～1.78）	
		不孕	295	1061		
Lerner-Geva, 2006[25]	以色列，1964—1984	CC，Gn	73	3076	RR=1.11（0.79～1.57）	年龄，年限，所属大洲
		不孕	58	2712		
Brinton, 2004[26]	美国 5 个州，1965—1988	CC	108	3280	RR=1.02（0.8～1.3）	年龄，年限，学习地点，家族史
		不孕	184	5151		
		Gn	31	867	RR=1.07（0.7～1.6）	
		不孕	261	7564		
Gauthier, 2004[27]	法国，NA	CC，Gn	133	4834	RR=0.94（0.78～1.12）	年龄，已产状况，首次生育年龄，教育，吸烟，BMI，家族史，恶性乳腺疾病，初潮年龄，月经情况
		普通人群	2388	85 953		
Doyle, 2002[28]	英国，1975—1989	OI	43	4188	RR=0.95（0.47～1.92）	年龄，年限，已产状况，首次就诊时间
		不孕	11	1231		
Potashnik, 1999[29]	以色列，1960—1984	CC，Gn	16	780	SIR=1.65（0.94～2.68）	年龄，年限，出生国家
		妊娠	9.6	—		
Modan, 1998[30]	以色列，1964—1974	CC，Gn	25	1309	SIR=1.1（0.7～1.6）	年龄，年限，出生国家
		妊娠	22.7	—		

BMI. 体重指数；CC. 枸橼酸氯米芬；CI. 置信区间；Gn. 促性腺激素；HR. 危险比；NA. 未报道；OI. 排卵诱导；RR. 相对风险；SIR. 标准化发病比

表 2-2　ART 与患乳腺癌风险的 Cohort 研究

第一作者，年份	国家，治疗阶段	治疗组 / 对照组	肿瘤病例	总例数	风险（95%CI）	调整因素
Williams, 2018[31]	英国，1991—2010	ART	2578	225 786	SIR=0.98（0.94～1.01）	年龄，年限
		妊娠	2641.2	—		
Lundberg, 2017[15]	瑞典，1982—2012	ART	262	38 047	HR=1.01（0.88～1.17）	年龄，年限，已产状况，首次分娩年龄，教育，出生国家，家族史，输卵管切除术，子宫切除术
		不孕	853	87 522		
Reigstad, 2017[16]	挪威，2004—2014	ART	112	33 431	HR=1.00（0.81～1.22）	年龄，年限，已产状况，居住区域
		普通人群	6578	1 320 293		
Kessous, 2016[17]	以色列，1988—2013	ART	5	1149	未说明	出生后时间
		普通人群	508	101 668		
van den Belt-Dusebout, 2016[32]	荷兰，1989—2013	ART	619	19 158	HR=1.01（0.86～1.19）	年龄，已产状况，首次分娩年龄
		不孕	220	5950		
Luke, 2015[33]	美国 3 个州，2004—2009	ART	404	53 859	SIR= 0.83（0.75～0.91）	年龄，居住州
		妊娠	487.93	—		
Reigstad, 2015[12]	挪威，1984—2010	ART	138	16 626	HR=1.20（1.01～1.42）	年龄，年限，已产状况，首次分娩年龄，居住区域
		普通人群	7899	792 208		
Brinton, 2013[19]	以色列，1994—2011	ART	140	约 22 410	HR= 0.90（0.71～1.15）	年龄，年限，学习地点，妊娠情况
		不孕	133	19 795		
Stewart, 2012[34]	澳大利亚，1983—2002	ART	148	7381	HR=1.10（0.88～1.36）	年龄，首次分娩年龄，多产
		普通人群	236	13 644		
Yli-Kuha, 2012[35]	芬兰，1996—1998	ART	55	9175	OR=0.93（0.62～1.40）	年龄，居住地，婚姻状况，社会经济学地位
		普通人群	60	9175		

（续表）

第一作者，年份	国家，治疗阶段	治疗组 / 对照组	肿瘤病例	总例数	风险（95%CI）	调整因素
Källén, 2011[36]	瑞典，1982—2006	ART	91	23 192	OR=0.76（0.62～0.94）	年龄和分娩年限，吸烟
		普通人群	13 583	1 365 179		
Pappo, 2008[37]	以色列，1986—2003	ART	35	3375	SIR=1.4（0.98～1.96）	年龄，出生地所属洲
		妊娠	24.8	—		
Kristiansand, 2007[38]	瑞典，1981—2001	ART	24	8716	RR=0.93（0.58～1.43）	年龄，年限，已产状况，首次妊娠年龄，多产
		普通人群	3059	640 059		
Lerner-Geva, 2003[39]	以色列，1984—1992	ART	5	1082	SIR=1.02（0.33～2.91）	年龄，年限，出生所属洲
		妊娠	4.88	—		
Dor, 2002[40]	以色列，1981—1992	ART	11	5026	SIR= 0.69（0.46～1.66）	年龄，年限，出生地
		妊娠	15.86	—		
Venn, 1999[41]	澳大利亚，＜1986—1993	ART	87	20 656	SIR= 0.91（0.74～1.13）	年龄，年限
		妊娠	95.4	—		

ART. 辅助生殖技术；CI. 置信区间；HR. 危险比；OR. 比值比；SIR. 标准化发病比

表 2-3　卵巢促排卵后患卵巢癌风险的 Cohort 研究

第一作者，年份	国家，治疗阶段	治疗组 / 对照组	肿瘤病例	总样本数	风险（95%CI）	调整因素
Reigstad, 2017[16]	挪威，2004—2014	CC	22	38 927	HR=1.93（1.18～3.16）	年龄，年限，已产状况，居住地区
		普通人群	609	1 314 797		
Kessous, 2016[17]	以色列，1988—2013	OI	1	3214	未说明	出生后的时间
		普通人群	54	101 668		
Brinton, 2013[19]	以色列，1994—2011	CC	20	≈50 930	HR= 0.75（0.36～1.58）	年龄，已产状况，BMI，吸烟，社会经济学地位
		不孕	11	19 795		
Trabert, 2013[51]	美国 5 个州，1965—1988	CC	37	3745	HR=1.34（0.86～2.07）	年限，地点，妊娠
		不孕	48	6080		
		Gn	8	952	HR=1.00（0.48～2.08）	
		不孕	77	8873		
Lerner-Geva, 2012[20]	以色列，1964—1974	CC，Gn	9	1281	无额外风险	年龄，出生所属洲
		普通人群	9	1150		
Calderon-Margalit, 2009[21]	以色列，1974—1976	OI	1	567	HR= 0.61（0.08～4.42）	年龄
		普通人群	42	14 463		
Dos Santos Silva, 2009[22]	英国，1963—1999	CC，Gn	12	3180	RR=1.42（0.53～3.99）	年龄，年限
		不孕	8	3949		
Jensen, 2009[52]	丹麦，1963—1998	Gn	26	184	RR= 0.83（0.50～1.37）	年龄，年限，已产状况
		不孕	130	1057		
		CC	58	417	RR=1.14（0.79～1.64）	
		不孕	98	824		

（续表）

第一作者，年份	国家，治疗阶段	治疗组 / 对照组	肿瘤病例	总样本数	风险（95%CI）	调整因素
Sanner, 2009[53]	瑞典，1961—1975	CC，Gn	9	1153	SIR=1.19（0.54～2.25）	年龄，不孕治疗
		妊娠	7.56	—		
Brinton, 2004[54]	美国 5 个州，1965—1988	CC	15	3280	RR=0.82（0.4～1.5）	年龄，年限
		不孕	30	5151		
		Gn	5	867	RR=1.09（0.4～2.8）	
		不孕	40	7564		
Doyle, 2002[28]	英国，1975—1989	OI	4	4188	RR=0.59（0.12～3.00）	年龄，年限，已产状况，首次就诊时间
		不孕	2	1231		
Potashnik, 1999[29]	以色列，1960—1984	CC，Gn	1	780	SIR=1.9（0.02～10.5）	年龄，年限，出生国家
		妊娠	0.53	—		
Modan, 1998[30]	以色列，1964—1974	CC，Gn	6	1309	SIR=1.7（0.6～3.8）	年龄，年限，出生国家
		妊娠	3.5	—		

BMI. 体重指数；CC. 枸橼酸氯米芬；CI. 置信区间；Gn. 促性腺激素；HR. 危险比；OI. 诱导排卵；RR. 相对风险；SIR. 标准化发病比

表 2-4　ART 后患卵巢癌的 Cohort 研究

第一作者，年份	国家，治疗阶段	治疗组 / 对照组	肿瘤病例	总样本数	风险（95%CI）	调整因素
Spaan, 2020[50]	荷兰，1983—2000	ART	115	30 565	HR=1.02（0.70～1.50）	HR：年龄，已产状况
		不孕	37	9972		
		ART	115	30 565	SIR=1.43（1.18～1.71）	SIR：年龄，年限
		妊娠	80.6	—		
Lundberg, 2019[48]	瑞典，1982—2012	ART	39	38 025	HR=1.79（1.18～2.71）	年龄，年限，已产状况，首次生育
		不孕	56	49 208		
		ART	39	38 025	HR=2.43（1.73～3.42）	年龄，教育，出生国家，家族史，子宫切除史
		普通人群	894	1 252 864		
Vassard, 2019[49]	丹麦，1994—2015	ART	64	58 472	HR=1.20（1.10～1.31）	年龄，年限，已产状况，教育，婚姻状况
		普通人群	329	566 858		
Williams, 2018[31]	英国，1991—2010	ART	264	225 786	SIR=1.40（1.24～1.58）	年龄，年限
		妊娠	188.1	—		
Reigstad, 2017[16]	挪威，2004—2014	ART	16	33 431	HR=1.29（0.73～2.28）	年龄，年限，已产状况，居住地区
		普通人群	615	1 320 293		
Kessous, 2016[17]	以色列，1988—2013	ART	3	1149	HR= 4.0（1.2～12.6）	年龄，肥胖症
		普通人群	54	101 668		
Luke, 2015[33]	美国 3 个州，2004—2009	ART	48	53 859	SIR=1.18（0.87～1.56）	年龄，居住州
		妊娠	40.67	—		
Reigstad, 2015[55]	挪威，1984—2010	ART	16	16 525	HR=1.56（0.94～2.60）	年龄，年限，已产状况，首次生育年龄，居住地区
		普通人群	800	789 723		

（续表）

第一作者，年份	国家，治疗阶段	治疗组 / 对照组	肿瘤病例	总样本数	风险（95%CI）	调整因素
Brinton, 2013[19]	以色列，1994—2011	ART	21	≈22 410	HR=1.58（0.75～3.29）	年龄，年限，学习地，妊娠
		不孕	11	19 795		
Stewart, 2013[43]	澳大利亚，1982—2002	ART	16	7548	HR=1.36（0.71～2.62）	年龄，社会经济学地位
		不孕	22	14 098		
Yli-Kuha, 2012[35]	芬兰，1996—1998	ART	9	9175	OR=2.57（0.69～9.63）	年龄，居住，婚姻状况，社会经济学地位
		普通人群	3	9175		
Källén, 2011[36]	瑞典，1982—2006	ART	26	23 192	OR=2.09（1.39～3.12）	年龄，年限，吸烟
		普通人群	1779	1 365 179		
Van Leeuwen, 2011[56]	荷兰，1983—1995	ART	30	19 146	HR=1.14（0.54～2.41）	年龄，输卵管问题
		不孕	12	6006		
Lerner-Geva, 2003[39]	以色列，1984—1992	ART	3	1082	SIR=5.0（1.02～14.6）	年龄，年限，出生所属洲
		妊娠	0.60	—		
Dor, 2002[40]	以色列，1981—1992	ART	1	5026	SIR= 0.57（0.01～3.20）	年龄，年限，出生地
		妊娠	1.74	—		
Venn, 1999[41]	澳大利亚，＜1986—1993	ART	7	20 583	SIR= 0.88（0.42～1.84）	年龄，年限
		妊娠	8.0	—		

ART. 辅助生殖技术；CI. 置信区间；HR. 危险比；OR. 比值比；SIR. 标准化发病比

卵巢交界性肿瘤（borderline ovarian tumors，BOT）介于良性肿瘤和恶性卵巢肿瘤之间，约占原发性卵巢上皮性肿瘤的15%[57]。这些肿瘤多见于年轻女性，预后较卵巢癌好。在2019年的一个系统性综述[47]中，Rizzuto等的结论是卵巢刺激可能会增加患BOT风险，尽管该研究基于较低质量证据。3个北欧队列研究分别报道了促排卵与BOT发病风险的相关性（表2–5）。其中一项基于7个暴露病例的研究发现了较高的BOT患病风险[53]，而另外2个研究则报道风险未增加[16, 58]。

少数研究发现ART治疗后发生BOT的风险较高（表2–6），其中3项研究是在与未经治疗的不孕女性[50, 56, 59]进行比较获得的该结论。尽管这些结果表明，接受ART的女性可能有较高的BOT患病风险，但这种关联也可能是由不孕病因的影响或对ART治疗的女性的监测偏倚增加导致的。英国一项大型研究报道指出，BOT的高风险仅限于患有子宫内膜异位症或未生育的女性，表明这种关联是来自于患者特征而非ART治疗本身[31]。在最近来自荷兰[50]的研究中，作者注意到BOT的风险增高可能是由于未测量的某些混杂因素所致，因为没有观察到剂量反应与ART周期数间的关联性。

因此，没有足够的证据来确定卵巢刺激治疗是否会影响卵巢癌或BOT的患病风险，或者报道的相关性是由其他因素引起的，如潜在的不孕症。

三、子宫内膜癌

大多数子宫内膜癌是雌激素相关的，在高水平雌激素及缺乏孕激素负调控的作用下发生[60, 61]。已知的危险因素包括肥胖、糖尿病、高血压、多囊卵巢综合征（PCOS）、未生育和绝经晚。使用单纯雌激素替代治疗也会增加患子宫内膜癌的风险。联合使用口服避孕药、增加产次和晚育具有保护作用[60]。多项研究报道不孕女性[62–64]发生子宫内膜癌的风险较高。这种较高的风险似乎仅限于有排卵障碍或PCOS[63, 64]的女性。也有研究认为子宫内膜异位症[10, 62, 65]的女性患子宫内膜癌的风险较高，尽管大多数研究没有获得该结论[11, 63, 64, 66, 67]。

卵巢刺激也被认为会通过增加血清雌激素水平影响患子宫内膜癌的风险。促排卵治疗后子宫内膜癌发病风险的队列研究汇总见表2–7。2017年的一项系统性评价研究提示，使用枸橼酸氯米芬治疗的女性患子宫内膜癌的风险可能更高，特别是在暴露于非常高的剂量（2000mg）或超过7个周期的治疗后[68]。然而，作者指出，这种关联也可能是由PCOS等潜在的危险因素导致的，目前可用的证据质量较低。Reigstad等最近的一项研

表2–5 促排卵后患卵巢交界性肿瘤的Cohort研究

第一作者，年份	国家，治疗阶段	治疗组/对照组	肿瘤病例	总样本数	风险（95%CI）	调整因素
Reigstad, 2017[16]	挪威，2004—2014	CC	16	38 927	HR=0.97（0.56～1.70）	年龄，年限，已产状况，居住地区
		普通人群	623	1 314 797		
Bjørnholt, 2015[58]	丹麦，1963—2006	CC	56	440	RR=0.96（0.64～1.44）	年龄，年限，已产状况
		不孕	86	888		
Sanner, 2009[53]	瑞典，1961—1975	CC，Gn	7	1153	SIR=3.61（1.45～7.44）	年龄
		妊娠	1.94	—		

CC. 枸橼酸氯米芬；CI. 置信区间；Gn. 促性腺激素；HR. 危险比；RR. 相对风险；SIR. 标准化发病比

表 2-6　ART 后卵巢交界性肿瘤的 Cohort 研究

第一作者，年份	国家，治疗阶段	治疗组 / 对照组	肿瘤病例	总样本数	风险（95%CI）	调整因素
Spaan, 2020[50]	荷兰，1983—2000	ART	79	30 565	HR=1.84（1.08～3.14）	HR：年龄，已产状况，输卵管问题
		不孕	17	9972		
		ART	56	30 565	SIR=2.20（1.66～2.86）	SIR：年龄，年限
		妊娠	25.4	—		
Lundberg, 2019[48]	瑞典，1982—2012	ART	27	38 003	HR=1.48（0.90～2.44）	年龄，年限，已产状况，首次生育年龄，教育，出生国家，家族史，子宫切除术
		不孕	39	49 183		
		ART	27	38 003	HR=1.91（1.27～2.86）	
		普通人群		1 252 728		
Williams, 2018[31]	英国，1991—2010	ART	141	225 786	SIR=1.36（1.15～1.60）	年龄，年限
		妊娠	103.7	—		
Reigstad, 2017[16]	挪威，2004—2014	ART	20	33 431	HR=1.95（1.18～3.23）	年龄，年限，已产状况，居住地区
		普通人群	619	1 320 293		
Stewart, 2013[59]	澳大利亚，1982—2002	ART	17	7544	HR=2.46（1.20～5.04）	年龄，年限，社会经济学地位
		不孕	14	14 095		
Yli-Kuha, 2012[35]	芬兰，1996—1998	ART	4	9175	OR=1.68（0.31～9.27）	年龄，居住地，婚姻状况，社会经济学地位
		普通人群	4	9175		
Van Leeuwen, 2011[56]	荷兰，1983—1995	ART	31	19 146	HR=6.38（2.05～19.84）	年龄，输卵管问题
		不孕	4	6006		

ART. 辅助生殖技术；CI. 置信区间；HR. 危险比；OR. 比值比；SIR. 标准化发病比；UK. 英国

表 2-7 促排卵后患内膜癌风险的 Cohort 研究

第一作者，年份	国家，治疗阶段	治疗组 / 对照组	肿瘤病例	总样本数	风险（95%CI）	调整因素
Reigstad, 2017[16]	挪威，2004—2014	CC	26	38 972	HR=2.91（1.87～4.53）	年龄，年限，已产状况，居住区域
		普通人群	551	1 314 797		
Kessous, 2016[17]	以色列，1988—2013	OI	4	3214	未说明	自从出生的时间
		普通人群	54	101 668		
Brinton, 2013[71]	美国 5 个州，1965—1988	CC	52	3704	HR=1.39（0.96～2.01）	年限，学习地点，社会经济学地位
		普通人群	66	6010		
		Gn	14	940	HR=1.34（0.76～2.37）	
		普通人群	104	8774		
Brinton, 2013[19]	以色列，1994—2011	CC	20	≈50 930	HR=1.01（0.42～2.42）	年龄，已产状况，BMI，吸烟，社会经济学地位
		不孕	7	19 795		
Lerner-Geva, 2012[20]	以色列，1964—1974	CC，Gn	17	1281	无额外风险	年龄，出生所属洲
		不孕	13	1150		
Calderon-Margalit, 2009[21]	以色列，1974—1976	OI	5	567	HR=3.39（1.28～8.97）	年龄，已产状况，出生国家，BMI，社会经济学地位
		普通人群	39	14 463		
dos Santos Silva, 2009[22]	英国，1963—1999	CC，Gn	18	3180	RR=1.39（0.63～3.16）	年龄，年限
		不孕	12	3949		
Jensen, 2009[72]	丹麦，1965—1998	Gn	17	184	RR=2.21（1.08～4.50）	年龄，年限，已产状况
		不孕	66	1059		
		CC	29	417	RR=1.36（0.83～2.23）	
		不孕	54	826		

（续表）

第一作者，年份	国家，治疗阶段	治疗组 / 对照组	肿瘤病例	总样本数	风险（95%CI）	调整因素
Althuis, 2005[73]	美国 5 个州，1965—1988	CC	19	≈3000	RR=1.79（0.9～3.4）	年龄，年限，人种
		不孕	20	≈4900		
Doyle, 2002[28]	英国，1975—1989	OI	3	4188	RR=0.72（0.06～8.64）	年龄，年限，已产状况，首次就诊年份
		不孕	1	1231		
Potashnik, 1999[29]	以色列，1960—1984	CC，Gn	1	780	SIR=2.13（0.05～23.0）	年龄，年限，出生国家
		妊娠	0.24	—		
Modan, 1998[30]	以色列，1964—1974	CC，Gn	13	1309	SIR=6.8（3.6～11.5）	年龄，年限，出生国家
		妊娠	1.9	—		

BMI. 体重指数；CC. 枸橼酸氯米芬；CI. 置信区间；Gn. 促性腺激素；HR. 危险比；OI. 诱导排卵；RR. 相对风险；SIR. 标准化发病比

究[16]也报道了接受枸橼酸氯米芬治疗的女性患子宫内膜癌的风险增高，尤其是未育女性和接受6个周期以上治疗的已育女性。与以往的许多研究类似，该研究中没有关于不孕或肥胖原因的信息，这可能会导致结果偏倚。此外，由于目前的指南建议最多使用6个周期的枸橼酸氯米芬，因此超过6个周期的治疗方案如今已经很少使用[69, 70]。

迄今为止，大多数队列研究并未发现ART治疗后患子宫内膜癌的风险显著增加，尽管该结论的科学性可能受限于纳入的癌症病例数较少（表2-8）。一项来自英国的研究纳入了164例接受ART后患子宫内膜癌的病例，与人群中预期的发生率相比，没有发现患该病风险的显著增加[31]。

总之，这些结果并未表明卵巢刺激治疗后患子宫内膜癌的风险显著增加。使用高剂量和（或）经历多个周期的枸橼酸氯米芬治疗的不孕女性患子宫内膜癌的风险可能更高，尽管尚不清楚这种

表2-8　ART后内膜癌风险的Cohort研究

第一作者，年份	国家，治疗阶段	治疗组 / 对照组	肿瘤病例	总样本数	风险（95%CI）	调整因素
Williams, 2018[31]	英国，1991—2010	ART	164	225 786	SIR=1.12（0.95～1.30）	年龄，年限
		妊娠	146.9	—		
Reigstad, 2017[16]	挪威，2004—2014	ART	12	33 431	HR=0.76（0.40～1.45）	年龄，年限，已产状况，居住地区
		普通人群	565	1 320 293		
Kessous, 2016[17]	以色列，1988—2013	ART	3	1149	HR=4.6（1.4～15.0）	年龄，肥胖
		普通人群	54	101 668		
Reigstad, 2015[55]	挪威，1984—2010	ART	5	338	HR=0.69（0.28～1.68）	年龄，年限，已产状况，首次生育年龄，居住地区
		普通人群	631	21 944		
Luke, 2015[33]	美国3个州，2004—2009	ART	49	53 859	SIR=0.76（0.57～1.01）	年龄，居住州
		妊娠	64.13	—		
Brinton, 2013[19]	以色列，1994—2011	ART	15	约22 410	HR=1.56（0.63～3.86）	年龄，年限，学习地点，妊娠
		不孕	7	19 795		
Yli-Kuha, 2012[35]	芬兰，1996—1998	ART	4	9175	OR=2.0（0.37～10.9）	年龄，居住，婚姻状况，社会经济学地位
		普通人群	2	9175		
Dor, 2002[40]	以色列，1981—1992	ART	2	5026	SIR=2.25（0.25～8.11）	年龄，年限，出生国家
		妊娠	0.89	—		
Venn, 1999[41]	澳大利亚，<1986—1993	ART	5	20 583	SIR=1.09（0.45～2.61）	年龄，年限
		妊娠	4.6	—		

ART. 辅助生殖技术；CI. 置信区间；HR. 危险比；OR. 比值比；SIR. 标准化发病比

相关性是否来自于治疗本身或潜在的其他不孕因素。

四、结论

- 卵巢促排卵治疗似乎与患乳腺癌的风险无关。
- ART 治疗似乎与患子宫内膜癌的风险无关。
- 使用高剂量和（或）多个周期的枸橼酸氯米芬治疗的不孕女性可能有略高的患子宫内膜癌风险。
- 使用卵巢刺激治疗的不孕女性可能有更高的卵巢癌和 BOT 的患病风险。目前尚缺乏足够的证据来推断这些关联是源于 ART 治疗本身还是其他因素，如潜在的不孕因素。

参考文献

[1] Macklon NS, Fauser BCJM. Medical approaches to ovarian stimulation for infertility. In: *Yen & Jaffe's reproductive endocrinology*. The Netherlands: Elsevier; 2009. pp. 689-724.

[2] Wells GA, Shea B, Higgins JP, Sterne J, Tugwell P, Reeves BC. Checklists of methodological issues for review authors to consider when including non-randomized studies in systematic reviews. *Res Synth Methods*. 2013;4:63-77.

[3] Practice Committee of the American Society for Reproductive Medicine. Fertility drugs and cancer: A guideline. *Fertil Steril*. 2016;106(7):1617-26.

[4] Warner ET, Colditz GA, Palmer JR, Partridge AH, Rosner BA, Tamimi RM. Reproductive factors and risk of premenopausal breast cancer by age at diagnosis: Are there differences before and after age 40? *Breast Cancer Res Treat*. 2013;142(1):165-75.

[5] Collaborative Group on Hormonal Factors in Breast Cancer. Menarche, menopause, and breast cancer risk: Individual participant meta-analysis, including 118 964 women with breast cancer from 117 epidemiological studies. *Lancet Oncol*. 2012;13(11):1141-51.

[6] Rojas K, Stuckey A. Breast cancer epidemiology and risk factors. *Clin Obstet Gynecol*. 2016;59(4):651-72.

[7] Yager JD, Davidson NE. Estrogen carcinogenesis in breast cancer. *N Engl J Med*. 2006;354:270-82.

[8] Cetin I, Cozzi V, Antonazzo P. Infertility as a cancer risk factor: A review. *Placenta*. 2008;29(Suppl B):169-77.

[9] Gabriele V, Gapp-Born E, Ohl J, Akladios C, Mathelin C. Infertility and breast cancer: Is there a link? Updated review of the literature and meta-analysis. *Gynécologie Obs Fertil*. 2016;44:113-20.

[10] Brøchner Mogensen J, Kjaer SK, Mellemkjaer L, Jensen A. Endometriosis and risks for ovarian, endometrial and breast cancers: A nationwide cohort study. *Gynecol Oncol*. 2016;143(1):87-92.

[11] Melin A, Sparén P, Bergqvist A. The risk of cancer and the role of parity among women with endometriosis. *Hum Reprod*. 2007;22(11):3021-6.

[12] Reigstad MM, Larsen IK, Myklebust TA, Robsahm TE, Oldereid NB, Omland AK, et al. Risk of breast cancer following fertility treatment: A registry based cohort study of parous women in Norway. *Int J Cancer*. 2015;136(5):1140-8.

[13] Barcroft JF, Galazis N, Jones BP, Getreu N, Bracewell-Milnes T, Grewal KJ, et al. Fertility treatment and cancers-the eternal conundrum: A systematic review and meta-analysis. *Hum Reprod*. 2021;36(4):1093-107.

[14] Guleria S, Kjaer SK, Albieri V, Frederiksen K, Jensen A. A cohort study of breast cancer risk after 20 years of follow-up of women treated with fertility drugs. *Cancer Epidemiol Biomarkers Prev*. 2019;28:1986-92.

[15] Lundberg FE, Iliadou AN, Rodriguez-Wallberg K, Bergh C, Gemzell-Danielsson K, Johansson ALV. Ovarian stimulation and risk of breast cancer in Swedish women. *Fertil Steril*. 2017;108(1):137-44.

[16] Reigstad MM, Storeng R, Myklebust TÅ, Oldereid NB, Omland AK, Robsahm TE, et al. Cancer risk in women treated with fertility drugs according to parity status: A registry-based cohort study. *Cancer Epidemiol Biomarkers Prev*. 2017;26(6):953-62.

[17] Kessous R, Davidson E, Meirovitz M, Sergienko R, Sheiner E. The risk of female malignancies after fertility treatments: A cohort study with 25-year follow-up. *J Cancer Res Clin Oncol*. 2016;142(1):287-93.

[18] Brinton LA, Scoccia B, Moghissi KS, Westhoff CL, Niwa S, Ruggieri D, et al. Long-term relationship of ovulation-stimulating drugs to breast cancer risk. *Cancer Epidemiol Biomarkers Prev*. 2014;23(4):584-93.

[19] Brinton LA, Trabert B, Shalev V, Lunenfeld E, Sella T, Chodick G. In vitro fertilization and risk of breast and gynecologic cancers: A retrospective cohort study within the Israeli Maccabi Healthcare Services. *Fertil Steril*. 2013;99(5):1189-96.

[20] Lerner-Geva L, Rabinovici J, Olmer L, Blumstein T, Mashiach S, Lunenfeld B. Are infertility treatments a potential risk factor for cancer development? Perspective of 30 years of follow-up. *Gynecol Endocrinol*. 2012;28(10):809-14.

[21] Calderon-Margalit R, Friedlander Y, Yanetz R, Kleinhaus K, Perrin MC, Manor O, et al. Cancer risk after exposure

to treatments for ovulation induction. *Am J Epidemiol.* 2009;169(3):365-75.

[22] dos Santos Silva I, Wark PA, McCormack VA, Mayer D, Overton C, Little V, et al. Ovulation-stimulation drugs and cancer risks: A long-term follow-up of a British cohort. *Br J Cancer.* 2009;100(11):1824-31.

[23] Orgéas CC, Sanner K, Hall P, Conner P, Holte J, Nilsson SJ, et al. Breast cancer incidence after hormonal infertility treatment in Sweden: A cohort study. *Am J Obstet Gynecol.* 2009;200(1):72.e1-7.

[24] Jensen A, Sharif H, Svare EI, Frederiksen K, Kjaer SK. Risk of breast cancer after exposure to fertility drugs: Results from a large Danish Cohort study. *Cancer Epidemiol Biomarkers Prev.* 2007;16(7):1400-7.

[25] Lerner-Geva L, Keinan-Boker L, Blumstein T, Boyko V, Olmar L, Mashiach S, et al. Infertility, ovulation induction treatments and the incidence of breast cancer: A historical prospective cohort of Israeli women. *Breast Cancer Res Treat.* 2006;100:201-12.

[26] Brinton LA, Scoccia B, Moghissi KS, Westhoff CL, Althuis MD, Mabie JE, et al. Breast cancer risk associated with ovulation-stimulating drugs. *Hum Reprod.* 2004; 19(9): 2005-13.

[27] Gauthier E, Paoletti X, Clavel-Chapelon F. Breast cancer risk associated with being treated for infertility: Results from the French E3N cohort study. *Hum Reprod.* 2004;19(10):2216-21.

[28] Doyle P, Maconochie N, Beral V, Swerdlow AJ, Tan SL. Cancer incidence following treatment for infertility at a clinic in the UK. *Hum Reprod.* 2002;17(8):2209-13.

[29] Potashnik G, Lerner-Geva L, Genkin L, Chetrit A, Lunenfeld E, Porath A. Fertility drugs and the risk of breast and ovarian cancers: Results of a long-term follow-up study. *Fertil Steril.* 1999;71(5):853-9.

[30] Modan B, Ron E, Lerner-Geva L, Blumstein T, Menczer J, Rabinovici J, et al. Cancer incidence in a cohort of infertile women. *Am J Epidemiol.* 1998;147(11):1038-42.

[31] Williams CL, Jones ME, Swerdlow AJ, Botting BJ, Davies MC, Jacobs I, et al. Risks of ovarian, breast, and corpus uteri cancer in women treated with assisted reproductive technology in Great Britain, 1991- 2010: Data linkage study including 2.2 million person years of observation. *BMJ.* 2018;362:k2644.

[32] van den Belt-Dusebout AW, Spaan M, Lambalk CB, Kortman M, Laven JSE, van Santbrink EJP, et al. Ovarian stimulation for in vitro fertilization and long-term risk of breast cancer. *JAMA.* 2016;316(3):300-12.

[33] Luke B, Brown MB, Spector LG, Missmer SA, Leach RE, Williams M, et al. Cancer in women after assisted reproductive technology. *Fertil Steril.* 2015;104(5): 1218-26.

[34] Stewart LM, Holman CD, Hart R, Bulsara MK, Preen DB, Finn JC. In vitro fertilization and breast cancer: Is there cause for concern? *Fertil Steril.* 2012;98(2):334-40.

[35] Yli-Kuha AN, Gissler M, Klemetti R, Luoto R, Hemminki E. Cancer morbidity in a cohort of 9175 Finnish women treated for infertility. *Hum Reprod.* 2012;27(4):1149-55.

[36] Källén B, Finnström O, Lindam A, Nilsson E, Nygren KG, Olausson PO. Malignancies among women who gave birth after in vitro fertilization. *Hum Reprod.* 2011;26(1):253-8.

[37] Pappo I, Lerner-Geva L, Halevy A, Olmer L, Friedler S, Raziel A, et al. The possible association between IVF and breast cancer incidence. *Ann Surg Oncol.* 2008;15(4): 1048-55.

[38] Kristiansson P, Bjor O, Wramsby H. Tumour incidence in Swedish women who gave birth following IVF treatment. *Hum Reprod.* 2007;22(2):421-6.

[39] Lerner-Geva L, Geva E, Lessing JB, Chetrit A, Modan B, Amit A. The possible association between in vitro fertilization treatments and cancer development. *Int J Gynecol Cancer.* 2003;13(1):23-7.

[40] Dor J, Lerner-Geva L, Rabinovici J, Chetrit A, Levran D, Lunenfeld B, et al. Cancer incidence in a cohort of infertile women who underwent in vitro fertilization. *Fertil Steril.* 2002;77(2):324-7.

[41] Venn A, Watson L, Bruinsma F, Giles G, Healy D. Risk of cancer after use of fertility drugs with in-vitro fertilisation. *Lancet.* 1999;354(9190):1586-90.

[42] Davidson B, Tropé CG. Ovarian cancer: Diagnostic, biological and prognostic aspects. *Women's Heal.* 2014;10(5):519-33.

[43] Stewart LM, Holman CD, Aboagye-Sarfo P, Finn JC, Preen DB, Hart R. In vitro fertilization, endometriosis, nulliparity and ovarian cancer risk. *Gynecol Oncol.* 2013;128(2): 260-4.

[44] Wu AH, Pearce CL, Lee AW, Tseng C, Jotwani A, Patel P, et al. Timing of births and oral contraceptive use infl uences ovarian cancer risk. *Int J Cancer.* 2017;141(12):2392-9.

[45] Whiteman DC, Siskind V, Purdie DM, Green AC. Timing of pregnancy and the risk of epithelial ovarian cancer. *Cancer Epidemiol Biomarkers Prev.* 2003;12(1):42-6.

[46] Diergaarde B, Kurta ML. Use of fertility drugs and risk of ovarian cancer. *Curr Opin Obstet Gynecol.* 2014;26(3):125-9.

[47] Rizzuto I, Behrens R, Smith L. Risk of ovarian cancer in women treated with ovarian stimulating drugs for infertility. *Cochrane Database Syst Rev.* 2019;6(6):CD008215.

[48] Lundberg FE, Johansson ALV, Rodriguez-Wallberg K, Gemzell-Danielsson K, Iliadou AN. Assisted reproductive technology and risk of ovarian cancer and borderline tumors in parous women: A population-based cohort study. *Eur J Epidemiol.* 2019;34(11):1093-101.

[49] Vassard D, Schmidt L, Glazer CH, Forman JL, Kamper-Jørgensen M, Pinborg A. Assisted reproductive technology treatment and risk of ovarian cancer-a nationwide population-based cohort study. *Hum Reprod.* 2019;34(1):2290-6.

[50] Spaan M, van den Belt-Dusebout AW, Lambalk CB, van Boven HH, Schats R, Kortman M, et al. Longterm risk of ovarian cancer and borderline tumors after assisted reproductive technology. *J Natl Cancer Inst.* 2021; 113(6)

699-709.
[51] Trabert B, Lamb EJ, Scoccia B, Moghissi KS, Westhoff CL, Niwa S, et al. Ovulation-inducing drugs and ovarian cancer risk: Results from an extended follow-up of a large US infertility cohort. *Fertil Steril*. 2013;100(6):1660-6.
[52] Jensen A, Sharif H, Frederiksen K, Kjaer SK. Use of fertility drugs and risk of ovarian cancer: Danish population based cohort study. *Br Med J*. 2009;338:b249.
[53] Sanner K, Conner P, Bergfeldt K, Dickman P, Sundfeldt K, Bergh T, et al. Ovarian epithelial neoplasia after hormonal infertility treatment: Long-term follow-up of a historical cohort in Sweden. *Fertil Steril*. 2009;91(4):1152-8.
[54] Brinton LA, Lamb EJ, Moghissi KS, Scoccia B, Althuis MD, Mabie JE, et al. Ovarian cancer risk after the use of ovulation-stimulating drugs. *Obstet Gynecol*. 2004; 103(6): 1194-203.
[55] Reigstad MM, Larsen IK, Myklebust TA, Robsahm TE, Oldereid NB, Omland AK, et al. Cancer risk among parous women following assisted reproductive technology. *Hum Reprod*. 2015;30(8):1952-63.
[56] van Leeuwen FE, Klip H, Mooij TM, van de Swaluw AM, Lambalk CB, Kortman M, et al. Risk of borderline and invasive ovarian tumours after ovarian stimulation for in vitro fertilization in a large Dutch cohort. *Hum Reprod*. 2011;26(12):3456-65.
[57] Sun Y, Xu J, Jia X. The diagnosis, treatment, prognosis and molecular pathology of borderline ovarian tumors: Current status and perspectives. *Cancer Manag Res*. 2020;12: 3651-9.
[58] Bjørnholt SM, Kjaer SK, Nielsen TS, Jensen A. Risk for borderline ovarian tumours after exposure to fertility drugs: Results of a population-based cohort study. *Hum Reprod*. 2015;30(1):222-31.
[59] Stewart LM, Holman CD, Finn JC, Preen DB, Hart R. In vitro fertilization is associated with an increased risk of borderline ovarian tumours. *Gynecol Oncol*. 2013; 129(2): 372-6.
[60] Ignatov A, Ortmann O. Endocrine risk factors of endometrial cancer: Polycystic ovary syndrome, oral contraceptives, infertility, tamoxifen. *Cancers (Basel)*. 2020;12(7):1766.
[61] Ali AT. Reproductive factors and the risk of endometrial cancer. *Int J Gynecol Cancer*. 2014;24(3):384-93.
[62] Yang HP, Cook LS, Weiderpass E, Adami H-O, Anderson KE, Cai H, et al. Infertility and incident endometrial cancer risk: A pooled analysis from the epidemiology of endometrial cancer consortium (E2C2). *Br J Cancer*. 2015;112(5):925-33.
[63] Lundberg FE, Iliadou AN, Rodriguez-Wallberg K, Gemzell-Danielsson K, Johansson ALV. The risk of breast and gynecological cancer in women with a diagnosis of infertility: A nationwide populationbased study. *Eur J Epidemiol*. 2019;34(5):499-507.
[64] Murugappan G, Li S, Lathi RB, Baker VL, Eisenberg ML. Risk of cancer in infertile women: Analysis of US claims data. *Hum Reprod*. 2019;34(5):894-902.
[65] Yu HC, Lin CY, Chang WC, Shen BJ, Chang WP, Chuang CM. Increased association between endometriosis and endometrial cancer: A nationwide population-based retrospective cohort study. *Int J Gynecol Cancer*. 2015; 25(3): 447-52.
[66] Poole EM, Lin WT, Kvaskoff M, De Vivo I, Terry KL, Missmer SA. Endometriosis and risk of ovarian and endometrial cancers in a large prospective cohort of U.S. nurses. *Cancer Causes Control*. 2017;28:437-45.
[67] Rowlands IJ, Nagle CM, Spurdle AB, Webb PM. Gynecological conditions and the risk of endometrial cancer. *Gynecol Oncol*. 2011;123:537-41.
[68] Skalkidou A, Sergentanis TN, Gialamas SP, Georgakis MK, Psaltopoulou T, Trivella M, et al. Risk of endometrial cancer in women treated with ovary-stimulating drugs for subfertility. *Cochrane Database Syst Rev*. 2017; 3: CD010931.
[69] National Collaborating Centre for Women's and Children's Health (UK). *Fertility: Assessment and treatment for people with fertility problems*. London: Royal College of Obstetricians and Gynaecologists; 2013.
[70] Gottlieb C, Fridström M. *Ofrivillig barnlöshet*. Stockholm: Svensk förening för obstetrik och gynekologi; 2010.
[71] Brinton LA, Westhoff CL, Scoccia B, Lamb EJ, Trabert B, Niwa S, et al. Fertility drugs and endometrial cancer risk: Results from an extended follow-up of a large infertility cohort. *Hum Reprod*. 2013;28(10):2813-21.
[72] Jensen A, Sharif H, Kjaer SK. Use of fertility drugs and risk of uterine cancer: Results from a large Danish population-based cohort study. *Am J Epidemiol*. 2009;170(11): 1408-14.
[73] Althuis MD, Moghissi KS, Westhoff CL, Scoccia B, Lamb EJ, Lubin JH, et al. Uterine cancer after use of clomiphene citrate to induce ovulation. *Am J Epidemiol*. 2005;161:607-15.

第3章　男性因素助孕的孕产妇结局

Maternal and obstetric outcomes after IVF indicated by a male factor

Begoña Prieto　Maria Diaz-Nuñez　著

陈可新　译　　覃春容　校

一、卵胞质内单精子注射

（一）围产期结局

辅助生殖技术（ART）的安全性越来越重要，因为在欧洲有高达6%的新生儿是通过ART受孕出生的[1]。卵胞质内单精子注射（intracytoplasmic sperm injection，ICSI）是为解决严重的男性因素病例发展而来的，但这项技术的使用已扩展到其他适应证，如高龄产妇、冷冻卵母细胞受精[2]、卵母细胞体外成熟（in vitro maturation，IVM）、卵母细胞数量少[3]和植入前遗传学检测（preimplantation genetic testing，PGT）周期。在绝大多数中心，都会进行ICSI授精，但也开展常规体外受精（IVF）。最新的数据证实，全球每3个ART周期中就有2个周期使用ICSI授精[1,4]。

尽管绝大多数出生的孩子是健康的，但与自然妊娠相比，ART妊娠与更差的产科和围产期结局有关。这与多胚胎移植导致的多胎妊娠增加有关[5,6]。为了减少ART妊娠的围产期风险，在过去10年里，胚胎移植策略已经向单胚胎移植（single embryo transfer，SET）转变[7]。单胚胎移植大大降低了出生儿童的短期和长期风险，但活产率与双胚胎移植（double embryo transfer，DET）相近[8,9]。

在分析单胎的不良结局时，很难将ART与不孕症本身的影响分开[10]。为了评估ART对儿童健康的影响，使用自然受孕作为对照可能不是最好的方法。Bernsten建议，围产期结局较差的低生育力父母（获得妊娠时间超过1年）[11]或经宫腔内人工授精（intrauterine insemination，IUI）技术（需要温和的卵巢刺激）出生的孩子是更好的对照组。然而，只要父母的影响因素保持稳定，就可以在兄弟姐妹中研究不同ART方法的影响[12,13]。一些研究表明，与非IVF出生的兄弟姐妹相比，IVF单胎的不良妊娠结局风险增加[5]。当比较ICSI和标准IVF时，大多数研究发现两者出生的单胎早产、极早早产、低出生体重和极低出生体重、围产期或新生儿死亡率的风险相似。但是，也有研究[5]发现ICSI出生的单胎早产风险更低（aOR=0.80，95%CI 0.69～0.93）。

（二）孕产妇结局

关于孕产妇结局，与可生育夫妇（阴道分娩OR=2.27，剖宫产分娩OR=1.67）和低生育力夫妇（阴道分娩OR=1.97，剖宫产分娩OR=1.75）相比，IVF与严重孕产妇并发症的发病风险增加有关。在双胎妊娠中，与可生育夫妇相比，IVF剖宫产分娩者的严重孕产妇并发症发病率明显更高（OR=1.48）[14]。各种研究表明，ART妊娠的产后出血风险增加[15,16]，其剖宫产、胎盘滞留和引产失败的可能性更高[17]。然而，最近发表的一项研究发现，男性因素和不明原因不孕的 IVF 周期中，两组在妊娠早期并发症如早期流产、异位妊娠、自发减胎和出血的发生率并没有差异。作者也未发现在妊娠中期和晚期，两组间先兆子痫、前置胎盘、妊娠期糖尿病和早产的发生率存在显著差异[18]。

胚胎玻璃化冷冻是 IVF 实验室的一个常规操作，冷冻胚胎移植（frozen embryo transfer，FET）的数量及其妊娠率都有所增加[1]。许多研究表明，与新鲜胚胎移植（fresh embryo transfer，ET）相比，FET 的围产期结局更好。例如，FET 降低了早产或低出生体重的风险[5, 19, 20]，但大于胎龄儿和出生体重超过 4000g（巨大儿）的风险较高，妊娠期高血压疾病风险与 FET 相关[21]，两者的死产和围产期死亡的风险没有差异[21]。

（三）儿童随访

关于 IVF 出生儿童的长期健康问题，各种研究报道了发育迟缓增加[22]、智力测试异常[23]和智力低下风险上升[24]，神经系统缺陷风险增加，特殊需求增加[5]。当数据校正为单胎时，这些差异均没有统计学意义。IVF 出生儿童的孤独谱系障碍和注意缺陷多动障碍的风险也较高，但当数据校正为单胎时，这种关联似乎也消失了[25–27]。

关于印记障碍和 ART 之间的关系有一些争议，一些研究显示，与自然受孕的儿童相比，ART 的儿童患印记障碍疾病，如 Silver-Russell 综合征和 Beckwith-Wiedemann 综合征的发病率较高[28–30]，而其他研究则认为 ART 与印记障碍疾病的发生没有关系[31]。因此需要进一步的研究来阐明这个问题。

关于 ART 单胎的心血管和代谢疾病风险，一些研究认为，与可生育或低生育力夫妇的单胎子代相比，ART 单胎子代的体脂、血压和空腹血糖增加[32–36]，心血管畸形增多[37]，应激条件下心脏舒张功能欠佳，并且主动脉和颈动脉内膜中层厚度增加[38, 39]。

也有一些数据表明，通过 ICSI 出生的年轻人的精液质量更差，他们患少精症的可能性是非 ICSI 出生者的 3 倍，但没有发现与他们父亲的精液参数有明显的关联[40]。

二、经皮附睾穿刺取精 / 睾丸精子提取术

（一）围产期结局

文献中缺少关于经皮附睾穿刺取精（percutaneous epididymal sperm aspiration，PESA）和睾丸精子抽吸术 / 睾丸精子提取术（testicular sperm aspiration/testicular sperm extraction，TESA/TESE）所生孩子的大量数据，而且目前大多数研究都是回顾性的。

有两篇论文描述了非梗阻性无精子症（non-obstructive azoospermia，NOA）患者睾丸精子中染色体畸变增加[41, 42]。因此，与同一种族，一般人群中＜4% 的先天异常发生率相比，用睾丸精子进行 ICSI 后出生的儿童先天异常的发生风险可能增加[43]。

在一项对 466 例用附睾和睾丸精子（TESE/PESA/TESA，TPT）进行 ICSI 后出生儿童的研究中，与对照组［用射出精进行 ICSI 出生的 8967 例儿童，IVF 出生的 17 592 例和自然受孕（natural conception，NC）出生的 63 854 例儿童］相比，TPT 出生儿童的性别比（男 / 女 =0.89）明显低于传统 IVF 组儿童（1.11，P=0.017）[44]。TPT 组总的先天畸形率为 7.7%，与另外 2 组都没有明显差异。然而，与 IVF（1.4%；P=0.04）和 NC（1.1%；P=0.02）后的单胎相比，TPT 组单胎子代的心脏畸形发生率（3%～6%）增加。与对照组相比，TPT 组的尿道下裂发生率没有显著差异。该研究还描述了在 TESA/TESE 获精进行 ICSI 后出生的双胞胎中包括骨肉瘤在内的骨关节肿瘤的发生率（1.14%）明显高于射出精 ICSI 的 0.13%（P=0.03）和 NC 组的 0.21%（P=0.04），但与传统 IVF 组（0.21%）相比，增加不显著[44]。

虽然有些研究发现，在 NOA 患者非整倍体（69.7%）和嵌合体（31.2%）胚胎的发生率较高[45]，但其他研究没有发现，射出精 ICSI 组和睾丸精 ICSI 组，在子代的异常核型和主要畸形发生率上

有任何统计学差异[46, 47]。总的来说，用射出精进行ICSI出生的孩子1973例中有55例（2.8%）出现异常核型，用附睾精ICSI的31例中均没有出现（0%），而用睾丸精ICSI的91例中有5例（2.6%）。在射出精ICSI出生的孩子中，12 377例中有543例（4.4%）发现了严重畸形，而附睾精ICSI和睾丸精ICSI分别为533例中有17例（3.2%～2%）和670例中有31例（4.6%）[47]。关于染色体畸变的研究规模太小，无法得出结论[48]。

（二）儿童随访

在一项评估5岁儿童的行为、认知和运动表现、身体发育的前瞻性研究中，只有4例儿童（3%～8%）存在发育问题/发育迟缓[49]。其中2例诊断出患有某种形式的孤独症，与普通人群的发病率（1%～2%）相比，这一发病率相对较高[50]。作者认为，通过这些技术出生的儿童，在发育和健康的长期问题与对照组相似，似乎使得我们对这些技术的安全性感到放心[49]。

（三）产科结局

睾丸精子代自然流产的风险与附睾精相比，无显著增加趋势[48]。

与IVF单胎的平均胎龄（276+18）天相比，TPT单胎的平均胎龄（279+12）天明显偏大（P=0.02），但差异没有统计学意义。IVF组和射出精ICSI组单胎剖宫产率分别为27.3%和25.1%，而TPT组为16.4%[44]。

附睾精ICSI后出生的新生儿结局（死胎、围产期和新生儿死亡率）与射出精ICSI后出生的相似[44, 46, 51–53]。

在一项关于梗阻性无精子症、供精和非梗阻性无精子症的ICSI结果进行比较的研究中，各组间活产的新生儿结局没有差异[54, 55]。

三、供精

产科和围产期结局

关于出生缺陷或染色体异常，没有观察到与一般人群的差异。有关这些8—10岁儿童的社会心理健康情况的报道似乎可以令人放心[56]。

在比较供精和非供精周期围产期结局的研究中，两组间单胎活产的早产率没有显著差异（11.5% vs. 11.8%；aRR=0.98，95%CI 0.90～1.06）。然而，在供精周期中，低体重儿发生率略低（8.8% vs. 9.4%；aRR=0.91，95%CI 0.83～0.99）[57]。在另一项研究中，也得到了同样的结果，并且供精与夫精IVF/ICSI相比，两组间巨大儿发生率没有差异[58]。两者间流产率也没有不同[59]。

与使用夫精的女性相比，使用供精受孕的女性，发生妊娠期高血压的风险更高[60]。在一项Meta分析中，分析了2342例供精妊娠和8556例夫精妊娠的情况，与夫精受孕者相比，供精受孕者患先兆子痫（血压水平≥140/90mmHg，至少测量2次，时间间隔至少4～6h，并且同时存在蛋白尿）的风险增加（OR=1.63，95%CI 1.36～1.95），但两者妊娠期高血压的风险未见差异（OR=0.94，95%CI 0.43～2.03，血压水平≥140/90mmHg，至少测量2次，时间间隔至少4～6h）[61]（表3–1）。

四、结论

- 总之，尽管许多研究显示，与自然妊娠相比，ART妊娠有较差的产科结局，但最新的研究表明，这种结局可能与男性因素无关。
- 通过ART孕育的孩子，不良结局的风险略有增加，特别是早产和低出生体重。
- 关于出生儿童的长期健康，现有的数据表明，ART出生儿童代谢和心血管的风险状况可能会改变。
- 在PESA/TESE中，新生儿的结局没有差异，先天畸形的总发生率与其他类型的ART受孕和自然受孕相比没有显著差异。
- 关于PESA/TESE的染色体畸变的研究样本太小，无法得出结论，而其子代在行为、认知和运动的发育似乎可以令人放心。
- 关于供精ART出生的子代在出生缺陷、染色体异常、社会心理健康和围产期结局方面没有差异，但在供精周期中，低体重儿的发生率较低，而出现先兆子痫的风险较高。

表 3-1 修订后的 Meta 分析特征

第一作者	年　份	产科和孕产妇结局	围产期结局	对照组	风险评估
Pinborg	2013，IVF vs. ICSI	早产 * ICSI：aOR=0.80，95%CI 0.69～0.93			aOR
Luke	2017，ICSI vs. 可生育夫妇	孕产妇发病率 * • ICSI：阴道 aOR=2.27，剖宫产 aOR=1.67 • 低生育力夫妇：阴道 aOR=1.97，剖宫产 aOR=1.75 • 双胎：剖宫产 aOR=1.48		自然妊娠	aOR
Fedder	2013，TESE/PESA/TESA vs. 对照组	胎龄 * • TPT（279+12 天） • IVF（276+18 天；*P*=0.02） 剖宫产 * • TPT（16.4%） • IVF（27.3%） • ICSI（25.1%）	• 性别比例：TPT 为 0.89；IVF 为 1.11（*P*=0.017） • 心脏畸形为 TPT：3.5%；IVF 为 1.4%（*P*=0.04）；NC 为 1.1%（*P*=0.02）	ICSI，IVF 和自然妊娠	
Fedder	2007，PESA/TESA vs. 对照组		骨骼或关节软骨肿瘤：TESA/TESE（1.14%），ICSI（0.13；*P*=0.03），NC（0.21%；*P*=0.04），IVF（0.21%；NS）	射出精 ICSI，IVF 和 NC	
Woldringh	2010，TESA/TESE，附睾精和 ICSI		• 异常核型：ICSI 为 2.8%；附睾精为 0%；TESA/TESE 为 2.6% • 重大畸形：ICSI 为 4.4%；附睾精为 3.2%；TESA/TESE 为 4.6%		
Meijerink	2016，TESE		发育问题 / 延迟：3.8%		
Gerkowicz	2018，供精 vs. 夫精	早产 * • 供精（11.5%） • 夫精（11.8%） • aOR=0.98，95%CI 0.90～1.06 低出生体重 * • 供精（8.8%） • 夫精（9.4%） • aOR=0.91，95%CI 0.83～0.99			aOR
González-Comadran	2014，供精 vs. 夫精	• 先兆子痫 OR=1.63，95%CI 1.36～1.95 • 妊娠期高血压 OR=0.94，95%CI 0.43～2.03			OR

*. 单胎；aOR. 校正比值比；CI. 置信区间；ICSI. 卵胞质内单精子注射；IVF. 体外受精；NS. 不显著；OR. 比值比；PESA. 经皮附睾穿刺取精；TESA. 睾丸精子抽吸术；TESE. 睾丸精子提取术；NC. 自然受孕；TPT. TESE/PESA/TESA

参考文献

[1] Calhaz-Jorge C, De Geyter C, Kupka MS, de Mouzon J, Erb K, Mocanu E, Motrenko T, Scaravelli G, Wyns C, Goossens V. Assisted reproductive technology in Europe, 2013: Results generated from European registers by ESHRE: European IVF monitoring Consortium (EIM): European Society of Human Reproduction and Embryology (ESHRE). *Hum Reprod*. 2017 Oct 1;32(10):1957-73.

[2] Porcu E, Fabbri R, Seracchioli R, Ciotti PM, Magrini O, Flamigni C. Birth of a healthy female after intracytoplasmic sperm injection of cryopreserved human oocytes. *Fertil Steril*. 1997 Oct;68(4):724-6.

[3] Pereira N, Palermo GD. Intracytoplasmic sperm injection: History, indications, technique, and safety. In: Palermo GD, Sills ES, editors. *Intracytoplasmic sperm injection: Indications, techniques, and applications*. 1st ed. Cham, Switzerland: Springer Nature; 2018. pp. 9-22.

[4] Dyer S, Chambers GM, de Mouzon J, Nygren KG, Zegers-Hochschild F, Mansour R, Ishihara O, Banker M, Adamson GD. International committee for monitoring assisted reproductive technologies world report: Assisted reproductive technology 2008, 2009 and 2010. *Hum Reprod*. 2016 Jul;31(7):1588-609.

[5] Pinborg A, Wennerholm UB, Romundstad LB, et al. Why do singletons conceived after assisted reproduction technology have adverse perinatal outcome? Systematic review and meta-analysis. *Hum Reprod Update*. 2013;19:87-104.

[6] Adams D, Clark R, Davies M, De Lacey S. A meta-analysis of neonatal health outcomes from oocyte donation. *J Dev Orig Health Dis*. 2016;7:257-72.

[7] Henningsen AA, Gissler M, Skjaerven R, Bergh C, Tiitinen A, Romundstad LB, Wennerholm UB, Lidegaard O, Nyboe Andersen A, Forman JL, Pinborg A. Trends in perinatal health after assisted reproduction: A Nordic study from the CoNARTaS group. *Hum Reprod*. 2015 Mar;30(3):710-16.

[8] Thurin A, Hausken J, Hillensjo T, Jablonowska B, Pinborg A, Strandell A, Bergh C. Elective singleembryo transfer versus double-embryo transfer in in vitro fertilization. *N Engl J Med*. 2004;351:2392-402.

[9] Thurin-Kjellberg A, Olivius C, Bergh C. Cumulative live-birth rates in a trial of single-embryo or double-embryo transfer. *N Engl J Med*. 2009;361:1812-13.

[10] Berntsen S, Söderström-Anttila V, Wennerholm UB, Laivuori H, Loft A, Oldereid NB, Romundstad LB, Bergh C, Pinborg A. The health of children conceived by ART: "The chicken or the egg?" *Hum Reprod Update*. 2019 Mar 1;25(2):137-58.

[11] Zhu JL, Basso O, Obel C, et al. Infertility, infertility treatment, and congenital malformations: Danish national birth cohort. *BMJ*. 2006;333:679.

[12] Romundstad LB, Romundstad PR, Sunde A, von Düring V, Skjaerven R, Gunnell D, Vatten LJ. Effects of technology or maternal factors on perinatal outcome after assisted fertilisation: A population-based cohort study. *Lancet*. 2008 Aug 30;372(9640):737-43.

[13] Henningsen AK, Pinborg A, Lidegaard Ø, Vestergaard C, Forman JL, Andersen AN. Perinatal outcome of singleton siblings born after assisted reproductive technology and spontaneous conception: Danish national sibling-cohort study. *Fertil Steril*. 2011 Mar 1;95(3):959-63.

[14] Luke B. Pregnancy and birth outcomes in couples with infertility with and without assisted reproductive technology: With an emphasis on US population-based studies. Am J *Obstet Gynecol*. 2017 Sep;217(3):270-81.

[15] Fauser BCJM, Devroey P, Diedrich K, Balaban B, Bonduelle M, Delemarre-van de Waal HA, et al. Health outcomes of children born after IVF/ICSI: A review of current expert opinion and literature. *Reprod Biomed*. 2014 Feb;28(2):162-82. Online.

[16] Le Ray C, Pelage L, Seco A, Bouvier-Colle MH, Chantry AA, Deneux-Tharaux C, Epimoms Study Group. Risk of severe maternal morbidity associated with in vitro fertilisation: A population-based study. *BJOG*. 2019 Jul;126(8):1033-41.

[17] Vannuccini S, Clifton VL, Fraser IS, Taylor HS, Critchley H, Giudice LC, et al. Infertility and reproductive disorders: Impact of hormonal and infl ammatory mechanisms on pregnancy outcome. *Hum Reprod Update*. 2016 Feb; 22(1): 104-15.

[18] Amouyal M, Boucekine M, Paulmyer-Lacroix O, Agostini A, Bretelle F, Courbiere B. No specifi c adverse pregnancy outcome in singleton pregnancies after Assisted Reproductive Technology (ART) for unexplained infertility. *J Gynecol Obstet Hum Reprod*. 2020 Jan;49(1):101623.

[19] Maheshwari A, Pandey S, Shetty A, Hamilton M, Bhattacharya S. Obstetric and perinatal outcomes in singleton pregnancies resulting from the transfer of frozen thawed versus fresh embryos generated through in vitro fertilization treatment: A systematic review and meta-analysis. *Fertil Steril*. 2012 Aug;98(2):368-77.e1-9.

[20] Zhao J, Xu B, Zhang Q, Li YP. Which one has a better obstetric and perinatal outcome in singleton pregnancy, IVF/ICSI or FET?: A systematic review and meta-analysis. *Reprod Biol Endocrinol*. 2016 Aug 30;14(1):51.

[21] Maheshwari A, Pandey S, Amalraj Raja E, Shetty A, Hamilton M, Bhattacharya S. Is frozen embryo transfer better for mothers and babies? Can cumulative meta-analysis provide a defi nitive answer? *Hum Reprod Update*. 2018 Jan 1;24(1):35-58.

[22] Strömberg B, Dahlquist G, Ericson A, Finnström O, Köster M, Stjernqvist K. Neurological sequelae in children born after in-vitro fertilisation: A population-based study. *Lancet*. 2002 Feb 9;359(9305):461-5.

[23] Knoester M, Helmerhorst FM, Vandenbroucke JP, van der

Westerlaken LA, Walther FJ, Veen S. Cognitive development of singletons born after intracytoplasmic sperm injection compared with in vitro fertilization and natural conception: Leiden artificial reproductive techniques follow-up project. *Fertil Steril*. 2008 Aug;90(2):289-96.

[24] Sandin S, Nygren KG, Iliadou A, Hultman CM, Reichenberg A. Autism and mental retardation among offspring born after in vitro fertilization. *JAMA*. 2013 Jul 3;310(1):75-84.

[25] Kallen AJ, Finnstrom OO, Lindam AP, Nilsson EM, Nygren KG, Otterblad Olausson PM. Is there an increased risk for drug treated attention defi cit/hyperactivity disorder in children born after in vitro fertilization? *Eur J Paediatr Neurol*. 2011;15:247-53.

[26] Kissin DM, Zhang Y, Boulet SL, Fountain C, Bearman P, Schieve L, Yeargin-Allsopp M, Jamieson DJ. Association of Assisted Reproductive Technology (ART) treatment and parental infertility diagnosis with autism in ART-conceived children. *Hum Reprod*. 2015;30:454-65.

[27] Liu L, Gao J, He X, Cai Y, Wang L, Fan X. Association between assisted reproductive technology and the risk of autism spectrum disorders in the offspring: A meta-analysis. *Sci Rep*. 2017;7:46207.

[28] Lazaraviciute G, Kauser M, Bhattacharya S, Haggarty P, Bhattacharya S. A systematic review and meta-analysis of DNA methylation levels and imprinting disorders in children conceived by IVF/ICSI compared with children conceived spontaneously. *Hum Reprod Update*. 2014 Nov-Dec;20(6):840-52.

[29] Tenorio J, Romanelli V, Martin-Trujillo A, Fernandez GM, Segovia M, Perandones C, Perez Jurado LA, Esteller M, Fraga M, Arias P, et al. Clinical and molecular analyses of Beckwith-Wiedemann syndrome: Comparison between spontaneous conception and assisted reproduction techniques. *Am J Med Genet A*. 2016;170:2740-9.

[30] Vermeiden JP, Bernardus RE. Are imprinting disorders more prevalent after human in vitro fertilization or intracytoplasmic sperm injection? *Fertil Steril*. 2013;99:642-51.

[31] Lidegaard O, Pinborg A, Andersen AN. Imprinting diseases and IVF: Danish National IVF cohort study. *Hum Reprod*. 2005;20:950-4.

[32] Hart R, Norman RJ. The longer-term health outcomes for children born as a result of IVF treatment: Part I - General health outcomes. *Hum Reprod Update*. 2013 May-June;19(3):232-43.

[33] Ceelen M, et al. Body composition in children and adolescents born after in vitro fertilization or spontaneous conception. *J Clin Endocrinol Metab*. 2007;92:3417-23.

[34] Ceelen M, van Weissenbruch MM, Roos JC, et al. Cardiometabolic differences in children born after in vitro fertilization: Follow-up study. *J Clin Endocrinol Metab*. 2008;93:1682-8.

[35] Belva F, Painter R, Bonduelle M, et al. Are ICSI adolescents at risk for increased adiposity? *Hum Reprod*. 2012;27:257-64.

[36] La Bastide-Van Gemert S, Seggers J, Haadsma ML, et al. Is ovarian hyperstimulation associated with higher blood pressure in 4-year-old IVF offspring? Part II: An explorative causal inference approach. *Hum Reprod*. 2014;29:510-7.

[37] Henningsen AA, Berg C, Skjaerven R, Tiitinen A, Wennerholm UB, Romundstad LB, Gissler M, Opdahl S, Nyboe Andersen A, Lidegaard O, et al. Trends over time in congenital malformations in live-born children conceived after assisted reproductive technology. *Acta Obstet Gynecol Scand*. 2018;97:816-23.

[38] Scherrer U, Rimoldi SF, Rexhaj E, Stuber T, Duplain H, Garcin S, de Marchi SF, Nicod P, Germond M, Allemann Y, et al. Systemic and pulmonary vascular dysfunction in children conceived by assisted reproductive technologies. *Circulation*. 2012;125:1890-6.

[39] Valenzuela-Alcaraz B, Crispi F, Bijnens B, Cruz-Lemini M, Creus M, Sitges M, Bartrons J, Civico S, Balasch J, Gratacos E. Assisted reproductive technologies are associated with cardiovascular remodeling in utero that persists postnatally. *Circulation*. 2013;128:1442-50.

[40] Belva F, Bonduelle M, Roelants M, Michielsen D, Van Steirteghem A, Verheyen G, Tournaye H. Semen quality of young adult ICSI offspring: The first results. *Hum Reprod*. 2016 Dec;31(12):2811-20.

[41] Bernardini L, Gianaroli L, Fortini D, et al. Frequency of hyperhypohaploidy and diploidy in ejaculate, epididymal and testicular germcells of infertile patients. *Hum Reprod*. 2000;15:2165-72.

[42] Martin RH, Greene C, Rademaker A, et al. Chromosome analysis of spermatozoa extracted from testes of men with non-obstructive azoospermia. *Hum Reprod*. 2000;15:1121-4.

[43] Holmes LB. Current concepts in genetics: Congenital malformations. *N Engl J Med*. 1976;295:204-7.

[44] Fedder J, Loft A, Parner ET, Rasmussen S, Pinborg A. Neonatal outcome and congenital malformations in children born after ICSI with testicular or epididymal sperm: A controlled national cohort study. *Hum Reprod*. 2013 Jan;28(1):230-40.

[45] Rubio C, Rodrigo L, Perez-Cano I, Mercader A, Meteu E, Buendıa P, Remohi J, Simon C, Pellicer A. FISH screening of aneuploidies in preimplantation embryos to improve IVF outcome. *Reprod Biomed Online*. 2005;11:497-506.

[46] Belva F, De Schrijver F, Tournaye H, Liebaers I, Devroey P, Haentjens P, Bonduelle M. Neonatal outcome of 724 children born after ICSI using non-ejaculated sperm. *Hum Reprod*. 2011;26:1752-8.

[47] Woldringh GH, Besselink DE, Tillema AH, Hendriks JC, Kremer JA. Karyotyping, congenital anormalies and follow-up of children afer intracytoplasmic sperm injection with non-ejaculated sperm: A systematic review. *Hum Reprod Update*. 2010 Jan-Feb;16(1):12-19.

[48] Holte TO, Hofmann B, Lie RT, Norderhaug IN, Romundstad P, Saeterdal I, Orstavik KH, Tanbo T. *Male infertility*:

Intracytoplasmic Sperm Injection (ICSI) using surgically retrieved sperm from the testis or the epididymis. Oslo, Norway: Knowledge Centre for the Health Services at The Norwegian Institute of Public Health (NIPH); 2007 Jan. Report from Norwegian Knowledge Centre for the Health Services (NOKC) No. 07-2007.

[49] Meijerink AM, Ramos L, Janssen AJ, Maas-van Schaaijk NM, Meissner A, Repping S, Mochtar MH, Braat DD, Fleischer K. Behavioral, cognitive, and motor performance and physical development of fiveyear-old children who were born after intracytoplasmic sperm injection with the use of testicular sperm. *Fertil Steril*. 2016 Dec;106(7):1673-82.e5.

[50] Christensen DL, Baio J, Van Naarden Braun K, Bilder D, Charles J, Constantino JN, et al. Prevalence and characteristics of autism spectrum disorder among children aged 8 years: Autism and developmental disabilities monitoring network, 11 sites, United States, 2012. *MMWR Surveill Summ*. 2016; 65:1-23.

[51] Woldringh GH, Horvers M, Janssen AJWM, Reuser JJCM, de Groot SAF, Steiner K, D'Hauwers KW, Wetzels AMM, Kremer JAM. Follow-up of children born after ICSI with epididymal spermatozoa. *Hum Reprod*. 2011;26:1759-67.

[52] Oldereid NB, Hanevik HI, Bakkevig I, Romundstad LB, Magnus O, Hazekamp J, Hentemann M, Eikeland SN, Skrede S, Reitan IR, et al. Pregnancy outcome according to male diagnosis after ICSI with non-ejaculated sperm compared with ejaculated sperm controls. *Reprod Biomed Online*. 2014;29:417-23.

[53] Guo YH, Dong RN, Su YC, Li J, Zhang YJ, Sun YP. Follow-up of children born after intracytoplasmic sperm injection with epididymal and testicular spermatozoa. *Chin Med J (Engl)*. 2013;126(11):2129-33.

[54] Yu Y, Xi Q, Pan Y, Jiang Y, Zhang H, Li L, Liu R. Pregnancy and neonatal outcomes in azoospermic men after intracytoplasmic sperm injection using testicular sperm and donor sperm. *Med Sci Monit*. 2018 Oct 1;24:6968-74.

[55] Tsai Y-R, Huang F-J, Lin P-Y, Kung F-T, Lin Y-J, Lan K-C. Clinical outcomes and development of children born to couples with obstructive and nonobstructive azoospermia undergoing testicular sperm extraction-intracytoplasmic sperm injection: A comparative study. *Taiwan J Obstet Gynecol*. 2015 Apr;54(2):155-9.

[56] Lansac J, Royere D. Follow-up studies of children born after frozen sperm donation. *Hum Reprod Update*. 2001 Jan-Feb;7(1):33-7.

[57] Gerkowicz SA, Crawford SB, Hipp HS, Boulet SL, Kissin DM, Kawwass JF. Assisted reproductive technology with donor sperm: National trends and perinatal outcomes. *Am J Obstet Gynecol*. 2018 Apr;218(4):421.e1-e10.

[58] Kamath MS, Antonisamy B, Hepsy Y, Selliah HY, La Marca A, Sesh Kamal Sunkara SK. Perinatal outcomes following IVF with use of donor versus partner sperm. *Reprod Biomed Online*. 2018 June;36(6):705-10.

[59] Yu B, Fritz R, Xie X, Negassa A, Jindal S, Vega M, Buyuk E. The impact of using donor sperm in assisted reproductive technology cycles on perinatal outcomes. *Fertil Steril*. 2018 Dec;110(7):1285-9.

[60] Kyrou D, Kolibianakis EM, Devroey P, Fatemi HM. Is the use of donor sperm associated with a higher incidence of preeclampsia in women who achieve pregnancy after intrauterine insemination? *Fertil Steril*. 2010 Mar 1;93(4): 1124-7.

[61] González-Comadran M, Urresta Avila J, Saavedra Tascón A, Jimenéz R, Solà I, Brassesco M, Carreras R, Checa MÁ. The impact of donor insemination on the risk of preeclampsia: A systematic review and meta-analysis. *Eur J Obstet Gynecol Reprod Biol*. 2014 Nov;182:160-6.

第4章 辅助生殖技术助孕出生儿童的远期结局

The long term outcomes of children conceived through ART

Kenny A. Rodriguez-Wallberg　Panagiotis Tsiartas　著
帅振虹　译　　覃春容　校

近年来，寻求辅助生殖技术（ART）治疗不孕症的夫妇数量不断增加[1, 2]。有许多关于ART出生儿童早期数据的报道，尽管现有的监测数据令人放心，但研究表明，不孕症和ART妊娠都与围产期不良结局的风险增加有关[3–7]。另外，尽管世界各地有大量应用ART出生的儿童和青少年，但是关于ART出生儿童远期结局的文献仍然非常有限。在本章中，总结了目前关于ART出生儿童远期结局的文献，更具体地说，总结了体外受精（IVF）/卵胞质内单精子注射（ICSI）后的远期结局。本章讨论了以下方面的数据：神经发育、心血管、呼吸系统、胃肠道、内分泌、皮肤疾病、生长和代谢、ICSI出生儿童的健康和总死亡率。

一、神经发育结局（表4–1）

（一）精神运动发育和行为

最近的两篇综述报道了ART和自然受孕（NC）出生儿童在精神运动发育和行为、社会功能和语言发育方面表现出相似的结果[8, 9]。

（二）认知发育

一项关于认知发育的系统评价[10]报道了相互矛盾的结果，主要是由于方法学的局限性，包括选择偏差和（或）未能解决家庭背景的混杂问题。此外，由于认知结果评估的异质性，无法进行基于这些研究的Meta分析。然而，来自瑞典、荷兰和英国的3项高质量文献研究表明，IVF出生儿童可能在认知发育方面有一些负面影响，如发育迟缓和需要康复服务的风险增加，智力测试结果较低或智力发育迟缓[11–13]。尽管将分析限制在单胎中，通过这种方式排除与早产及其并发症风险较高的双胎妊娠，但均没有统计学意义[10]。来自丹麦和瑞典的一些后续和回顾性研究报道了令人放心的结果，ART和NC出生儿童在神经缺陷、特殊需求、认知功能、智力低下和学业成绩方面没有统计学差异[14–17]。

（三）孤独谱系障碍和注意缺陷多动障碍

IVF出生的儿童与注意缺陷多动障碍之间的关联较弱；但在校正不孕年限后和仅分析单胎时，这种差异消失了[18]。此外，一些研究报道，ART单胎儿童患孤独谱系障碍（autism spectrum disorder，ASD）的风险并没有增加[13, 19, 20]。然而，Liu等的一项研究包括11项Meta分析（3项队列研究和8项病例对照研究）表明，ART与后代患ASD的风险较高有关[21]。同样，一项包括42 383例IVF/ICSI出生儿童的回顾性研究发现，ICSI单胎儿童比IVF单胎儿童患ASD的风险更高。尽管尚未确定ICSI与包括ASD在内的神经行为障碍之间关联的确切机制，但已经有人提出，由ICSI技术或接受ICSI患者的特征引起

表 4-1 已发表的关于 ART 出生儿童神经发育结局文献的摘要

第一作者，年份	样本量	研究类型和国家	研究结论
精神运动发育和行为			
Berntsen 等，2019	3 篇系统性回顾分析	回顾性	IVF/ICSI vs. NC：无差异
Bergh 等，2020	3 篇系统性回顾分析	回顾性	IVF/ICSI vs. NC：无差异
认知发育			
Rumbold 等，2017	包含 35 项研究	系统性回顾分析	• IVF/ICSI vs. NC：单胎妊娠无差异 • IVF vs. NC：小儿康复需求（OR=1.7，95%CI 1.3～2.2）
Strömberg 等，2002	• IVF：*n*=5680 • NC：*n*=11 360	回顾性队列研究 – 瑞典	单胎 IVF vs. NC：小儿康复需求（OR=1.4，95%CI 1～2.1）
Knoester 等，2008	• IVF：*n*=83 • ICSI：*n*=86 • NC：*n*=85	随访 – 荷兰	5—8 岁儿童 单胎 ICSI vs. NC：智商较低（校正智商平均差 3.6，95%CI 0.8～8）
Sandin 等，2013	• IVF：*n*=19 445 • ICSI：*n*=11 514 • NC：*n*=2 510 166	• 随访 – 英格兰 • 使用瑞典注册数据	1982—2007 年出生并随访至 2009 年的儿童（随访 10 年） • 单胎 IVF/ICSI vs. NC：无差异 • 单胎 ICSI vs. NC：智力发育迟缓的风险更高（冷冻胚胎：RR=2.36，95%CI 1.04～5.36 和新鲜胚胎：RR=1.6，95%CI 1～2.57）
Spangmose 等，2017	• ART：*n*=4766 • NC：*n*=12 724	随访 – 丹麦	1995—1998 年出生的 15—16 岁青少年 单胎 ART vs. NC：学习成绩下降（校正平均差 –0.15，CI –0.29～–0.02）
Spangmose 等，2019	• 新鲜胚胎移植：*n*=6072 • 冷冻胚胎移植：*n*=423	回顾性队列研究 – 丹麦	1995—2001 年出生的儿童 新鲜胚胎移植 vs. 冷冻胚胎移植：无差异
Norrman 等，2018	• ART：*n*=8323 • NC：*n*=1 499 667	回顾性队列研究 – 瑞典	1985—2001 年出生的儿童 ART vs. NC：无差异
Norrman 等，2020	• IVF：*n*=11 713 • ICSI：*n*=6953 • NC：*n*=2 022 995	回顾性队列研究 – 瑞典	1985—2015 年出生的儿童 ICSI vs. IVF：无差异
孤独谱系障碍和注意缺陷多动障碍			
Källén 等，2011	• IVF：*n*=28 158 • NC：*n*=2 417 886	回顾性队列研究 – 瑞典	1982—2005 年出生的儿童 单胎 IVF vs. NC：无差异
Hvidtjorn 等，2011	• IVF：*n*=14 991 • NC：*n*=555 810	随访 – 丹麦	1995—2003 年期间出生并随访至 4—13 岁的儿童 IVF vs. NC：无差异
Sandin 等，2013	• IVF：*n*=19 445 • ICSI：*n*=11 514 • NC：*n*=2 510 166	• 随访 – 英格兰 • 使用瑞典注册数据	1982—2007 年出生的儿童，随访 10 年 ART vs. NC：无差异

（续表）

第一作者，年份	样本量	研究类型和国家	研究结论
孤独谱系障碍和注意缺陷多动障碍			
Fountain 等，2015	• ART：*n*=48 865 • NC：*n*=5 877 386	回顾性队列研究－美国	1997—2011 年出生的儿童 单胎 ART vs. NC：无差异
Liu 等，2017	包含 11 项研究	Meta 分析	ART vs. NC：ASD 的比例更高（RR=1.35，95%CI 1.09～1.68）
Kissin 等，2015	• IVF：*n*=13 753 • ICSI：*n*=21 728	随访－美国	1997—2006 年出生的儿童，随访 5 年 ICSI vs. IVF：ICSI 后孤独症风险更高（aHR=1.65，95%CI 1.08～2.52）
脑　瘫			
Strömberg 等，2002	• IVF：*n*=5680 • NC：*n*=11 360	回顾性队列研究－瑞典	• IVF vs. NC：最常见的诊断（OR=3.7，95%CI 2～6.6） • 单胎 IVF vs. NC：最常见的诊断（OR=2.8，95%CI 1.3～5.8）
Källén 等，2010	• IVF：*n*=31 614 • NC：*n*=2 623 514	回顾性队列研究－瑞典	1982—2007 年出生的儿童 单胎 IVF vs. NC：无差异
Hvidtjorn 等，2010	• ART：*n*=33 139 • NC：*n*=555 827	随访－丹麦	1995—2003 年出生和 1995—2009 年出生的儿童 单胎 IVF vs. NC：无差异
Pinborg 等，2010	• IVF：*n*=11 286 • NC：*n*=4800	随访－丹麦	1995—2006 年出生和 1995—2007 年出生的儿童 IVF/ICSI vs. NC：鲜胚移植组和 NC 组的脑瘫发生率较高
Goldsmith 等，2018	• IVF/ICSI：*n*=1927 • NC：*n*=203 352	回顾性队列研究－澳大利亚	1994—2002 年出生的儿童 ART vs. NC：患病率更高（aOR=2.7，95%CI 1～6.9）
癫　痫			
Kettner 等，2017	• IVF/ICSI：*n*=8490 • NC：*n*=541 641	回顾性队列研究－丹麦	1995—2003 年出生并随访至 2013 年的儿童 IVF/ICSI vs. NC：特发性广泛性癫痫风险较高（HR=1.43，95%CI 0.99～2.05）

IVF. 体外受精；ICSI. 卵胞质内单精子注射；NC. 自然受孕；ART. 辅助生殖技术；OR. 比值比；CI. 置信区间；RR. 相对风险；HR. 危险比

的表观遗传修饰异常，可能增加 ASD 风险。然而，根据这项研究，当父母有不明原因不孕（单胎）或输卵管因素不孕（多胎）时，ASD 的风险较低。不明原因不孕和输卵管性不孕与 ASD 诊断呈负相关，这可能与接受 ART 治疗的患者年龄较小有关[22]。

（四）脑瘫

在一项包括 5680 例 IVF 出生儿童的回顾性队列研究中，发现脑瘫（cerebral palsy，CP）发病风险增加[11]，但在调整多胎妊娠和分娩胎龄后，这种风险消失了[23, 24]。丹麦的一项研究表明，新鲜胚胎移植出生的单胎儿童患 CP 的风险高于NC儿童[25]。最近的一项对少数ART出生儿童的登记研究结果显示，极早早产的单胎儿童中，CP的患病率增加[26]。

（五）癫痫

一项丹麦的全国出生队列研究发现，IVF/ICSI出生儿童癫痫发生的风险，总体上没有增加，但特发性广泛性癫痫的风险略有增加[27]。

总之，关于大多数神经发育结局可能与ART存在关联这一论点是有争议的。然而，在经过多胎的调整后，许多已确定的风险关联消失了。因此，需要对ASD、CP和癫痫进行更大规模的研究，来阐明其与ART的风险是否关联。

二、心血管疾病（表4-2）

ART出生儿童的远期心血管疾病发生风险尚未得到广泛研究。迄今为止发表的研究都是基于小样本队列研究，在ART和NC出生儿童中选择偏倚的风险都很高。2015年发表的一项Meta分析包括19项研究（9项前瞻性研究和10项回顾性研究），显示IVF/ICSI子代的收缩压和舒张压水平高于NC后代[28]。来自以色列的一项基于人群的研究表明，在18岁前由于心血管疾病住院的人数中，IVF与NC儿童没有差异。此外，两组心血管疾病的累积发病率也没有发现差异[29]。一项小型横断面研究评估了17例10—14岁IVF出生儿童，结果发现心血管疾病发生率升高[30]。总之，有限的数据表明，ART出生儿童高血压风险和心血管功能异常的潜在风险增加。但IVF影响后代血管健康的确切机制尚未阐明，可能是多因素的。IVF后类固醇激素的超生理水平和胚胎发育期间ART后的表观遗传变化与血管功能障碍有关，可能部分解释了IVF后心血管疾病的高风险[31, 32]。

三、呼吸系统疾病（表4-2）

评估ART出生儿童患呼吸系统疾病风险的研究数量有限。在一项研究中，将158例IVF出生儿童与NC出生儿童进行了比较，结果显示哮喘和过敏性鼻炎的患病率没有差异[33]。然而，一项包括31 918例IVF出生儿童的研究显示，早产儿患哮喘的风险高于足月单胎儿。在校正不孕年限后，这种影响被消除，这表明主要的危险因素是父母生育力低下[34]。另一项前瞻性研究，包括104例ART出生儿童，并基于5岁和7岁的随访调查显示，与NC出生儿童相比，ART出生儿童在5岁时可能更频繁地患有哮喘并使用抗哮喘药物。随着年龄增长，这种关联虽然减弱了，但在7岁儿童仍然存在[35]。一项前瞻性病例对照研究纳入了15例IVF/ICSI出生的健康青少年，结果显示，通过两种不同方法评估肺血管扩张能力，发现有轻微变化，提示肺血管储备下降，但对右心室功能或有氧运动能力没有影响[36]。综上所述，尽管现有数据表明ART出生儿童发生哮喘的主要危险因素是由父母生育力低下导致，但该领域的研究仍然有限。

四、胃肠道疾病（表4-3）

关于ART后代远期胃肠道并发症的文献非常有限。以色列的一项基于人群的队列研究包括2603例IVF出生儿童，结果显示IVF出生儿童因胃肠道疾病而住院的比例明显高于NC出生儿童[37]。

五、内分泌失调与代谢（表4-3）

尽管很多不孕症是由内分泌因素引起的，但目前关于ART出生儿童的内分泌失调和代谢风险的文献仍非常有限。大部分已发表的研究采用队列设计，在纳入的ART和NC出生儿童中存在潜在选择偏倚。此外，代谢疾病在年轻人和儿童中并不常见，这些登记处通常不包含有关接受ART出生的儿童数据。以色列的一项回顾性研究中，18岁以下涉及内分泌疾病的住院率，在IVF和NC出生儿童之间没有显著差异[38]。然而，一项来自希腊的横断面研究和一项来自荷兰的8—18岁的随访研究发现，IVF的促甲状腺激素（thyroid stimulating hormone，TSH）和空腹血

表 4-2 已发表的关于 ART 出生儿童心血管和呼吸结局文献的摘要

第一作者，年份	样本量	研究类型和国家	研究结论
		心血管疾病	
Guo 等，2017	• 包括 19 项研究 • IVF/ICSI：*n*=2112 • NC：*n*=4096	回顾性 Meta 分析	IVF/ICSI vs. NC：血压升高（校正体重，平均差 1.88mmHg，95%CI 0.27～3.49）
Shiloh 等，2019	• IVF：*n*=2603 • NC：*n*=237 863	回顾性队列研究 – 以色列	1991—2014 年出生并随访至 18 岁的儿童 IVF vs. NC：心血管疾病住院率无差异
Zhang 等，2019	• IVF：*n*=17 • NC：*n*=42	横断面研究 – 美国	2004—2008 年出生的 10—14 岁儿童 IVF vs. NC：颈总动脉内膜 – 中膜厚度越厚，弹性模量越高，β 刚度越高，峰值速度越高
		呼吸系统疾病	
Cetinkaya 等，2009	• IVF：*n*=158 • NC：*n*=102	前瞻性研究 – 土耳其	随访时儿童平均年龄 4.6 ± 2.1 岁 IVF vs. NC：无差异
Kallen 等，2013	• IVF：*n*=31 918 • NC：*n*=2 596 810	回顾性队列 – 瑞典	1982—2007 年出生和 2005—2009 年出生的儿童 IVF vs. NC：哮喘风险增加（aOR=1.28，95%CI 1.23～1.34），校正不孕年限后消除了这种影响
Carson 等，2013	• ART：*n*=104 • NC：*n*=6575	前瞻性研究 – 英国	在 2000—2002 年出生并随访到 5—7 岁的儿童 ART vs. NC：哮喘风险增加（aOR=2.65，95%CI 1.48～4.76）和喘息（aOR=1.97，95%CI 1.1～3.5）分别是 5 岁和 7 岁（aOR=1.84，95%CI 1.03～3.28；aOR=1.5，95%CI 0.77～2.92）
Forton 等，2019	• IVF/ICSI：*n*=15 • NC：*n*=30	前瞻性研究 – 比利时	2015—2018 年出生的 11—24 岁青少年 IVF/ICSI vs. NC：肺血管扩张系数 α 降低，运动引起的肺毛细血管体积增加变钝

IVF. 体外受精；ICSI. 卵胞质内单精子注射；NC. 自然受孕；ART. 辅助生殖技术；OR. 比值比；CI. 置信区间

糖水平明显较高[39, 40]。同时，一项 Meta 分析发现了 IVF/ICSI 和 NC 出生儿童的体重指数（body mass index，BMI）、低密度脂蛋白、胆固醇和空腹血糖水平具有可比性[28]。关于 ART 出生儿童患 1 型糖尿病风险的证据是非常有限的。以上两项研究均未发现 ART 出生儿童患 1 型糖尿病的风险增加，但冷冻 / 解冻周期出生儿童与 NC 出生儿童相比风险增加[41, 42]。总之，有限的数据表明 ART 出生儿童可能存在代谢异常情况。IVF 出生儿童患 1 型糖尿病的证据总体上是令人放心的，尽管冷冻 / 解冻周期出生儿童可能会增加风险。

六、皮肤疾病（表 4–4）

只有一项来自以色列的研究，评估了 ART 出生儿童长期皮疹发病率的风险。这项回顾性队列研究显示，与 NC 出生儿童相比，ART 出生儿童，皮疹相关的住院率更高。这种发病率的增加虽然在 2—5 岁最为突出，但可以一直保持到 18 岁[43]。

表 4-3 已发表的关于 ART 出生儿童胃肠道和内分泌结果和代谢文献的摘要

第一作者，年份	样本量	研究类型和国家	研究结论
		胃肠道疾病	
Schachor 等，2020	• IVF：n=2603 • NC：n=237 863	回顾性队列 – 以色列	• 1991—2014 年出生的儿童一直随访到 18 岁 IVF vs. NC：胃肠道疾病的住院率较高 • IVF 被认为是儿科胃肠道疾病的独立危险因素（HR=1.27，95%CI 1.08～1.5）
		内分泌疾病与代谢	
Steiner 等，2020	• IVF：n=2603 • NC：n=237 863	回顾性队列研究 – 以色列	1991—2014 年出生并随访至 18 岁的儿童 IVF vs. NC：心血管疾病住院率无差异
Sakka 等，2009	• IVF：n=106 • NC：n=68	横断面研究 – 希腊	随访时儿童平均年龄（8.8 ± 2.9）岁 常规 IVF vs. NC：轻度 TSH 抵抗伴血清 TSH 升高（亚临床甲状腺功能减退）
Ceelen 等，2008	• IVF：n=225 • NC：n=225	随访 – 荷兰	1986—1995 年出生并随访到 8—18 岁的儿童 IVF vs. NC：空腹血糖水平升高
Guo 等，2017	包含 19 项研究	系统回顾和 Meta 分析	IVF/ICSI vs. NC：空腹胰岛素水平升高
Kettner 等，2016	• IVF：n=8490 • NC：n=541 641	回顾性队列 – 丹麦	1995—2003 年出生并随访至 2013 年的儿童 IVF vs. NC：在 1 型糖尿病中没有区别
Norrman 等，2020	• IVF：n=47 938 • NC：n=3 090 602	回顾性队列 – 瑞典	1985—2015 年出生的儿童 IVF vs. NC：冷冻胚胎移植出生儿童患 1 型糖尿病的风险更高

TSH. 促甲状腺激素；IVF. 体外受精；ICSI. 卵胞质内单精子注射；NC. 自然受孕；ART. 辅助生殖技术；CI. 置信区间；HR. 危险比

七、视力和听力障碍（表 4-4）

关于 ART 出生儿童视力和听力的研究很少。这些研究显示，ICSI 出生儿童与 NC 出生儿童在听力和视力发育方面无显著差异 [44, 45]。然而，以色列的一项研究报道发现，在 18 岁之前，ART 出生儿童与 NC 出生儿童相比，眼科疾病的住院率明显更高 [46]。总而言之，尽管这些数据是基于小规模和有限的研究，但迄今为止，ART 出生儿童的视力和听力障碍的结果是令人放心的。

八、生长发育（表 4-4）

与 NC 出生儿童相比，IVF 出生儿童在早产和低出生体重方面的不良妊娠结局的风险更高 [47]。虽然这种模式主要出现在通过移植多个胚胎的多胎妊娠之后，但即使是在 ART 出生的单胎中，也有较高的低出生体重和小于胎龄儿的风险 [48]。这种生长发育受限的确切原因在很大程度上尚不清楚；然而，儿童早期追赶是常见的，并与日后患肥胖、心血管疾病和糖尿病的风险相关 [49-53]。大多数现有的关于远期生长发育的研究均未发现 ART 和 NC 出生儿童之间有显著差异，最近丹麦的一项系统回顾性 Meta 分析证实了这一点，该研究包括 3972 例 IVF/ICSI 出生儿童和 11 012 例 NC 出生儿童。这项研究表明，IVF/ICSI 出生儿童直到学龄前的体重明显较低；

表 4-4 已发表的关于 ART 出生儿童的皮肤、视觉和听力结果和生长文献的摘要

第一作者，年份	样本量	研究类型和国家	研究结论
		皮肤疾病	
Krieger 等，2018	• ART：n=4324 • NC：n=237863	回顾性队列 – 以色列	1991—2014 年出生的儿童 ART vs.NC：长期皮肤病发病率的风险增加
		视力和听力	
Wikstrand 等，2006	• ICSI：n=137 • NC：n=159	病例对照 – 瑞典	1994—1996 年出生并随访至 5 岁的儿童 ICSI vs. NC：视觉功能和（或）眼部形态无差异
Ludwig 等，2010	• ICSI：n=276 • NC：n=273	前瞻性研究 – 德国	随访到 4—6 岁的儿童 ICSI vs.NC：在听觉和视觉上没有区别
Tsumi 等，2020	• ART：n=4364 • NC：n=239 318	回顾性队列 – 以色列	1991—2014 年出生并随访至 18 岁的儿童 ART vs. NC：较高的住院率和涉及眼科原因的眼科发病率
		生长发育	
Jackson 等，2004	包含 15 项研究	Meta 分析	IVF vs. NC：低出生体重和极低出生体重的风险更高
Pinborg 等，2013	包含 65 项研究	系统回顾和 Meta 分析	ART vs. NC：低出生体重和极低出生体重的风险更高
Bay 等，2019	• 包含 20 项研究 • IVF/ICSI：n=3972 • NC：n=11 012	系统回顾和 Meta 分析	IVF/ICSI vs. NC：在学龄前体重显著降低，但长期身高没有差异
Magnus 等，2021	• ART：n=1721 • NC：n=79 740	前瞻性研究 – 挪威	1992—2001 年出生并随访至 17 岁的儿童 ART vs. NC：17 岁时没有差别

IVF. 体外受精；ICSI. 卵胞质内单精子注射；NC. 自然受孕；ART. 辅助生殖技术

然而，远期身高与 NC 出生儿童相当，表明远期身高与受孕方式无关[54]。与这些发现一致的是挪威的一项队列研究，该研究包括 79 740 例 NC 出生儿童和 1721 例 ART 出生儿童，研究显示到 17 岁时生长发育没有显著差异[55]。综上所述，到目前为止，ART 出生儿童生长发育结果是令人放心的，与 NC 出生儿童相比没有差异。

九、ICSI 出生儿童的长期健康状况（表 4–5）

过去几年，ICSI 在全球范围内用于治疗各种原因的不孕症，尽管有证据表明与传统 IVF 相比，ICSI 没有任何额外益处。对 ICSI 出生儿童的长期影响仍不清楚。神经发育方面的研究表明，ICSI 出生儿童与 IVF 和 NC 出生儿童具有相同的结果[56, 57]。据报道，ICSI 出生儿童出现智力发育迟缓和孤独症的风险略有增加；然而，这些发现是相互矛盾的，并没有被更大规模的研究证实[58, 59]。ICSI 出生儿童与 NC 出生儿童相比，在生长发育、癌症风险、视力和听力方面均未发现差异[44, 45, 56, 58]。在 ICSI 出生儿童中，手术干预、儿童疾病和住院治疗的数量增加[60–62]。两项研究

表 4-5　已发表的关于 ICSI 出生儿童的长期结局和 ART 出生儿童总体死亡率文献的摘要

第一作者，年份	样本量	研究类型和国家	研究结论
ICSI 出生儿童			
Catford 等，2017	包含 34 项研究	系统性回顾	ICSI vs. IVF：在神经发育结局、生长和身体健康方面无差异
Catford 等，2018	包含 48 项研究	系统性回顾	ICSI vs. NC：神经发育、生长、视力、听力没有差异，总体健康受损的风险更高，特别是代谢和生殖健康
Rumbold 等，2019		回顾性队列	ICSI：智力发育迟缓和孤独症的风险轻度增加，并加速产后生长和肥胖的风险。精子发生受损也被描述。需要更大规模的研究
Ackerman 等，2014	• ART：*n*=122 • IVF/ICSI：*n*=30 • NC：*n*=1872	病例对照 – 美国	4—18 岁儿童 ART vs. NC：与孤独症相关的基因中断事件没有差异
Wikstrand 等，2006	• ICSI：*n*=137 • NC：*n*=159	病例对照 – 瑞典	1994—1996 年出生并随访至 5 岁的儿童 ICSI vs. NC：视觉功能和（或）眼部形态无差异
Ludwig 等，2010	• ICSI：*n*=276 • NC：*n*=273	前瞻性研究 – 德国	随访到 4—6 岁的儿童 ICSI vs. NC：在听觉和视觉的发育上没有区别
Bonduelle 等，2004	• ICSI：*n*=300 • NC：*n*=300	前瞻性研究 – 比利时	儿童在 5 岁时进行随访： ICSI vs. NC：生长和慢性疾病没有区别。更多的 ICSI 出生儿童接受手术干预，需要物理治疗和饮食治疗
Bonduelle 等，2005	• ICSI：*n*=540 • IVF：*n*=437 • NC：*n*=538	病例对照 – 欧洲多中心	随访到 5 岁的儿童 ICSI/IVF vs. NC：需要更多的卫生保健资源
Ludwig 等，2009	• ICSI：*n*=276 • NC：*n*=273	前瞻性研究 – 德国	1998—2000 年出生并随访到 4—6 岁的儿童 ICSI vs. NC:ICSI 出生的男孩泌尿生殖外科手术增加。总体健康状况没有差异
Belva 和 Bonduelle 等，2018	• ICSI：*n*=126 • NC：*n*=133	病例对照 – 比利时	1992—1996 年出生的 18 岁青年 ICSI vs. NC：代谢综合征标志物无差异
Belva 和 De Schepper 等，2018	• ICSI：*n*=127	回顾性队列 – 比利时	1992—1996 年出生的 18 岁青年 ICSI vs. NC：ICSI 出生的男性外周血脂肪沉积较高
Belva 等，2016	• ICSI：*n*=54 • NC：*n*=57	回顾性队列 – 比利时	1992—1996 年出生的 18—22 岁的年轻人 ICSI vs. NC：ICSI 出生的年轻人精液数量和质量较低
Belva 等，2017	• ICSI：*n*=54 • NC：*n*=57	回顾性队列 – 比利时	1992—1996 年出生的 18—22 岁青年 ICSI vs. NC：ICSI 出生的男性抑制素 B 水平较低，FSH 水平较高
总体死亡率			
Henningsen 等，2014	• ART：*n*=62 485 • NC：*n*=362 798	病例对照 – 北欧国家数据	1982—2007 年出生的儿童 ART vs. NC：妊娠 28 周前单胎增加死产风险
RodrIguez-Wallberg 等，2020	• ART：*n*=43 506 • NC：*n*=2 803 602	前瞻性研究 – 瑞典	1983—2012 年出生并随访至 19 岁的儿童 ART vs. NC：冷冻胚胎移植出生的婴儿死亡风险增加

FSH. 卵泡刺激素；IVF. 体外受精；ICSI. 卵胞质内单精子注射；NC. 自然受孕；ART. 辅助生殖技术

显示，ICSI 出生的年轻男性外周脂肪沉积较高，但心脏代谢参数与 NC 出生的年轻男性相当[63, 64]。最近，与年龄匹配的对照组相比，ICSI 出生的 18—22 岁男性中发现精子发生受损和生殖激素水平改变[58, 65, 66]。总之，目前关于 ICSI 出生儿童长期健康的文献观点不一致且较少，这强调了对这些儿童进行终身随访研究的必要性，以及比较在男性和非男性因素行 ICSI 的出生儿童。男性不育约占夫妻不育病例的一半，约 50% 的病例病因不明。然而，Y 染色体微缺失是男性因素不育最常见的遗传原因，并可在 ART 后传递给男性后代，影响其生育力[67]。

十、总死亡率（表 4–5）

大多数 ART 出生儿童死亡发生在新生儿期，原因与早产和畸形有关[68]。一项瑞典全国性的大型前瞻性人群研究，纳入了 43 506 例 ART 出生的单胎与 NC 出生的单胎，发现与 NC 出生的单胎相比，ART 出生的单胎的婴儿死亡（定义为婴儿在出生至 1 岁的任何时候死亡）风险增加。ART 单胎的大多数死亡原因与早产及其并发症有关。冷冻 / 解冻胚胎出生儿童的死亡率更高。该研究队列一直随访到青少年时期（中位数为 15.9 岁）。这些数据令人放心，因为在婴儿期之后，死亡的风险没有增加[69]。

十一、结论

• ART 出生的儿童，如果只限于单胎，在许多情况下与 NC 出生的同龄人结果相似。

• 对于某些结局，尤其是心血管疾病和糖尿病，研究表明 ART 出生的单胎或 ART 单胎亚组的风险更高。

• 必须对 ART 出生儿童进行长期随访，因为全世界 ART 出生的儿童和青少年群体很大。

参考文献

[1] Adamson GD, de Mouzon J, Chambers GM, Zegers-Hochschild F, Mansour R, Ishihara O, et al. International committee for monitoring assisted reproductive technology: World report on assisted reproductive technology, 2011. *Fertil Steril*. 2018;110(6):1067-80.

[2] European IVFMCftESoHR, Embryology, Calhaz-Jorge C, de Geyter C, Kupka MS, de Mouzon J, et al. Assisted reproductive technology in Europe, 2012: Results generated from European registers by ESHRE. *Human Reproduction (Oxford, England)*. 2016;31(8):1638-52.

[3] Draper ES, Kurinczuk JJ, Abrams KR, Clarke M. Assessment of separate contributions to perinatal mortality of infertility history and treatment: A case-control analysis. *Lancet*. 1999;353(9166):1746-9.

[4] Basso O, Baird DD. Infertility and preterm delivery, birthweight, and caesarean section: A study within the Danish National Birth Cohort. *Human Reproduction (Oxford, England)*. 2003;18(11):2478-84.

[5] Helmerhorst FM, Perquin DA, Donker D, Keirse MJ. Perinatal outcome of singletons and twins after assisted conception: A systematic review of controlled studies. *BMJ*. 2004;328(7434):261.

[6] Kallen B, Finnstrom O, Nygren KG, Otterblad Olausson P. In vitro fertilization in Sweden: Maternal characteristics. *Acta obstetricia et gynecologica Scandinavica*. 2005;84(12):1185-91.

[7] Davies MJ, Moore VM, Willson KJ, Van Essen P, Priest K, Scott H, et al. Reproductive technologies and the risk of birth defects. *N Engl J Med*. 2012;366(19):1803-13.

[8] Berntsen S, Soderstrom-Anttila V, Wennerholm UB, Laivuori H, Loft A, Oldereid NB, et al. The health of children conceived by ART: "The chicken or the egg?" *Hum Reprod Update*. 2019;25(2):137-58.

[9] Bergh C, Wennerholm UB. Long-term health of children conceived after assisted reproductive technology. *Ups J Med Sci*. 2020;125(2):152-7.

[10] Rumbold AR, Moore VM, Whitrow MJ, Oswald TK, Moran LJ, Fernandez RC, et al. The impact of specific fertility treatments on cognitive development in childhood and adolescence: A systematic review. *Human Reproduction (Oxford, England)*. 2017;32(7):1489-507.

[11] Strömberg B, Dahlquist G, Ericson A, Finnström O, Köster M, Stjernqvist K. Neurological sequelae in children born after in-vitro fertilisation: A population-based study. *Lancet*. 2002;359(9305):461-5.

[12] Knoester M, Helmerhorst FM, Vandenbroucke JP, van der Westerlaken LA, Walther FJ, Veen S. Cognitive development of singletons born after intracytoplasmic sperm

injection compared with in vitro fertilization and natural conception. *Fertil Steril*. 2008;90(2):289-96.

[13] Sandin S, Nygren KG, Iliadou A, Hultman CM, Reichenberg A. Autism and mental retardation among offspring born after in vitro fertilization. *JAMA*. 2013;310(1):75-84.

[14] Spangmose AL, Malchau SS, Schmidt L, Vassard D, Rasmussen S, Loft A, et al. Academic performance in adolescents born after ART-a nationwide registry-based cohort study. *Human Reproduction (Oxford, England)*. 2017;32(2):447-56.

[15] Spangmose AL, Malchau SS, Henningsen AA, Forman JL, Rasmussen S, Loft A, et al. Academic performance in adolescents aged 15-16 years born after frozen embryo transfer compared with fresh embryo transfer: A nationwide registry-based cohort study. *BJOG*. 2019;126(2):261-9.

[16] Norrman E, Petzold M, Bergh C, Wennerholm UB. School performance in singletons born after assisted reproductive technology. *Human Reproduction (Oxford, England)*. 2018; 33(10):1948-59.

[17] Norrman E, Petzold M, Bergh C, Wennerholm UB. School performance in children born after ICSI. *Human Reproduction (Oxford, England)*. 2020;35(2):340-54.

[18] Källén AJ, Finnström OO, Lindam AP, Nilsson EM, Nygren KG, Otterblad Olausson PM. Is there an increased risk for drug treated attention defi cit/hyperactivity disorder in children born after in vitro fertilization? *Eur J Paediatr Neurol*. 2011;15(3):247-53.

[19] Hvidtjorn D, Grove J, Schendel D, Schieve LA, Svaerke C, Ernst E, et al. Risk of autism spectrum disorders in children born after assisted conception: A population-based follow-up study. *J Epidemiol Community Health*. 2011;65(6):497-502.

[20] Fountain C, Zhang Y, Kissin DM, Schieve LA, Jamieson DJ, Rice C, et al. Association between assisted reproductive technology conception and autism in California, 1997-2007. *Am J Public Health*. 2015;105(5):963-71.

[21] Liu L, Gao J, He X, Cai Y, Wang L, Fan X. Association between assisted reproductive technology and the risk of autism spectrum disorders in the offspring: A meta-analysis. *Scientifi c Reports*. 2017;7:46207.

[22] Kissin DM, Zhang Y, Boulet SL, Fountain C, Bearman P, Schieve L, et al. Association of Assisted Reproductive Technology (ART) treatment and parental infertility diagnosis with autism in ARTconceived children. *Human Reproduction (Oxford, England)*. 2015;30(2):454-65.

[23] Hvidtjorn D, Grove J, Schendel D, Svaerke C, Schieve LA, Uldall P, et al. Multiplicity and early gestational age contribute to an increased risk of cerebral palsy from assisted conception: A population-based cohort study. *Human Reproduction (Oxford, England)*. 2010;25(8):2115-23.

[24] Källén AJ, Finnström OO, Lindam AP, Nilsson EM, Nygren KG, Olausson PM. Cerebral palsy in children born after in vitro fertilization: Is the risk decreasing? *Eur J Paediatr Neurol*. 2010;14(6):526-30.

[25] Pinborg A, Loft A, Aaris Henningsen AK, Rasmussen S, Andersen AN. Infant outcome of 957 singletons born after frozen embryo replacement: The Danish National Cohort study 1995-2006. *Fertil Steril*. 2010;94(4):1320-7.

[26] Goldsmith S, McIntyre S, Badawi N, Hansen M. Cerebral palsy after assisted reproductive technology: A cohort study. *Dev Med Child Neurol*. 2018;60(1):73-80.

[27] Kettner LO, Kesmodel US, Ramlau-Hansen CH, Bay B, Ritz B, Matthiesen NB, et al. Fertility treatment and childhood epilepsy: A nationwide cohort study. *Epidemiology*. 2017;28(3):412-18.

[28] Guo XY, Liu XM, Jin L, Wang TT, Ullah K, Sheng JZ, et al. Cardiovascular and metabolic profiles of offspring conceived by assisted reproductive technologies: A systematic review and meta-analysis. *Fertil Steril*. 2017;107(3):622-31 e5.

[29] Shiloh SR, Sheiner E, Wainstock T, Walfi sch A, Segal I, Landau D, et al. Long-term cardiovascular morbidity in children born following fertility treatment. *J Pediatr*. 2019;204:84-8 e2.

[30] Zhang WY, Selamet Tierney ES, Chen AC, Ling AY, Fleischmann RR, Baker VL. Vascular health of children conceived via in vitro fertilization. *J Pediatr*. 2019;214:47-53.

[31] Xu GF, Zhang JY, Pan HT, Tian S, Liu ME, Yu TT, et al. Cardiovascular dysfunction in offspring of ovarian-hyperstimulated women and effects of estradiol and progesterone: A retrospective cohort study and proteomics analysis. *J Clin Endocrinol Metab*. 2014;99(12):E2494-503.

[32] Rexhaj E, Paoloni-Giacobino A, Rimoldi SF, Fuster DG, Anderegg M, Somm E, et al. Mice generated by in vitro fertilization exhibit vascular dysfunction and shortened life span. *J Clin Invest*. 2013;123(12):5052-60.

[33] Cetinkaya F, Gelen SA, Kervancioglu E, Oral E. Prevalence of asthma and other allergic diseases in children born after in vitro fertilisation. *Allergol Immunopathol (Madr)*. 2009;37(1):11-13.

[34] Kallen B, Finnstrom O, Nygren KG, Otterblad Olausson P. Asthma in Swedish children conceived by in vitro fertilisation. *Arch Dis Child*. 2013;98(2):92-6.

[35] Carson C, Sacker A, Kelly Y, Redshaw M, Kurinczuk JJ, Quigley MA. Asthma in children born after infertility treatment: Findings from the UK Millennium Cohort Study. *Human Reproduction (Oxford, England)*. 2013;28(2):471-9.

[36] Forton K, Motoji Y, Pezzuto B, Caravita S, Delbaere A, Naeije R, et al. Decreased pulmonary vascular distensibility in adolescents conceived by in vitro fertilization. *Human Reproduction (Oxford, England)*. 2019;34(9):1799-808.

[37] Shachor N, Wainstock T, Sheiner E, Harlev A. Fertility treatments and gastrointestinal morbidity of the offspring. *Early Hum Dev*. 2020;144:105021.

[38] Steiner N, Wainstock T, Sheiner E, Walfi sch A, Segal I, Haim A, et al. Long-term endocrine disorders in children born from pregnancies conceived following fertility treatments. *Early Hum Dev*. 2020;148:105132.

[39] Sakka SD, Malamitsi-Puchner A, Loutradis D, Chrousos GP,

Kanaka-Gantenbein C. Euthyroid hyperthyrotropinemia in children born after in vitro fertilization. *Journal of Clinical Endocrinology and Metabolism*. 2009;94(4):1338-41.

[40] Ceelen M, van Weissenbruch MM, Vermeiden JP, van Leeuwen FE, Delemarre-van de Waal HA. Cardiometabolic differences in children born after in vitro fertilization: Follow-up study. *Journal of Clinical Endocrinology and Metabolism*. 2008;93(5):1682-8.

[41] Kettner LO, Matthiesen NB, Ramlau-Hansen CH, Kesmodel US, Bay B, Henriksen TB. Fertility treatment and childhood type 1 diabetes mellitus: A nationwide cohort study of 565,116 live births. *Fertil Steril*. 2016;106(7):1751-6.

[42] Norrman E, Petzold M, Clausen TD, Henningsen AK, Opdahl S, Pinborg A, et al. Type 1 diabetes in children born after assisted reproductive technology: A register-based national cohort study. *Human Reproduction (Oxford, England)*. 2020;35(1):221-31.

[43] Krieger Y, Wainstock T, Sheiner E, Harlev A, Landau D, Horev A, et al. Long-term pediatric skin eruption-related hospitalizations in offspring conceived via fertility treatment. *Int J Dermatol*. 2018;57(3):317-23.

[44] Wikstrand MH, Stromland K, Flodin S, Bergh C, Wennerholm UB, Hellstrom A. Ophthalmological findings in children born after intracytoplasmic sperm injection. *Acta Ophthalmol Scand*. 2006;84(2):177-81.

[45] Ludwig AK, Hansen A, Katalinic A, Sutcliffe AG, Diedrich K, Ludwig M, et al. Assessment of vision and hearing in children conceived spontaneously and by ICSI: A prospective controlled, single-blinded follow-up study. *Reprod Biomed Online*. 2010;20(3):391-7.

[46] Tsumi E, Lavy Y, Sheiner E, Barrett C, Harlev A, Hagbi Bal M, et al. Assisted reproductive technology and long-term ophthalmic morbidity of the offspring. *J Dev Orig Health Dis*. 2020:1-5.

[47] Jackson RA, Gibson KA, Wu YW, Croughan MS. Perinatal outcomes in singletons following in vitro fertilization: A meta-analysis. *Obstet Gynecol*. 2004;103(3):551-63.

[48] Pinborg A, Wennerholm UB, Romundstad LB, Loft A, Aittomaki K, Soderstrom-Anttila V, et al. Why do singletons conceived after assisted reproduction technology have adverse perinatal outcome? Systematic review and meta-analysis. *Hum Reprod Update*. 2013;19(2):87-104.

[49] Barker DJ, Gluckman PD, Godfrey KM, Harding JE, Owens JA, Robinson JS. Fetal nutrition and cardiovascular disease in adult life. *Lancet*. 1993;341(8850):938-41.

[50] Barker DJ, Fall CH. Fetal and infant origins of cardiovascular disease. *Arch Dis Child*. 1993;68(6):797-9.

[51] Barker DJ, Hales CN, Fall CH, Osmond C, Phipps K, Clark PM. Type 2 (non-insulin-dependent) diabetes mellitus, hypertension and hyperlipidaemia (syndrome X): Relation to reduced fetal growth. *Diabetologia*. 1993;36(1):62-7.

[52] Eriksson JG, Forsen T, Tuomilehto J, Winter PD, Osmond C, Barker DJ. Catch-up growth in childhood and death from coronary heart disease: Longitudinal study. *BMJ*. 1999;318(7181):427-31.

[53] Ceelen M, van Weissenbruch MM, Prein J, Smit JJ, Vermeiden JP, Spreeuwenberg M, et al. Growth during infancy and early childhood in relation to blood pressure and body fat measures at age 8-18 years of IVF children and spontaneously conceived controls born to subfertile parents. *Human Reproduction (Oxford, England)*. 2009;24(11): 2788-95.

[54] Bay B, Lyngso J, Hohwu L, Kesmodel US. Childhood growth of singletons conceived following in vitro fertilisation or intracytoplasmic sperm injection: A systematic review and meta-analysis. *BJOG*. 2019;126(2):158-66.

[55] Magnus MC, Wilcox AJ, Fadum EA, Gjessing HK, Opdahl S, Juliusson PB, et al. Growth in children conceived by ART. *Human Reproduction (Oxford, England)*. 2021;36(4): 1074-1082.

[56] Catford SR, McLachlan RI, O'Bryan MK, Halliday JL. Long-term follow-up of intra-cytoplasmic sperm injection-conceived offspring compared with in vitro fertilization-conceived offspring: A systematic review of health outcomes beyond the neonatal period. *Andrology*. 2017;5(4):610-21.

[57] Catford SR, McLachlan RI, O'Bryan MK, Halliday JL. Long-term follow-up of ICSI-conceived offspring compared with spontaneously conceived offspring: A systematic review of health outcomes beyond the neonatal period. *Andrology*. 2018;6(5):635-53.

[58] Rumbold AR, Sevoyan A, Oswald TK, Fernandez RC, Davies MJ, Moore VM. Impact of male factor infertility on offspring health and development. *Fertil Steril*. 2019;111(6):1047-53.

[59] Ackerman S, Wenegrat J, Rettew D, Althoff R, Bernier R. No increase in autism-associated genetic events in children conceived by assisted reproduction. *Fertil Steril*. 2014;102(2):388-93.

[60] Bonduelle M, Bergh C, Niklasson A, Palermo GD, Wennerholm UB, Collaborative Study Group of Brussels G, et al. Medical follow-up study of 5-year-old ICSI children. *Reprod Biomed Online*. 2004;9(1):91-101.

[61] Bonduelle M, Wennerholm UB, Loft A, Tarlatzis BC, Peters C, Henriet S, et al. A multi-centre cohort study of the physical health of 5-year-old children conceived after intracytoplasmic sperm injection, in vitro fertilization and natural conception. *Human Reproduction (Oxford, England)*. 2005;20(2):413-19.

[62] Ludwig AK, Katalinic A, Thyen U, Sutcliffe AG, Diedrich K, Ludwig M. Physical health at 5.5 years of age of term-born singletons after intracytoplasmic sperm injection: Results of a prospective, controlled, single-blinded study. *Fertil Steril*. 2009;91(1):115-24.

[63] Belva F, Bonduelle M, Provyn S, Painter RC, Tournaye H, Roelants M, et al. Metabolic syndrome and its components in young adults conceived by ICSI. *Int J Endocrinol*. 2018;2018:8170518.

[64] Belva F, De Schepper J, Roelants M, Tournaye H, Bonduelle

M, Provyn S. Body fat content, fat distribution and adipocytokine production and their correlation with fertility markers in young adult men and women conceived by Intracytoplasmic Sperm Injection (ICSI). *Clin Endocrinol (Oxf)*. 2018; 88(6):985-92.

[65] Belva F, Bonduelle M, Roelants M, Michielsen D, Van Steirteghem A, Verheyen G, et al. Semen quality of young adult ICSI offspring: The first results. *Human Reproduction (Oxford, England)*. 2016;31(12):2811-20.

[66] Belva F, Roelants M, De Schepper J, Van Steirteghem A, Tournaye H, Bonduelle M. Reproductive hormones of ICSI-conceived young adult men: The first results. *Human Reproduction (Oxford, England)*. 2017;32(2):439-46.

[67] Krausz C, Degl' Innocenti S. Y chromosome and male infertility: Update, 2006. *Front Biosci*. 2006;11:3049-61.

[68] Henningsen AA, Wennerholm UB, Gissler M, Romundstad LB, Nygren KG, Tiitinen A, et al. Risk of stillbirth and infant deaths after assisted reproductive technology: A Nordic study from the CoNARTaS group. *Human Reproduction (Oxford, England)*. 2014;29(5):1090-6.

[69] Rodriguez-Wallberg KA, Lundberg FE, Ekberg S, Johansson ALV, Ludvigsson JF, Almqvist C, et al. Mortality from infancy to adolescence in singleton children conceived from assisted reproductive techniques versus naturally conceived singletons in Sweden. *Fertil Steril*. 2020;113(3):524-32.

第 5 章　冷冻胚胎移植孕产妇结局

Maternal and obstetric outcomes after transfer of cryopreserved embryos

Anne Lærke Spangmose　Anna-Karina Aaris Henningsen　Anja Pinborg　著

林丹换　译　　覃春容　校

一、缩略词

aOR	adjusted odds ratio	校正比值比
ART	assisted reproductive technology	辅助生殖技术
BMI	body mass index	体重指数
BW	birth weight	出生体重
CoNARTaS	Committee of Nordic ART and Safety	北欧辅助生殖技术和安全委员会
eFET	elective frozen/thawed embryo transfer	选择性冷冻 / 解冻胚胎移植
FET	frozen/thawed embryo transfer	冷冻 / 解冻胚胎移植
FSH	follicle-stimulating hormone	卵泡刺激素
GDM	gestational diabetes mellitus	妊娠期糖尿病
GnRH	gonadotropin-releasing hormone	促性腺激素释放激素
hCG	human chorionic gonadotropin	人绒毛膜促性腺激素
HDP	hypertensive disorders in pregnancy	妊娠期高血压疾病
ICSI	intracytoplasmic sperm injection	卵胞质内单精子注射
IUI	intrauterine insemination	人工授精
IVF	in vitro fertilization	体外受精
LBW	low birth weight	低出生体重
LGA	large for gestational age	大于胎龄儿
LH	luteinizing hormone	黄体生成素
mNC-FET	modified natural cycle FET	改良自然周期冷冻移植

NC-FET	natural cycle FET	自然周期冷冻移植
OHSS	ovarian hyperstimulation syndrome	卵巢过度刺激综合征
OR	odds ratio	比值比
PCOS	polycystic ovary syndrome	多囊卵巢综合征
PGT	preimplantation genetic testing	植入前遗传学检测
PPH	postpartum hemorrhage	产后出血
PPORM	preterm prelabor rupture of membranes	未足月胎膜早破
PTB	preterm birth	早产
RCT	randomized controlled trial	随机对照试验
RR	relative risk	相对风险
SC	spontaneous conception	自然妊娠
SD	standard deviation	标准差
SGA	small for gestational age	小于胎龄儿
tNC-FET	true natural cycle FET	真正自然周期冷冻移植
VEGF	vascular endothelial growth factor	血管内皮生长因子
VLBW	very low birth weight	极低出生体重
VPTB	very preterm birth	极早早产

二、概述

1983 年，Trounson 和 Mohr 报道了在全球范围内冷冻 / 解冻胚胎移植（FET）的首次妊娠，最初使用的是慢速冷冻技术[1]。从那以后，FET 周期数一直以稳定的速度增长，因为 FET 可以将多余的胚胎冷冻保存，减少重复取卵的需求，同时为胚胎植入前遗传学检测（PGT）结果的回报留出时间[2]。此外，当用于“GnRH-a 激动剂扳机 + 选择性 FET”策略时，几乎可以消除晚发型卵巢过度刺激综合征（OHSS）的风险。最后，或许也是最重要的一点，FET 可以推进单胚胎移植的应用，因为两个胚胎新鲜移植的活产率与下一周期的选择性单胚胎移植相当[3–5]。因此，FET 是降低辅助生殖技术（ART）治疗后的多胎率及其相关孕产妇并发症的重要途径。

在 21 世纪初，玻璃化冷冻人类胚胎极大提高了解冻后胚胎的存活率和 FET 的妊娠率[6–14]。欧洲冷冻胚胎移植在所有胚胎移植周期中所占的比例从 1997 年的 12% 增加到 2016 年的 27%（图 5–1）。

三、冷冻胚胎移植

（一）FET 的产科和围产期结局

表 5–1 显示了关于 FET 与新鲜胚胎移植后妊娠产科结局的系统评价（包括 Meta 分析）及调整后的风险预估。

最近一项 Meta 分析发现，在 FET 后的妊娠中，妊娠期高血压疾病（HDP）的 RR 高于新鲜移植后妊娠（RR=1.29，95%CI 1.07～1.56）[16]。一项基于选择性冷冻 / 解冻胚胎移植（eFET）与新鲜胚胎移植妊娠的系统综述也证实了 FET 中

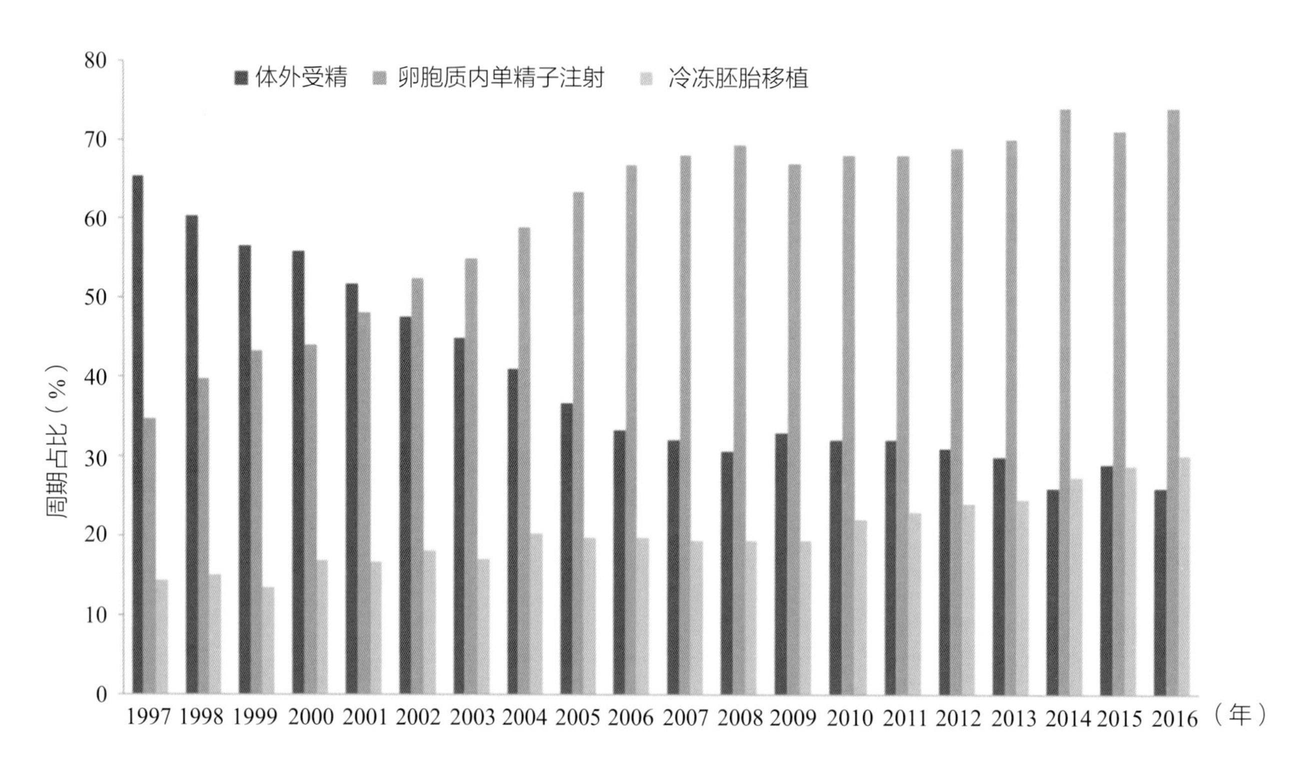

▲ 图 5-1 **1997—2016 年欧洲体外受精与卵胞质内单精子注射和冷冻胚胎移植的比例**
引自 Wyns et al.2020[15]

表 5-1 系统评价和 Meta 分析比较 FET 与新鲜胚胎移植后妊娠的孕产妇和产科并发症的风险评估

	Maheshwari（2012）	**Pinborg（2013）**	**Zhao（2016）***	**Maheshwari（2018）**	**Roque（2019）**
比较组	FET vs. 新鲜胚胎移植	FET vs. 新鲜胚胎移植	FET vs. 新鲜胚胎移植	FET vs. 新鲜胚胎移植	FET vs. 新鲜胚胎移植
风险比	RR（95%CI）	aOR（95%CI）	OR（95%CI）	RR（95%CI）	RR（95%CI）
妊娠期高血压	—	—	—	1.29（1.07～1.56）	1.03（0.48～2.18）
先兆子痫	—	—	—	—	1.79（1.03～3.09）
早产	0.84（0.78～0.90）	0.85（0.76～0.94）	1.14（1.02～1.28） 0.88（0.78～0.98）	0.90（0.84～0.97）	1.13（0.93～1.36）
低出生体重	0.69（0.62～0.76）	—	1.48（1.37～1.60） 0.68（0.63～0.73）	0.72（0.67～0.77）	
小于胎龄儿	0.45（0.30～0.66）	—	—	0.61（0.56～0.67）	—
大于胎龄儿	—	—	—	1.54（1.48～1.61）	—
巨大儿	—	—	—	1.85（1.46～2.33）	—
围产期死亡	0.68（0.48～0.96）	—	1.11（0.85～1.46） 0.90（0.68～1.18）	0.92（0.78～1.08）	—
先天异常	1.05（0.81～1.35）	—	—	1.01（0.87～1.16）	0.88（0.46～1.69）

* 包含随机对照试验；FET. 冷冻胚胎移植；RR. 相对风险；aOR. 校正比值比；CI. 置信区间；OR. 比值比

先兆子痫的发生风险增加（RR=1.79，95%CI 1.03～3.09）[17]。根据北欧辅助生殖技术和安全委员会（CoNARTaS）的数据，对于同一位母亲分娩的兄弟姐妹，一个是自新鲜胚胎移植后出生的，一个是FET后出生的，与新鲜胚胎移植周期相比，FET周期中HDP的发生风险更高（OR=2.63，95%CI 1.73～3.99）[18]。

最初的系统评价和Meta分析显示，与新鲜胚胎移植相比，FET后妊娠的产科结局和新生儿情况令人放心，FET甚至降低了早产（PTB）、低出生体重（LBW）和小于胎龄儿（SGA）的发生风险，但死产和围产期死亡的风险却与新鲜周期相似[19-22]。

一项包括26项研究和接近300 000新生儿的最新系统回顾和Meta分析表明，FET后妊娠中PTB（RR=0.90，95%CI 0.84～0.97）、LBW（RR=0.72，95%CI 0.67～0.77）和SGA（RR=0.61，95%CI 0.56～0.67）的相关风险较新鲜胚胎移植周期低[16]。同一项研究表明，与新鲜胚胎移植后单胎妊娠相比，FET单胎妊娠后的先天异常的风险（RR=1.01，95%CI 0.87～1.16）或围产期死亡率（RR=0.92，95%CI 0.78～1.08）没有差异[16]。

多项研究证实，FET儿童平均出生体重高于新鲜胚胎移植和自然受孕后出生的儿童[16, 19, 23-25]。2010年Pelkonen等第一次报道了FET与LGA的风险增加相关。最近的一项Meta分析也表明，FET后出生的儿童中出现LGA的风险较新鲜周期和自然受孕后出生的儿童，分别增加1.5倍和1.3倍[26, 27]，巨大儿的风险则分别增加1.7倍和1.4倍[26]。

在采用同胞设计的研究中，比较了在不同的受孕方式出生的兄弟姐妹，进一步说明了FET后出生儿童的生长发育变化。这些研究的优势在于，母亲及母体因素一直是保持稳定的。这有助于区分受孕方式对子代结局的影响。所有的同胞研究中都证实，FET妊娠后会导致更高的平均出生体重，增加LGA和巨大儿的发生风险[28-31]。

（二）选择性FET的孕产妇结局

表5-2显示了随机对照试验（RCT）中eFET与新鲜胚胎移植后孕产妇结局的风险估计。

最近，eFET策略的转变引起了激烈的争论。支持者认为，由于新鲜胚胎移植周期中促性腺激素的刺激卵巢高反应、多个黄体产生、高水平的类固醇激素会导致新鲜胚胎移植周期中的子宫内膜受损。而反对者则关注推迟胚胎移植的负面影响，延长等待妊娠的时间，以及FET妊娠后先兆子痫和巨大儿的发生风险增加[32]。

一项系统评价表明，eFET策略可能是有益的，对促性腺激素刺激反应过度的女性活产率更高；而在正常反应的女性中，当存在OHSS风险时，具有严格取消标准的新鲜胚胎移植策略可以获得与FET相似的活产率，但活产时间更短，并且OHSS风险相似[17]。

最近5项关于eFET与新鲜胚胎移植后妊娠的大型RCT以活产率为终点指标，孕产妇结局为次要指标（表5-2）[33-37]。2016年发表的第一项RCT发现，在患有多囊卵巢综合征（PCOS）的中国女性中，eFET组的平均出生体重更高、先兆子痫风险更高[33]。另外两项RCT仅纳入没有PCOS的正常排卵女性，其中一项是中国的研究，另一项为越南的研究[34, 35]。中国的研究发现了相似的孕产妇结局[34]，而越南的研究的结论也与2016年包括PCOS患者的中国研究相似，此外它还表明，与新鲜胚胎移植组相比，eFET组中SGA更少[33, 35]。中国最近的第三项基于单囊胚移植的研究，只纳入了月经周期规律的女性，结果证实，与新鲜胚胎移植相比，eFET中先兆子痫的风险增高了3倍，巨大儿的风险也增高，这与第一项只纳入PCOS患者的中国研究结果相似[33, 36]。最近的一项系统回顾和Meta分析研究了月经周期正常的女性，排除了患有PCOS的女性，比较eFET与新鲜胚胎移植后的妊娠结局[38]，结果提示早产的风险增加1.06倍（95%CI 0.85～1.33），妊娠期高血压的风险为0.9倍（95%CI 0.48～1.67），先兆子痫风险增加1.68

表 5-2　随机对照试验中 eFET 与新鲜胚胎移植后孕产妇结局的风险评估

	Chen（2016）	**Shi（2018）**	**Vuong（2018）**	**Wei（2019）**	**Stormlund（2020）**	**Meta 分析，Jin（2020）**
样本量	1508	2157	782	1650	460	包含 Shi、Vuong 和 Wei 等的研究结果
纳入人群	多囊卵巢综合征患者	正常排卵者	正常排卵者	正常排卵者	正常排卵者	正常排卵者
FET 结果	人工周期 FET	• 74.2% 自然周期 • 25.8% 人工周期 FET	人工周期 FET	• 62.5% 自然周期 • 36.4% 人工周期 FET • 1.2% 为其他周期 *	改良自然周期	自然周期和人工周期 FET
风险评估	**RR（95%CI）**	**RR（95%CI）**	**RR（95%CI）**	**RR（95%CI）**	**数量，百分比或均数和标准差，*P* 值**	**相关风险**
妊娠期高血压	1.97（0.68～5.71）	0.75（0.24～2.36）**	0.60（0.15～2.51）**	1.17（0.48～2.84）**	• eFET：2/57（3.5%） • 新鲜胚胎移植：2/55（3.6%） • *P*=1.00	0.90（0.48～1.67）
先兆子痫	3.12（1.26～7.73）	1.35（0.76～2.39）**	1.99（0.18～21.91）**	3.07（1.03～9.11）**	• eFET：4/57（7.0%） • 新鲜胚胎移植：4/55（7.3%） • *P*=1.00	1.68（1.03～2.75）
产后出血	—	—	—	6.20（0.78～49.37）	• eFET：3/57（5.3%） • 新鲜胚胎移植：3/55（5.5%） • *P*=1.00	
剖宫产	—	—	无统计学差异	—	• eFET：12/57（21.1%） • 新鲜胚胎移植：20/55（36.4%） • *P*=0.07	
早产	1.17（0.87～1.57）	1.17（0.88～1.55）**	0.83（0.46～1.51）**	0.97（0.58～1.60）**	• eFET：0/56（0.0%） • 新鲜胚胎移植：6/54（11.1%） • *P*=0.01	1.06（0.85～1.33）

（续表）

	Chen（2016）	Shi（2018）	Vuong（2018）	Wei（2019）	Stormlund（2020）	Meta 分析，Jin（2020）
平均出生体重	eFET 明显更高	无明显差异	单胎 eFET 明显更高	单胎 eFET 明显更高	• eFET：3586g（SD610） • 新鲜胚胎移植：3117g（SD641 • $P<0.001$	—
低出生体重	—	—	—	—	• eFET：3/56（5.4%） • 新鲜胚胎移植：8/53（15.1%） • P=0.12	—
小于胎龄儿	—	—	0.21（0.06～0.74）	0.69（0.43～1.11）	• eFET：4/56（7.1%） • 新鲜胚胎移植：9/52（17.3%） • P=0.14	—
大于胎龄儿	—	—	2.33（0.61～8.96）	1.60（1.13～2.26）	• eFET：4/56（7.1%） • 新鲜胚胎移植：0/52（0.0%） • P=0.12	—
新生儿或围产期死亡	无统计学差异	0.50（0.09～2.74）[a]	—	—	• eFET：1/57（1.8%）[b] • 新鲜胚胎移植：1/55（1.8%）[b] • P=1.00	—
先天异常	1.24（0.68～2.28）	0.62（0.34～1.15）	—	0.83（0.37～1.87）	—	—

*. 卵巢刺激周期数最少；**. 来自 2020 年 Jin 等发表的 Meta 分析的风险评估和 95%CI；a. 新生儿死亡；b. 围产期死亡；eFET. 选择性冷冻胚胎移植；RR. 相对风险；CI. 置信区间

倍（95%CI 1.03～2.75）[38]。

（三）总结

超过 25 000 例 FET 妊娠的系统评价证实，FET 后出生的单胎婴儿患 PTB、SGA 和 LBW 的风险较低，而 LGA 和巨大儿的风险较高。FET 后妊娠的女性发生 HDP 和先兆子痫的风险增加。FET 妊娠不会增加产前出血、围产期死亡率、先天异常等其他的产科风险。

四、慢速冷冻和玻璃化冷冻

为了提高选择性单胚胎移植，减少 ART 的多胎妊娠数量，ART 中一个有效的冷冻保存程序是至关重要的。这促进了单胚胎移植策略的发展，可以冷冻多余的胚胎，预防 OHSS 的发生，eFET 可以降低这些严重并发症的发生风险。通常采用的低温保存方法有两种：慢速冷冻法和玻璃化冷冻法。慢速冷冻法以缓慢的速率冷冻，从而使细胞足够的脱水，同时最大限度地减少细胞内冰晶的形成。玻璃化冷冻法使细胞和细胞外环境凝固成玻璃状，而不形成冰。由于保存效率高，目前玻璃化冷冻法已成为世界上应用最广泛的人类胚胎保存方法。

（一）孕产妇妊娠结局

一些研究比较了玻璃化冷冻和慢速冷冻的孕产妇结局，它们的结果存在差异。2013 年中国的一项大型队列研究显示，第 3 天玻璃化冷冻移植出生的新生儿平均出生体重高于第 3 天慢速冷冻的新生儿[39]。几年后，芬兰的一个研究小组发现，移植第 2～3 天玻璃化冷冻胚胎后出生的新生儿的平均出生体重与慢速冷冻的相似，但玻璃化冷冻组的流产率更低，解冻后胚胎存活率更高。因此，他们得出结论，玻璃化冷冻法优于慢速冷冻法[40]。一项基于澳大利亚和新西兰的人群大型队列研究比较了玻璃化冷冻囊胚移植（n=20 887）与慢速冷冻囊胚移植（n=2852），结果发现玻璃化冷冻囊胚移植的临床妊娠率和分娩率更高，而两者间的围产期结局相似[41]。最近北欧的一项大型队列研究比较了第 2～3 天玻璃化冷冻囊胚移植出生的 3650 例儿童与慢速冷冻囊胚移植出生的 8123 例儿童，结果提示玻璃化冷冻囊胚移植早产（＜37 周）的发生风险更高[42]。其他孕产妇结局两组间没有差异[42]。2014 年的一项前瞻性随机试验比较了两种冷冻技术，结果显示两者的植入率相似，但玻璃化冷冻组的胚胎解冻存活率更高[43]。同年，Debroek 等的一项随机对照研究显示，与慢速冷冻移植相比，玻璃化冷冻移植组的活产率更高（RR=3.23，95%CI 1.59～4.81），着床率更高（RR=2.76，95%CI 1.59～4.81）[14]。然而，2017 年一项的系统评价和 Meta 分析比较了玻璃化冷冻与慢速冷冻，他们发现玻璃化冷冻胚胎移植后临床妊娠率和活产率有更好的趋势，但并没有明显的统计学差异。尽管如此，他们发现与慢速冷冻技术相比，玻璃化冷冻后的胚胎存活率显著提高（RR=1.59，95%CI 1.30～1.93）[13]。

（二）总结

根据现有的证据，与慢速冷冻技术相比，玻璃化冷冻技术被认为是人类胚胎冷冻保存的最佳方式。然而，持续关注和随访这两种冷冻保存方法的妊娠结局是合理的，因为只有极少数研究比较了慢速冷冻和玻璃化冷冻技术妊娠后的孕产妇结局。

五、程序化和自然周期冷冻移植

在 FET 周期中，根据患者月经周期是否有规律，选择不同的内膜准备方案。对月经周期规律的女性，FET 可以选择自然周期（NC-FET），包括真正自然周期（tNC-FET）和改良自然周期（mNC-FET）。而程序化 FET 周期，也称为人工周期或替代周期，用于因个人原因或月经周期异常的女性。此外，FET 周期还可以选择应用芳香化酶抑制药、枸橼酸氯米芬或促性腺激素刺激诱导排卵的促排周期准备内膜。

NC-FET 是在只有一个黄体的生理状态下的内分泌环境中进行的，在 tNC-FET 中，FET 的时间是在黄体生成素的峰值和（或）通过频繁的超声监测卵泡的生长发育后确定的，并不需要外源性诱导排卵。在改良自然周期 mNC-FET 中，可以使用人绒毛膜促性腺激素来诱导排卵。

人工周期 FET 的子宫内膜准备包括卵泡期使用雌二醇，黄体期添加孕激素。因此，与 NC-FET 相反，它抑制下丘脑－垂体轴，并且不会产生黄体。

最近的研究表明，FET 周期中的子宫内膜准备方案会影响母体对妊娠的适应，从而影响孕产妇结局[44-57]。其中的机制尚未完全明确。然而，黄体的存在与否被认为在这个过程中发挥着重要作用。这一假说最初由 Conrad 和 Baker 在 2013 年提出，后来得到了多项研究的支持[44-50]。在 tNC-FET 或 mNC-FET 中，黄体期补充孕激素可以挽救黄体功能不足患者的子宫内膜。然而，对于 tNC-FET 或 mNC-FET 后妊娠，黄体期补充孕激素是否可以避免更高的流产率，仍未达成共识[58-60]。

在自然受孕的情况下，黄体是妊娠早期雌激素、孕激素、松弛素和血管内皮生长因子（VEGF）等激素的主要来源。与 NC-FET 后妊娠相比，在缺乏黄体的妊娠中，这些激素水平的会发生改变，导致增加不良孕产妇结局的风险[44-57]。雌孕激素对正常胎盘的发育非常重要。而人工周期 FET 中，这些类固醇激素的改变可能导致胎盘相关并发症[47, 48]。松弛素和 VEGF 都是血管活性激素，在妊娠期血管功能和循环适应中起重要作用[45, 47-50]。在人类妊娠中，在缺乏黄体的情况下，松弛素水平是检测不到的，松弛素是一种有效的血管扩张剂。由于黄体缺失导致循环中松弛素不足，可能是影响孕产妇结局的原因[46-48]。

在一项包含有限数量患者的前瞻性队列研究中，与仅有一个黄体的女性相比，没有黄体的女性在妊娠早期平均动脉压没有生理性下降[48]。此外，没有黄体的女性外周血管内皮功能受损，动脉硬度增加，血管生成和非血管生成的循环内皮细胞减少，从而影响内皮稳态和修复能力[48]。其他研究也证实了没有黄体的女性在妊娠期间母体心血管功能受损，但研究的样本数量都有限[45, 49, 50]。

（一）孕产妇结局

已发表 8 项关于不同 FET 方案妊娠后的队列研究，结果见表 5-3 和表 5-4[50-57]。

（二）产科结局

FET 不同内膜准备方案后妊娠的产科结局见表 5-3 和表 5-4[51, 54-57]。

3 项大型研究，与 NC-FET[54, 55]、tNC-FET[51] 和促排周期 FET 相比[51]，人工周期 FET 中过期妊娠（孕周＞41 周或＞42 周）的风险增加 1.59～5.68 倍[51, 54, 55]。FET 不同的内膜准备方案与过期妊娠之间的关系在其他研究中并未得到证实[56, 57]。日本的一项超过 75 000 例接受人工周期 FET 患者的大型研究发现，人工周期 FET 中早产的风险增加 1.12 倍（95%CI 1.05～1.40）[54]。

另外也有 2 项研究发现，人工周期 FET 发生巨大儿（＞4500g）的风险增加，比 tNC-FET 增加 1.62 倍（95%CI 1.16～2.09）[51]，比促排周期增加 1.40 倍（95%CI 1.03～1.90）[51]，比 NC-FET 倍加 1.95 倍（95%CI 1.09～3.48）[56]（表 5-5）。

（三）总结

8 个队列研究比较了人工周期 FET 和 NC-FET 后妊娠的孕产妇结局，所有研究均提示人工周期 FET 中妊娠期高血压疾病和剖宫产的发生风险更高。目前的证据也表明，人工周期 FET、先兆子痫、产后出血（PPH）、巨大儿、过期妊娠的发生风险更高。其他不良的孕产妇结局，如前置胎盘、胎盘早剥、低出生体重、小于胎龄儿、大于胎龄儿或低 Apgar 评分在这两组中没有差异。

六、表观遗传的改变与 FET

表观遗传学涉及在不改变 DNA 分子的主要核苷酸序列的情况下改变基因活性的各种过程。控制基因活性的常见过程是 DNA 甲基化，可以激活或抑制基因表达[61]。人类基因组在配子发生和早期胚胎发育过程中经历了几个阶段的表观遗传编程，在 ART 中也是一样的，这使得很难弄清楚其中潜在的关联。基因组印记对胚胎的正常发育至关重要，印记被破坏可导致印记障碍，影

表 5-3 关于比较 0 个黄体与 1 个黄体妊娠的孕产妇结局的研究特征

	出生队列	国 家	单胎分娩		研究设计
			0 个黄体	1 个黄体	
Satio（2017）	2013	日本	• 激素替代周期 n=10 235 • 包含的具体周期：未描述	• NC-FET n=6287 • 周期包括：枸橼酸氯米芬、HMG 或 FSH	回顾性队列研究
Ginström Ernstad（2019）	2005—2015	瑞典	• 人工周期 FET n=1446 • 周期包括：有 / 无 GnRH-a/ 拮抗剂降调后的激素替代周期	• tNC-FET n=6297 • 周期包括：未使用外源性雌激素 • 促排周期 n=1983 • 周期包括：mNC-FET（hCG 扳机），诱导排卵（枸橼酸氯米芬或来曲唑有或无 hCG），促性腺激素促排（FSH 或尿促），促性腺激素有 / 无 GnRH-a/GnRH-ant，黄体支持（黄体酮和或 hCG）	回顾性队列研究
Jing（2019）	2013—2016	瑞典	• 人工周期 FET n=787[a] • 周期包括：雌孕激素替代周期	• NC-FET n=2802[a] • 周期包括：卵泡期未使用外源性激素，黄体期未使用阴道黄体酮	回顾性队列研究
Saito（2019）	2013—2016	日本	• 激素替代周期 n=75 474 • 周期包括：雌孕激素替代周期	• NC-FET n=29 760 • 周期包括：hCG 扳机和黄体期阴道使用黄体酮	回顾性队列研究
von Versen-Höynck（2019）	2011—2017	美国	• 人工周期 FET n=94 • 周期包括：雌孕替代周期	• mNC-FET n=127 • 周期包括：hCG 扳机和黄体期使用阴道黄体酮 • 促排周期用于生育力低下、人工授精、mNC-FET n=290 • 人工授精周期包括：枸橼酸氯米芬、来曲唑或 Gn	前瞻性队列研究
Asserhøj（2020）	2006—2014	丹麦	• 人工周期 FET n=357 • 周期包括：有或无 GnRH-a 或 GnRH-ant 降调后的激素替代周期	• NC-FET n=779 • 周期包括：未使用外源性激素或 hCG 扳机	回顾性队列研究
Makhijani（2020）	2013—2018	美国	• 人工周期 FET n=391 • 周期包括：GnRH-a 降调后激素替代周期	• NC-FET n=384 • 周期包括：卵泡期未使用外源性激素、黄体期未使用阴道黄体酮	回顾性队列研究
Wang（2020）	2013—2018	中国	• 人工周期 FET n=4162 • 周期包括：激素替代周期	• NC-FET n=10 211 • 周期包括：有或无 hCG 扳机，黄体期使用阴道黄体酮	回顾性队列研究

a. 研究包括单胎和多胎分娩，调整了多次妊娠；FET. 冷冻胚胎移植；NC. 自然受孕；HMG. 人类绝经期促性腺激素；FSH. 卵泡刺激素；GnRH. 促性腺激素释放激素；Gn. 促性腺激素；hCG. 人绒毛膜促性腺激素

表 5-4　队列研究对 0 个黄体与 1 个黄体妊娠的孕产妇结局的风险评估

	Satio（2017）	Ginström Ernstad（2019）	Jing（2019）	Saito（2019）	von Versen-Höynck（2019）	Asserhøj（2020）	Makhijani（2020）	Wang（2020）
对照组	激素替代周期 *	人工周期 FET	人工周期 FET	激素替代周期	人工周期 FET	人工周期 FET	人工周期 FET	人工周期 FET
研究组	NC-FET	a：tNC-FET b：促排周期	NC-FET	NC-FET	a：mNC-FET b：未知的促排周期生育力低下、人工授精或 mNC-FET	NC-FET	NC-FET	NC-FET
风险评估	aOR（95%CI）[a]	aOR（95%CI）[b]	aOR（95%CI）[c]	aOR（95%CI）[d]	aOR（95%CI）[e]	aOR（95%CI）[f]	aOR（95%CI）[g]	aOR（95%CI）[h]
妊娠期高血压疾病	—	a：1.78（1.43～2.21） b：1.61（1.22～2.10）	1.86（1.38～2.50）	1.43（1.14～1.80）	—	1.87（1.17～3.00）	2.39（1.37～4.17）	
先兆子痫	—	—	—	—	a：3.55（1.20～11.94） b：2.73（1.14～6.49）	2.40（1.43～4.02）	—	2.55（2.06～3.16）
子痫	—	—	—	—	a：15.05（2.59～286.27） b：6.45（1.94～25.09）	—	—	
前置胎盘	—	a：0.71（0.36～1.37） b：1.00（0.46～2.16）	—	1.00（0.64～1.56）	—	1.10（0.46～2.62）	1.50（0.57～3.89）	未增加 ***
胎盘早剥	—	a：0.93（0.37～2.35） b：0.56（0.16～1.99）	—	1.58（0.43～5.88）	—	1.19（0.45～3.16）	1.11（0.12～10.15）	未增加 ***
胎盘植入	—		—	6.91（2.87～16.66）	—	—	2.98（0.25～34.95）	

（续表）

	Satio（2017）	Ginström Ernstad（2019）	Jing（2019）	Saito（2019）	von Versen-Höynck（2019）	Asserhøj（2020）	Makhijani（2020）	Wang（2020）
产后出血	—	a：2.63（2.20～3.13） b：2.87（2.29～3.60）	—		—	2.24（1.68～2.99）**	2.02（0.49～8.30）	2.94（1.44～5.99）
剖宫产	1.64（1.52～1.76）	a：1.39（1.21～1.60） b：1.27（1.08～1.50）	1.67（1.37～2.04）	1.69（1.55～1.84）	—	1.52（1.15～2.01）	1.44（1.04～2.01）	未增加 ***
未足月胎膜早破	—	—	—	1.87（0.82～4.28）	—	1.19（0.81～1.74）	2.39（1.37～4.17）	
妊娠期糖尿病	—	—	—	0.52（0.40～0.68）	—	—	1.69（0.95～2.99）	数据未明 ***

*. 周期未描述；**. 未调整胚胎培养时间；***. 数据未展示

Logistic 回归分析调整因素：

a. 孕母年龄，胚胎培养时间，儿童性别，移植胚胎数目，使用辅助孵化，不孕原因；b. 孕母年龄，BMI，经产妇，吸烟，儿童性别，孩子出生年份，慢性高血压，母亲受教育程度，非自愿无小孩年限，不孕原因，IVF/ICSI，授精方式，胚胎培养时间，孕囊数目；c. BMI，移植日子宫内膜厚度，基础 FSH 水平，胚胎培养时间，冷冻胚胎的发育时间，妊娠期高血压；d. 孕母年龄，胚胎培养时间，移植胚胎数目，使用辅助孵化，不孕原因；e. 孕母年龄，BMI，经产妇，高血压病史，多囊卵巢综合征，糖尿病（糖尿病合并妊娠和妊娠期糖尿病）；f. 孕母年龄，经产妇，儿童性别，孩子出生年份，IVF/ICSI，单胚胎移植；g. 孕母年龄，BMI，经产妇，吸烟，糖尿病，慢性高血压，不孕原因，移植胚胎数目，PGT；h. 孕母年龄，BMI，不孕原因，原发性不孕，IVF/ICSI，移植胚胎数目，子宫内膜厚度，窦卵泡数目，血压，基础 FSH、LH、总睾酮、空腹血糖水平；FET. 冷冻胚胎移植；NC-FET. 自然周期冷冻移植；tNC-FET. 真正自然周期；mNC-FET. 改良自然周期；aOR. 校正比值比；CI. 置信区间；BMI. 体重指数；IVF. 体外授精；ICSI. 卵胞质内单精子注射；FSH. 卵泡刺激素；HDP. 妊娠期高血压疾病；PGT. 植入前遗传学检测；LH. 黄体生成素

响胎儿的生长发育。已经讨论了胚胎冷冻和解冻时早期胚胎发育过程中表观遗传学的改变。尽管如此，仍存在很多的不确定性。有研究表明，FET 出生的儿童具有较高水平的胰岛素样生长因子Ⅰ和Ⅱ（IGF-1、IGF-2），以及较低水平的胰岛素样生长因子结合蛋白 3（IGFBP-3）[62]。显然，生育力低下和 ART 对表观遗传不稳定性的影响是复杂的。多项研究发现，ART 助孕后出生儿童总体甲基化错误率明显更高 [63-67]。尽管如此，我们也不应过度解读与 ART 相关的表观遗传学改变对健康的潜在影响，因为目前仍没有证据表明，这种改变在成年后有任何功能性后果或健康结局的改变 [68]。然而，似乎有充分的证据表明，通过 ART 出生的儿童患印记疾病的风险增加 [67, 69-71]。但最近一项北欧研究，评估了通过 ART 助孕后出生的儿童患者有印记障碍疾病的风险，结果提示通过 ART 助孕进行冷冻移植出生的人群中，并未发现儿童患有印记障碍疾病 [72]。

七、讨论

与新鲜胚胎移植后分娩的单胎婴儿相比，FET 组中发生 PTB、SGA 和 LBW 的风险更低，但巨大儿或 LGA 的风险增加。然而，FET 妊娠的女性发生 HDP 的风险增加。FET 后妊娠不会影响产前出血，围产期死亡率和先天异常等其他孕产妇和产科结局。

（一）因果假说

推测 FET 妊娠发生 HDP 和先兆子痫的风险增加的一个可能原因是，人工周期 FET 用雌孕激素进行子宫内膜的准备，从而造成黄体缺失。有很多证据表明，与 NC-FET 相比，人工周期 FET 中 HDP 的发生风险增加。目前的证据也表明，人工周期 FET 先兆子痫的发生风险也增高。然而，在 eFET 与新鲜胚胎移植后妊娠的 RCT 中，并未证实 FET 中不同的内膜准备方案会增加 HDP 和先兆子痫的发生风险 [33-37]。此外，在解释人工周期 FET 队列研究中出现不同结果时，必须考虑 FET 中内膜准备方案的选择偏倚。因为 FET 内膜准备方案的选择是高度依赖于不孕的原因，所有排卵障碍性不孕症的患者（如 PCOS 女性）都会选择人工周期 FET。另外，人工周期 FET 是目前使用最多的方案，它可以使用于临床上的多种情况，因为这种内膜准备方案可以为患者提供了确切的胚胎解冻和移植日期。

此外，FET 妊娠 LGA 和巨大儿的发生风险更高可以用 FET 妊娠中缺乏黄体来解释。然而，由于 2/3 的 RCT 报道，与新鲜胚胎移植周期相比，自然周期中 eFET 后分娩新生儿出生体重明显增高，“黄体缺失”理论并不是 FET 妊娠后巨大儿风险增高的唯一解释 [34, 36, 37]。此外，更高质量的胚胎在胚胎冷冻和解冻过程中存活下来，这可能是 FET 妊娠后巨大儿风险增加的一个原因。然而，FET 妊娠后的新生儿的平均出生体重也超过自然妊娠。因此，新生儿较高的平均出生体重不太可能是正向选择导致的。另外一种假设是，FET 周期中子宫内膜和胚胎之间的发育不同步影响了胎儿的生长发育，导致出生体重增加。此外，也有学者猜测，与促性腺激素刺激后引起的高水平类固醇激素的新鲜胚胎移植周期相比，大多数 FET 周期中胚胎被移植到更自然的宫内环境。IVF 胚胎本身容易过度生长的观点是有争议的，因为新鲜胚胎移植周期的子宫内膜会受损，而 FET 周期的子宫内膜则更容易接受胚胎。支持这一理论的是在 IVF 早期的动物研究中观察到的“大牛综合征” [73]。最后，还有一种解释是可能由于冷冻保存技术本身改变胚胎在早期阶段的表观遗传修饰，从而影响胎儿的生长潜力。然而，关于 FET 妊娠后出生的儿童表观遗传变化的研究很少。此外，不应过度解读 FET 妊娠后出生的儿童中表观遗传修饰对健康的潜在影响，因为没有研究发现成年后任何的功能性后果或健康结局的改变。

（二）意义

HDP 和先兆子痫对孕产妇和未出生孩子的健康有直接的风险。先兆子痫是孕产妇死亡的主要原因，也与胎儿生长受限和早产有关，引起自

表 5-5 队列研究显示 0 个黄体与 1 个黄体间产科结局的风险评估

	Saito（2017）	Ginström Ernstad（2019）	Saito（2019）	Asserhøj（2020）	Wang（2020）
对照组	激素替代周期 *	人工周期 FET	激素替代周期	人工周期 FET	人工周期 FET
研究组	NC-FET	a：tNC-FET b：促排周期	NC-FET	NC-FET	NC-FET
风险评估	**aOR（95%CI）[a]**	**aOR（95%CI）[b]**	**aOR（95%CI）[c]**	**aOR（95%CI）[d]**	**aOR（95%CI）[e]**
低出生体重	—	a：0.88（0.62～1.26） b：0.83（0.55～1.27）	—	—	未增加 ***
极低出生体重	—	a：1.01（0.46～2.20） b：0.92（0.36～2.35）	—	—	未增加 ***
高出生体重	—	a：1.62（1.26～2.09） b：1.40（1.03～1.90）	—	1.95（1.09～3.48）**	未增加 ***
早产	—	a：1.09（0.85～1.40） b：1.15（0.84～1.57）	1.12（1.05～1.40）	0.91（0.56～1.49）	未增加 ***
极早早产	—	a：1.23（0.67～2.24） b：1.54（0.70～3.42）	—	1.94（0.82～4.57）	未增加 ***
过期产	5.68（3.30～9.80）	a：1.59（1.27～2.01） b：1.98（1.47～2.68）	3.28（1.73～6.19）	1.27（0.60～2.66）**	未增加 ***
小于胎龄儿	1.14（0.99～1.32）	a：0.91（0.62～1.35） b：0.89（0.56～1.43）	—	1.47（0.71～3.04）	未增加 ***
大于胎龄儿	—	a：1.27（0.99～1.61） b：1.10（0.82～1.47）	—	1.19（0.70～2.03）	未增加 ***
低 Apgar 评分（出生后 5min）	—	a：1.09（0.78～1.51） b：1.46（0.94～2.24）	—	—	未增加 ***

*. 周期数未描述；**. 未调整胚胎培养时间；***. 数据未展示

Logistic 回归分析调整：

a. 孕母年龄，胚胎培养时间，孩子性别，移植胚胎数量，辅助孵化的使用情况，不孕原因；b. 孕母年龄，BMI，产次，吸烟，孩子性别，孩子出生年份，慢性高血压，母亲文化程度，非自愿无子女年数，不孕原因，IVF/ICSI，冷冻方法，胚胎培养时间，孕囊数目；c. 母亲年龄，培养时间，移植胚胎数量，辅助孵化的使用情况，不孕原因；d. 产母年龄，胎次，孩子性别，子女出生年份，试管婴儿 /ICSI，培养时间，单胚胎移植；e. 孕母年龄，BMI，不孕原因，原发性不孕，IVF/ICSI，移植胚胎数目，子宫内膜厚度，窦卵泡数，血压，基础 FSH、LH 和总睾酮，空腹血糖水平；FET. 冷冻胚胎移植；NC-FET. 自然周期冷冻移植；tNC-FET. 真正自然周期冷冻移植；aOR. 校正比值比；CI. 置信区间；BMI. 体重指数；IVF. 体外受精；ICSI. 卵胞质内单精子注射；FSH. 卵泡刺激素；LH. 黄体生成素

发性或医源性早产[74]。巨大儿会增加肩难产、会阴裂伤、产后出血、剖宫产和新生儿低血糖的风险[26]。FET 后出生的新生儿中 LGA、巨大儿风险增加，可能会影响儿童健康增加儿童及成人后肥胖的风险。

多项研究调查了 LGA 或巨大儿的长期影

响[75, 76]。一项基于6项前瞻性队列研究的Meta分析发现，与出生体重正常的儿童（2500～4000g）相比，出生体重>4000g的儿童患冠心病的风险无显著差异（OR=0.89，95%CI 0.79～1.01）[75]。此外，Zhang等进行一项纳入了31项关于巨大儿或LGA与血压或高血压之间的关系的Meta分析，结果显示在年龄更小的儿童（6—12岁）中收缩压和舒张压与巨大儿呈正相关，而在年龄更大的成年人（41—60岁）中则呈负相关。高血压的相对风险也存在着相同的模式。作者将这一现象描述为血压升高的"追赶"效应，即高出生体重者的血压随着年龄的增长而增高。因此，与出生时体重正常的老年人相比，出生体重较高的老年人患高血压的可能性较大[76]。

八、结论

- 胚胎冷冻是ART的一个关键技术，因为它能促进单胚胎移植的应用，从而减少多胎妊娠相关的孕产妇并发症。
- "GnRH激动剂扳机+eFET"策略几乎可以消除晚发型OHSS的风险。
- 虽然FET妊娠增加了HDP、先兆子痫、LGA和高出生体重的风险，但值得注意的是，FET妊娠中PTB、SGA和LBW的发生风险降低。
- NC-FET可部分预防HDP和先兆子痫。
- 对于排卵障碍的女性，人工周期FET的可替代方案是用低剂量促性腺激素或芳香化酶抑制药诱导单卵泡排卵，产生黄体，这可能是考虑到母儿安全的一个更好的策略[77]。
- 在不能诱导排卵的女性中，如卵母细胞捐献的FET、早发性卵巢功能不全的女性，或者使用人工周期FET进行囊胚复苏和移植，妊娠早期开始使用小剂量阿司匹林可以降低先兆子痫的风险，特别是在高龄孕妇中[78]。

参考文献

[1] Trounson A, Mohr L. Human pregnancy following cryopreservation, thawing and transfer of an eightcell embryo. *Nature*. 1983;305(5936):707-9. doi: 10.1038/305707a0 [published Online First: 1983/10/20].

[2] Ferraretti AP, Nygren K, Andersen AN, et al. Trends over 15 years in ART in Europe: An analysis of 6 million cycles. *Hum Reprod Open*. 2017;2017(2):hox012. doi: 10.1093/hropen/hox012 [published Online First: 2017/08/29].

[3] Thurin A, Hausken J, Hillensjo T, et al. Elective single-embryo transfer versus double-embryo transfer in in vitro fertilization. *N Engl J Med*. 2004;351(23):2392-402. doi: 10.1056/NEJMoa041032 [published Online First: 2004/12/03].

[4] Lopez-Regalado ML, Clavero A, Gonzalvo MC, et al. Randomised clinical trial comparing elective single-embryo transfer followed by single-embryo cryotransfer versus double embryo transfer. *Eur J Obstet Gynecol Reprod Biol*. 2014;178:192-8. doi: 10.1016/j.ejogrb.2014.04.009 [published Online First: 2014/05/07].

[5] Kamath MS, Mascarenhas M, Kirubakaran R, et al. Number of embryos for transfer following in vitro fertilisation or intra-cytoplasmic sperm injection. *Cochrane Database Syst Rev*. 2020;8:CD003416. doi: 10.1002/14651858.CD003416.pub5 [published Online First: 2020/08/23].

[6] Mukaida T, Nakamura S, Tomiyama T, et al. Successful birth after transfer of vitrified human blastocysts with use of a cryoloop containerless technique. *Fertil Steril*. 2001;76(3):618-20. doi: 10.1016/ s0015-0282(01)01968-9 [published Online First: 2001/09/05].

[7] Yokota Y, Sato S, Yokota M, et al. Birth of a healthy baby following vitrification of human blastocysts. *Fertil Steril*. 2001;75(5):1027-9. doi: 10.1016/s0015-0282(01)01685-5 [published Online First: 2001/05/04].

[8] Saito H, Ishida GM, Kaneko T, et al. Application of vitrification to human embryo freezing. *Gynecol Obstet Invest*. 2000;49(3):145-9. doi: 10.1159/000010236 [published Online First: 2000/03/24].

[9] Kuleshova LL, Lopata A. Vitrification can be more favorable than slow cooling. *Fertil Steril*. 2002;78(3):449-54. doi: 10.1016/s0015-0282(02)03305-8 [published Online First: 2002/09/07].

[10] AbdelHafez FF, Desai N, Abou-Setta AM, et al. Slow freezing, vitrification and ultra-rapid freezing of human embryos: A systematic review and meta-analysis. *Reprod Biomed Online*. 2010;20(2):209-22. doi: 10.1016/j.rbmo.2009.11.013 [published Online First: 2010/02/02].

[11] Balaban B, Urman B, Ata B, et al. A randomized controlled study of human Day 3 embryo cryopreservation by slow freezing or vitrification: Vitrification is associated with

higher survival, metabolism and blastocyst formation. *Hum Reprod*. 2008;23(9):1976-82. doi: 10.1093/humrep/den222 [published Online First: 2008/06/12].

[12] Rezazadeh Valojerdi M, Eftekhari-Yazdi P, Karimian L, et al. Vitrification versus slow freezing gives excellent survival, post warming embryo morphology and pregnancy outcomes for human cleaved embryos. *J Assist Reprod Genet*. 2009;26(6):347-54. doi: 10.1007/s10815-009-9318-6 [published Online First: 2009/06/11].

[13] Rienzi L, Gracia C, Maggiulli R, et al. Oocyte, embryo and blastocyst cryopreservation in ART: Systematic review and meta-analysis comparing slow-freezing versus vitrification to produce evidence for the development of global guidance. *Hum Reprod Update*. 2017;23(2):139-55. doi: 10.1093/humupd/ dmw038 [published Online First: 2016/11/10].

[14] Debrock S, Peeraer K, Fernandez Gallardo E, et al. Vitrification of cleavage stage day 3 embryos results in higher live birth rates than conventional slow freezing: A RCT. *Hum Reprod*. 2015;30(8):1820-30. doi: 10.1093/humrep/dev134 [published Online First: 2015/06/20].

[15] Wyns C, Bergh C, Calhaz-Jorge C, et al. ART in Europe, 2016: Results generated from European registries by ESHRE. *Hum Reprod Open*. 2020;2020(3):hoaa032. doi: 10.1093/hropen/hoaa032 [published Online First: 2020/08/08].

[16] Maheshwari A, Pandey S, Amalraj Raja E, et al. Is frozen embryo transfer better for mothers and babies? Can cumulative meta-analysis provide a defi nitive answer? *Hum Reprod Update*. 2018;24(1):35-58. doi: 10.1093/humupd/ dmx031.

[17] Roque M, Haahr T, Geber S, et al. Fresh versus elective frozen embryo transfer in IVF/ICSI cycles: A systematic review and meta-analysis of reproductive outcomes. *Hum Reprod Update*. 2019;25(1):2-14. doi: 10.1093/humupd/ dmy033 [published Online First: 2018/11/06].

[18] Opdahl S, Henningsen AA, Tiitinen A, et al. Risk of hypertensive disorders in pregnancies following assisted reproductive technology: A cohort study from the CoNARTaS group. *Hum Reprod*. 2015;30(7):1724-31. doi: 10.1093/humrep/dev090 [published Online First: 2015/05/01].

[19] Wennerholm UB, Soderstrom-Anttila V, Bergh C, et al. Children born after cryopreservation of embryos or oocytes: A systematic review of outcome data. *Hum Reprod*. 2009;24(9):2158-72. doi: 10.1093/ humrep/dep125 [published Online First: 2009/05/22].

[20] Maheshwari A, Pandey S, Shetty A, et al. Obstetric and perinatal outcomes in singleton pregnancies resulting from the transfer of frozen thawed versus fresh embryos generated through in vitro fertilization treatment: A systematic review and meta-analysis. *Fertil Steril*. 2012;98(2):368-77.e1-9. doi: 10.1016/j.fertnstert.2012.05.019 [published Online First: 2012/06/16].

[21] Pinborg A, Wennerholm U, Romundstad L, et al. Why do singletons conceived after assisted reproduction technology have adverse perinatal outcome? Systematic review and meta-analysis. *Hum Reprod Update*. 2013;19:87-104.

[22] Zhao J, Xu B, Zhang Q, et al. Which one has a better obstetric and perinatal outcome in singleton pregnancy, IVF/ICSI or FET?: A systematic review and meta-analysis. *Reprod Biol Endocrinol*. 2016;14(1):51. doi: 10.1186/ s12958-016-0188-3 [published Online First: 2016/09/01].

[23] Wennerholm UB, Henningsen AK, Romundstad LB, et al. Perinatal outcomes of children born after frozen-thawed embryo transfer: A Nordic cohort study from the CoNARTaS group. *Hum Reprod*. 2013;28(9):2545-53. doi: 10.1093/humrep/det272.

[24] Spijkers S, Lens JW, Schats R, et al. Fresh and frozen-thawed embryo transfer compared to natural conception: Differences in perinatal outcome. *Gynecol Obstet Invest*. 2017;82(6):538-46. doi: 10.1159/000468935 [published Online First: 2017/05/16].

[25] Terho. Birth weight and large-for-gestational-age in singletons born after frozen compared to fresh embryo transfer by gestational week: A Nordic register study from the CoNARTaS group. 2020.

[26] Berntsen S, Pinborg A. Large for gestational age and macrosomia in singletons born after Frozen/ Thawed Embryo Transfer (FET) in Assisted Reproductive Technology (ART). *Birth Defects Res*. 2018;110(8):630-43. doi: 10.1002/ bdr2.1219 [published Online First: 2018/05/02].

[27] Pelkonen S, Koivunen R, Gissler M, et al. Perinatal outcome of children born after frozen and fresh embryo transfer: The Finnish cohort study 1995-2006. *Hum Reprod*. 2010;25(4):914-23. doi: 10.1093/ humrep/dep477 [published Online First: 2010/02/04].

[28] Henningsen AK, Pinborg A, Lidegaard O, et al. Perinatal outcome of singleton siblings born after assisted reproductive technology and spontaneous conception: Danish national sibling-cohort study. *Fertil Steril*. 2011;95(3):959-63. doi: 10.1016/j.fertnstert.2010.07.1075 [published Online First: 2010/09/04].

[29] Pinborg A, Henningsen A, Loft A, et al. Large baby syndrome in singletons born after Frozen Embryo Transfer (FET): Is it due to maternal factors or the cryotechnique? *Hum Reprod*. 2014;29(3):618-27. doi: 10.1093/humrep/ det440.

[30] Luke B, Brown MB, Wantman E, et al. Increased risk of large-for-gestational age birthweight in singleton siblings conceived with in vitro fertilization in frozen versus fresh cycles. *J Assist Reprod Genet*. 2017;34(2):191-200. doi: 10.1007/s10815-016-0850-x [published Online First: 2016/12/03].

[31] Westvik-Johari. Perinatal health after fresh and frozen embryo transfer in assisted reproduction: Separating parental and treatment contributions. 2020.

[32] Blockeel C, Campbell A, Coticchio G, et al. Should we still perform fresh embryo transfers in ART? *Hum Reprod*.

2019;34(12):2319-29. doi: 10.1093/humrep/dez233 [published Online First: 2019/12/06].
[33] Chen ZJ, Shi Y, Sun Y, et al. Fresh versus frozen embryos for infertility in the polycystic ovary syndrome. *N Engl J Med*. 2016;375(6):523-33. doi: 10.1056/NEJMoa1513873 [published Online First: 2016/08/11].
[34] Shi Y, Sun Y, Hao C, et al. Transfer of fresh versus frozen embryos in ovulatory eomen. *N Engl J Med*. 2018;378(2):126-36. doi: 10.1056/NEJMoa1705334 [published Online First: 2018/01/11].
[35] Vuong LN, Dang VQ, Ho TM, et al. IVF transfer of fresh or frozen embryos in women without polycystic ovaries. *N Engl J Med*. 2018;378(2):137-47. doi: 10.1056/NEJMoa1703768 [published Online First: 2018/01/11].
[36] Wei D, Liu JY, Sun Y, et al. Frozen versus fresh single blastocyst transfer in ovulatory women: A multicentre, randomised controlled trial. *Lancet*. 2019;393(10178):1310-18. doi: 10.1016/s0140- 6736(18)32843-5 [published Online First: 2019/03/05].
[37] Stormlund S, Sopa N, Zedeler A, et al. Freeze-all versus fresh blastocyst transfer strategy during in vitro fertilisation in women with regular menstrual cycles: Multicentre randomised controlled trial. *BMJ*. 2020;370:m2519. doi: 10.1136/bmj.m2519 [published Online First: 2020/08/08].
[38] Jin X, Liu G, Jiao Z, et al. Pregnancy outcome difference between fresh and frozen embryos in women without polycystic ovary syndrome: A systematic review and meta-analysis. *Reprod Sci*. 2020. doi: 10.1007/s43032-020-00323-2 [published Online First: 2020/10/03].
[39] Liu SY, Teng B, Fu J, et al. Obstetric and neonatal outcomes after transfer of vitrified early cleavage embryos. *Hum Reprod*. 2013;28(8):2093-100. doi: 10.1093/humrep/det104 [published Online First: 2013/04/10].
[40] Kaartinen N, Kananen K, Huhtala H, et al. The freezing method of cleavage stage embryos has no impact on the weight of the newborns. *J Assist Reprod Genet*. 2016;33(3):393-99. doi: 10.1007/s10815- 015-0642-8 [published Online First: 2016/01/11].
[41] Li Z, Wang YA, Ledger W, et al. Clinical outcomes following cryopreservation of blastocysts by vitrification or slow freezing: A population-based cohort study. *Hum Reprod*. 2014;29(12):2794-801. doi: 10.1093/humrep/deu246 [published Online First: 2014/10/16].
[42] Ginstrom Ernstad E, Spangmose AL, Opdahl S, et al. Perinatal and maternal outcome after vitrification of blastocysts: A Nordic study in singletons from the CoNARTaS group. *Hum Reprod*. 2019;34(11):2282- 89. doi: 10.1093/humrep/dez212 [published Online First: 2019/11/07].
[43] Fasano G, Fontenelle N, Vannin AS, et al. A randomized controlled trial comparing two vitrification methods versus slow-freezing for cryopreservation of human cleavage stage embryos. *J Assist Reprod Genet*. 2014;31(2):241-7. doi: 10.1007/s10815-013-0145-4 [published Online First: 2013/12/10].
[44] Conrad KP, Baker VL. Corpus luteal contribution to maternal pregnancy physiology and outcomes in assisted reproductive technologies. *Am J Physiol Regul Integr Comp Physiol*. 2013;304(2):R69-72. doi: 10.1152/ajpregu.00239.2012 [published Online First: 2012/10/27].
[45] Conrad KP, Petersen JW, Chi YY, et al. Maternal cardiovascular dysregulation during early pregnancy after in vitro fertilization cycles in the absence of a corpus luteum. *Hypertension*. 2019;74(3):705-15. doi: 10.1161/HYPERTENSIONAHA.119.13015 [published Online First: 2019/07/30].
[46] Conrad KP, Graham GM, Chi YY, et al. Potential infl uence of the corpus luteum on circulating reproductive and volume regulatory hormones, angiogenic and immunoregulatory factors in pregnant women. *Am J Physiol Endocrinol Metab*. 2019;317(4):E677-85. doi: 10.1152/ajpendo.00225.2019 [published Online First: 2019/08/14].
[47] von Versen-Höynck F, Strauch NK, Liu J, et al. Effect of mode of conception on maternal serum relaxin, creatinine, and sodium concentrations in an infertile population. *Reprod Sci*. 2019;26(3):412-19. doi: 10.1177/1933719118776792 [published Online First: 2018/06/05].
[48] von Versen-Höynck F, Narasimhan P, Selamet Tierney ES, et al. Absent or excessive corpus luteum number is associated with altered maternal vascular health in early pregnancy. *Hypertension*. 2019;73(3):680-90. doi: 10.1161/hypertensionaha.118.12046 [published Online First: 2019/01/15].
[49] von Versen-Höynck F, Häckl S, Selamet Tierney ES, et al. Maternal vascular health in pregnancy and postpartum after assisted reproduction. *Hypertension*. 2020;75(2):549-60. doi: 10.1161/hypertensionaha.119.13779 [published Online First: 2019/12/17].
[50] von Versen-Höynck F, Schaub AM, Chi YY, et al. Increased preeclampsia risk and reduced aORtic compliance with in vitro fertilization cycles in the absence of a corpus luteum. *Hypertension*. 2019;73(3):640-9. doi: 10.1161/hypertensionaha.118.12043 [published Online First: 2019/01/15].
[51] Ginstrom Ernstad E, Wennerholm UB, Khatibi A, et al. Neonatal and maternal outcome after frozen embryo transfer: Increased risks in programmed cycles. *Am J Obstet Gynecol*. 2019;221(2):126 e1-e18. doi: 10.1016/j.ajog.2019.03.010 [published Online First: 2019/03/27].
[52] Jing S, Li XF, Zhang S, et al. Increased pregnancy complications following frozen-thawed embryo transfer during an artificial cycle. *J Assist Reprod Genet*. 2019;36(5):925-33. doi: 10.1007/s10815-019- 01420-1 [published Online First: 2019/03/30].
[53] Makhijani R, Bartels C, Godiwala P, et al. Maternal and perinatal outcomes in programmed versus natural vitrifi ed-warmed blastocyst transfer cycles. *Reprod Biomed Online*. 2020;41(2):300-8. doi: 10.1016/j.rbmo.2020.03.009

[published Online First: 2020/06/09].

[54] Saito K, Kuwahara A, Ishikawa T, et al. Endometrial preparation methods for frozen-thawed embryo transfer are associated with altered risks of hypertensive disorders of pregnancy, placenta accreta, and gestational diabetes mellitus. *Hum Reprod*. 2019;34(8):1567-75. doi: 10.1093/humrep/dez079 [published Online First: 2019/07/13].

[55] Saito K, Miyado K, Yamatoya K, et al. Increased incidence of post-term delivery and Cesarean section after frozen-thawed embryo transfer during a hormone replacement cycle. *J Assist Reprod Genet*. 2017;34(4):465-70. doi: 10.1007/s10815-017-0869-7 [published Online First: 2017/01/22].

[56] Asserhøj LL, Spangmose AL, Henningsen AA, et al. Adverse obstetric and perinatal outcomes in 1,136 singleton pregnancies conceived after programmed Frozen Embryo Transfer (FET) compared with natural cycle FET. *Fertil Steril*. 2020.

[57] Wang Z, Liu H, Song H, et al. Increased risk of pre-eclampsia after frozen-thawed embryo transfer in programming cycles. *Front Med (Lausanne)*. 2020;7:104. doi: 10.3389/fmed.2020.00104 [published Online First: 2020/04/24].

[58] Ghobara T, Gelbaya TA, Ayeleke RO. Cycle regimens for frozen-thawed embryo transfer. *Cochrane Database Syst Rev*. 2017;7(7):Cd003414. doi: 10.1002/14651858.CD003414.pub3 [published Online First: 2017/07/05].

[59] Groenewoud ER, Cantineau AE, Kollen BJ, et al. What is the optimal means of preparing the endometrium in frozen-thawed embryo transfer cycles? A systematic review and meta-analysis. *Hum Reprod Update*. 2013;19(5):458-70. doi: 10.1093/humupd/dmt030 [published Online First: 2013/07/04].

[60] Horowitz E, Mizrachi Y, Finkelstein M, et al. A randomized controlled trial of vaginal progesterone for luteal phase support in modified natural cycle: Frozen embryo transfer. *Gynecol Endocrinol*. 2020:1-6. doi: 10.1080/09513590.2020.1854717 [published Online First: 2020/12/15].

[61] Butler MG. Genomic imprinting disorders in humans: A mini-review. *J Assist Reprod Genet*. 2009;26(9- 10):477-86. doi: 10.1007/s10815-009-9353-3 [published Online First: 2009/10/22].

[62] Green MP, Mouat F, Miles HL, et al. Phenotypic differences in children conceived from fresh and thawed embryos in in vitro fertilization compared with naturally conceived children. *Fertil Steril*. 2013;99(7):1898-904. doi: 10.1016/j.fertnstert.2013.02.009 [published Online First: 2013/03/12].

[63] Lim D, Bowdin SC, Tee L, et al. Clinical and molecular genetic features of Beckwith-Wiedemann syndrome associated with assisted reproductive technologies. *Hum Reprod*. 2009;24(3):741-7. doi: 10.1093/ humrep/den406 [published Online First: 2008/12/17].

[64] Manipalviratn S, DeCherney A, Segars J. Imprinting disorders and assisted reproductive technology. *Fertil Steril*. 2009;91(2):305-15. doi: 10.1016/j.fertnstert.2009.01.002 [published Online First: 2009/02/10].

[65] Lazaraviciute G, Kauser M, Bhattacharya S, et al. A systematic review and meta-analysis of DNA methylation levels and imprinting disorders in children conceived by IVF/ICSI compared with children conceived spontaneously. *Hum Reprod Update*. 2014;20(6):840-52. doi: 10.1093/humupd/dmu033 [published Online First: 2014/06/26].

[66] Lazaraviciute G, Kauser M, Bhattacharya S, et al. A systematic review and meta-analysis of DNA methylation levels and imprinting disorders in children conceived by IVF/ICSI compared with children conceived spontaneously. *Hum Reprod Update*. 2015;21(4):555-7. doi: 10.1093/humupd/dmv017 [published Online First: 2015/04/24].

[67] Hattori H, Hiura H, Kitamura A, et al. Association of four imprinting disorders and ART. *Clin Epigenetics*. 2019;11(1):21. doi: 10.1186/s13148-019-0623-3 [published Online First: 2019/02/09].

[68] Novakovic B, Lewis S, Halliday J, et al. Assisted reproductive technologies are associated with limited epigenetic variation at birth that largely resolves by adulthood. *Nat Commun*. 2019;10(1):3922. doi: 10.1038/s41467-019-11929-9 [published Online First: 2019/09/04].

[69] Halliday J, Oke K, Breheny S, et al. Beckwith-Wiedemann syndrome and IVF: A case-control study. *Am J Hum Genet*. 2004;75(3):526-8. doi: 10.1086/423902 [published Online First: 2004/07/31].

[70] Mussa A, Molinatto C, Cerrato F, et al. Assisted reproductive techniques and risk of BeckwithWiedemann syndrome. *Pediatrics*. 2017;140(1) doi: 10.1542/peds.2016-4311 [published Online First: 2017/06/22].

[71] Cortessis VK, Azadian M, Buxbaum J, et al. Comprehensive meta-analysis reveals association between multiple imprinting disorders and conception by assisted reproductive technology. *J Assist Reprod Genet*. 2018;35(6):943-52. doi: 10.1007/s10815-018-1173-x [published Online First: 2018/04/27].

[72] Henningsen AA, Gissler M, Rasmussen S, et al. Imprinting disorders in children born after ART: A Nordic study from the CoNARTaS group. *Hum Reprod*. 2020;35(5):1178-84. doi: 10.1093/humrep/ deaa039 [published Online First: 2020/05/13].

[73] Young LE, Sinclair KD, Wilmut I. Large offspring syndrome in cattle and sheep. *Rev Reprod*. 1998;3(3):155-63. doi: 10.1530/ror.0.0030155 [published Online First: 1998/11/26].

[74] Mol BWJ, Roberts CT, Thangaratinam S, et al. Pre-eclampsia. *Lancet*. 2016;387(10022):999-1011. doi: 10.1016/s0140-6736(15)00070-7 [published Online First: 2015/09/08].

[75] Wang SF, Shu L, Sheng J, et al. Birth weight and risk of coronary heart disease in adults: A meta-analysis of prospective cohort studies. *J Dev Orig Health Dis*. 2014;5(6):408-19. doi: 10.1017/s2040174414000440

[published Online First: 2014/09/30].

[76] Zhang B, Wei D, Legro RS, et al. Obstetric complications after frozen versus fresh embryo transfer in women with polycystic ovary syndrome: Results from a randomized trial. *Fertil Steril*. 2018;109(2):324- 29. doi: 10.1016/j.fertnstert.2017.10.020 [published Online First: 2018/01/18].

[77] Huang P, Wei L, Li X, et al. Modifi ed hMG stimulated: An effective option in endometrial preparation for frozen-thawed embryo transfer in patients with normal menstrual cycles. *Gynecol Endocrinol*. 2018;34(9):772-74. doi: 10.1080/09513590.2018.1460342 [published Online First: 2018/04/21].

[78] Mather AR, Dom AM, Thorburg LL. Low-dose aspirin in pregnancy: Who? when? how much? and why? *Curr Opin Obstet Gynecol*. 2021;33(2):65-71. doi: 10.1097/gco.0000000000000694 [published Online First: 2021/02/24].

第 6 章 Turner 综合征患者辅助生殖和生育力保存的安全性

Safety of assisted reproduction and fertility preservation in women with Turner syndrome

Kenny A. Rodriguez-Wallberg 著
练 冰 译 覃春容 校

Turner 综合征是女性最常见的染色体异常疾病，也是由于早发卵巢功能不全导致不孕的常见原因 [1]，其发病率在活产女婴中约为 1/2500[2]。Turner 综合征患者有不同染色体核型，包括嵌合体核型 45, X/46, XX，这些核型通常只有轻微的表型特征，因此大量携带 Turner 基因型的患者一生都未能被诊断出来 [3]。据估计，在携带 Turner 基因型的患者中，只有约一半的人可以通过临床特征来识别，接受染色体核型等检查来明确诊断 [4]。大多数 Turner 综合征患者在儿童期或青春期被诊断出来，少数则在成年后被诊断出来。在某些情况下，成年女性是在做不孕症检查过程中被诊断为 Turner 综合征。现已证实，大多数 Turner 综合征患者为 X 单体型，20% 为嵌合体（最常见为 45, X/46, XX），25% 为一条 X 染色体的部分缺失 [5]。

众所周知，不孕症是 Turner 综合征患者的主要问题 [6, 7]。尽管 Turner 综合征的表型谱多种多样，但可以预料到的是，只有少数 Turner 综合征患者会经历自发青春期的发育，极少数成年后保持生育力。因此，根据生育保护临床项目的报道，推荐对这些年轻女孩及其家人提供生育力保护咨询 [8]。然而，Turner 综合征患者妊娠会增加妊娠并发症的发生风险，妊娠丢失率增加，严重产科并发症包括妊娠期或产后主动脉夹层破裂，导致高达 2% 的孕产妇死亡率 [9, 10]。

本章将就 Turner 综合征患者在辅助生殖技术（ART）中的安全性进行讨论，重点关注 ART 的应用，以实现妊娠和生育力保存。

一、Turner 综合征患者的孕前咨询与妊娠风险

Turner 综合征的患者可以自然妊娠，特别是嵌合体核型者。然而，与普通人群的流产率（8%～20%）相比，自然妊娠中流产率高达 48%[10]。胎儿染色体异常频率增加可能是这一现象的潜在原因，而大家公认的一个原因是，Turner 综合征患者由于雌激素不足导致的子宫内膜容受性受损和自身免疫性疾病患病率较高 [5]。

Turner 综合征的女性经常发生其他妊娠并发症包括高血压疾病和早产，这往往需要适当的产前护理。然而，有一种危险的血管并发症，即主动脉夹层破裂，导致 2% 的妊娠期和产后孕产妇死亡 [11-13]。因此，在孕前咨询之前需要进行全面

的心血管筛查，因为只有在没有任何先天性心脏或血管疾病（二尖瓣主动脉瓣缩窄、主动脉扩张）的情况下，Turner 综合征患者才建议妊娠。

在许多国家，已经制订针对 Turner 综合征患者进行随访的方案。在瑞典，对患有 Turner 综合征的女性和女孩的随访计划由多学科瑞典 Turner 学院负责。该计划推荐，无论年龄大小，都应该通过超声心动图和（或）心脏磁共振成像检查进行彻底的心脏评估[14]。成年后，为追踪主动脉根部直径，每隔 5 年进行心脏检查。在主动脉扩张与体表面积相关的情况下，建议适当降低血压，同时进行全面的心脏检查以评估手术适应证。先天性缺陷，包括二尖瓣和主动脉缩窄，以及主动脉扩张，都与将来主动脉夹层的发生密切相关[15]。

关于 Turner 核型女性妊娠的研究报道很少，而且样本量很小，目前提供的数据也存在异质性。既往瑞典进行了一项对长达 20 多年的 Turner 综合征患者产后发病率和死亡率的回顾性研究，结果发现在 124 例活产患者中没有死亡。在这项研究中，并没有记录受孕方式，同时研究表明在没有诊断出心脏异常的情况下，妊娠也可能会顺利进行[16]。几项关于瑞典 Turner 综合征患者妊娠的报道都表明死亡率没有增加，这似乎取决于遵循 Turner 计划的医疗保健指南，以及在孕前咨询时详细地评估心脏情况[17]。加拿大研究员也报道了类似的数据，包括一项基于人群的研究，报道了 44 例 Turner 综合征患者的活产，表明在这些活产的少数人群中没有严重的不良事件[18]。10 个加拿大中心的一项回顾性研究纳入了 68 例 Turner 综合征患者，发现在妊娠期间心血管事件并无增加[19]。一项对英国 156 例女性的回顾性研究报道显示，其中 18 例女性是通过自然受孕获得活产，7 例女性通过赠卵实现活产，在妊娠期或产后无严重血管并发症，然而队列中的孕妇在妊娠期间主动脉直径增加。尽管这些研究提供了可靠的数据，但来自其他国家的研究报道显示，由于妊娠对心血管的需求增加，与主动脉夹层破裂相关的死亡风险会升高，预估孕产妇死亡率约为 2%[11, 12, 20]。

二、Turner 综合征患者的辅助生殖治疗

根据国际指南，只有无先天性心脏和（或）血管异常（无论手术矫正与否）或获得性主动脉扩张的 Turner 综合征患者才推荐尝试受孕[5, 14]。如果出现上述任何异常情况，应选择其他有效的替代方案成为父母，包括使用患者本身或捐赠的卵母细胞进行代孕妊娠和收养[20, 21]。

如果 Turner 综合征患者没有妊娠禁忌证，可以开始 ART 治疗，包括体外受精 / 卵胞质内单精子注射。然而，众所周知，多胎妊娠发生主动脉夹层破裂的风险是单胎妊娠的 5 倍[22]。国际 Turner 组织明确指出，Turner 综合征患者必须避免多胎妊娠，单胚胎移植是标准的做法。接受赠卵 ART 助孕的 Turner 综合征患者发生妊娠期高血压的风险增加 67%[23]。与接受自体卵母细胞 ART 助孕的健康女性相比，接受供卵的 Turner 综合征患者妊娠期高血压的发病率更高[24]。在先前的一项回顾性配对研究中，29 例 Turner 综合征女性共进行了 31 个赠卵周期（n=31），对照组为 31 例其他原因导致卵巢功能不全接受赠卵助孕的患者（n=31），Turner 综合征组妊娠率更低和早期流产率更高。与对照组获得 10 例妊娠（32.2%）和 22.5% 的持续妊娠率（31 例中有 7 例）相比，Turner 组获得 7 例妊娠（22.5%）中，只有 1 例持续妊娠（3.2%）和 1 次活产（3.2%）[25]，两组都选择了相似和标准的内膜准备，即每天口服 6mg 戊酸雌二醇以获得适宜的子宫内膜厚度，并且研究中的所有女性都只接受单个新鲜卵裂期胚胎移植，不存在胚胎移植困难情况[25]。

三、Turner 综合征患者生育力保存

一旦确诊 Turner 综合征，应尽早进行生育咨询并建议进行生育力保存[21]。如果临床中评估卵巢储备功能指标异常，如血清中抗米勒管激素（AMH）水平在患者年龄的背景下出现下降，可

以向患者及其家属介绍生育力保存的方法。对于成年女性和月经初潮后的青少年，建议促性腺激素刺激和经阴道取卵[26]。

在瑞典Karolinska大学医院对1254例因恶性或良性疾病接受生育力保存治疗的女性进行的一项大型系列研究中发现，与成年女性相比，在儿童中，诊断Turner综合征作为生育力保存指征更为常见（表6-1）[8]。一共有90例患者进行卵母细胞或卵巢组织的冷冻保存。此外，13例因各种诊断（包括患Turner综合征）而出现卵巢功能不全的女孩的母亲接受了卵巢刺激和卵母细胞冷冻保存，目的是让她们的女儿将来使用这些卵母细胞[8]。

据报道，在北欧国家的生育保存计划中，Turner综合征女性生育力保存的常见选择是卵巢组织冷冻保存（表6-2）[27]。一般来说，能出现自发性青春期，在青春期早期血清中卵泡刺激素和AMH的水平与年龄相符，出现卵巢储备功能减少之前的Turner综合征患者，可能是卵巢组织冷冻保存的最佳人选[4, 5]。因此，瑞典的国家Turner多学科项目建议对自发性青春期女孩进行适当的生育力保存咨询，如果可能，应该制订个体化生育力保护策略[4]。

Turner综合征患者生育力保存的有效性仍需进一步证实，因为报道的大多数接受过这些手术的患者为年轻女性[8, 26–28]。目前，关于Turner综合征患者进行卵母细胞冷冻的数据很少，类似的因Turner综合征进行卵巢组织冷冻后移植的数据也很少。迄今为止，只有两个中心报道了Turner综合征患者的母亲愿意冷冻自己的卵母细胞以供女儿将来使用的案例[8, 29]，但还没有关于使用此类卵母细胞的数据报道。冷冻卵细胞捐献给亲属的选择，只有在允许使用已知卵细胞捐献者的国家才能使用。鉴于这种家庭内捐献卵细胞具有独特的实际意义，是否允许由不同国家的不同实践规则决定，目前国际Turner综合征临床实践指南推荐对这些病例进行额外的详细伦理咨询[5]。

四、结论

• Turner综合征患者妊娠后发生妊娠丢失和产科并发症的风险增加。

• Turner综合征患者应在考虑妊娠之前进行筛查以评估心脏畸形，包括主动脉根部扩张、二尖

表6-1 1998—2018年在Karolinska大学医院转诊进行生育力保存的女性和女孩的适应证（包括恶性疾病和良性疾病）

	成年女性（≥18岁）（*n*=1076）	女孩（1—17岁）（*n*=178）	总患者（*n*=1254）
年龄（岁，M ± SD）（范围）	30.0 ± 6.1（18—43）	14.2 ± 2.8（1—17）	27.8 ± 8.0（1—43）
恶性疾病	798（74.1%）	54（30.3%）	852（67.9%）
良性疾病	278（25.8%）	124（69.7%）	402（32.1%）
POI的遗传易感性	17	76	93
Turner综合征	16	74	90
半乳糖血症和其他	1	2	3
家族捐献卵细胞	13		13

在该队列中，402例良性指征患者有90例患者因Turner综合征接受了生育力保存。此外，13例因各种诊断（包括Turner综合征）而出现卵巢功能不全的女孩的母亲接受了卵巢刺激和卵母细胞冷冻保存；POI. 早发性卵巢功能不全；M. 平均数；SD. 标准差；经许可转载，引自Rodriguez-Wallberg et al., *Acta Obstet Gynecol Scand 2019*（参考文献[8]）

表 6-2 北欧国家自 1995 年以来实施卵巢组织冷冻保存的生育力保存项目中患者的临床特征 OTC 参与中心

参与中心	患者数量	年龄范围（岁）（人数）	女性常见诊断	青春前期女孩常见诊断	冻存卵巢组织大小	感染筛查（启动年份）	并发症
丹　麦							
Copenhagen 大学医院	822	18—38（594） 13—17（153） 0.6—12（76）	乳腺癌，霍奇金淋巴瘤，肉瘤	血液系统恶性肿瘤，肉瘤，SNC 恶性肿瘤	单侧卵巢切除术	是	无
芬　兰							
Kuopio 大学医院	5	18—30（5）	肉瘤，妇科肿瘤	—	单侧卵巢切除术	是（2007）	无
Oulu 大学医院	9	18—34（9）	霍奇金淋巴瘤，乳腺癌，淋巴瘤	—	卵巢活检	是（2008）	无
Tampere 大学医院	70	17—36（63） 13—16（7）	霍奇金淋巴瘤，乳腺癌，肉瘤	霍奇金淋巴瘤，肉瘤	卵巢活检	是（2003）	轻症（出血）
Turku 大学医院	5	24—32（4） <12（1）	恶性肿瘤	恶性肿瘤	个体化获取卵巢组织	是（2002）	无
挪　威							
Oslo 大学医院	164	18—36（135） 10—17（29）	乳腺癌，淋巴瘤，肉瘤	淋巴瘤，肉瘤，血液系统恶性肿瘤	单侧卵巢切除术	是（2004）	无
瑞　典							
Sahlgreska 大学医院，Gothenburg	35	18—43（34） 15—17（1）	霍奇金淋巴瘤，乳腺癌，妇科肿瘤	神经母细胞瘤	单侧卵巢切除术	是（2003）	轻症（出血）
Linköping 大学医院	24	17—35（4） 3—13（20）	乳腺癌，其他肿瘤	Turner 综合征	卵巢活检	是（2002）	无
Uppsala 大学医院	25	18—38（22） 12—16（3）	乳腺癌，霍奇金淋巴瘤，妇科肿瘤	Turner 综合征，卵巢畸胎瘤，阴道癌	单侧卵巢切除术	是（2000）	无
Skåne 大学医院，Malmö	72	17—39（69） <17（3）	乳腺癌	恶性肿瘤	单侧卵巢切除术	是（2001）	无
Karolinska 大学医院，Stockholm	301	18—39（188） 3—17（113）	乳腺癌，淋巴瘤，肉瘤，妇科肿瘤	白血病，神经系统癌症，Turner 综合征	个体化选择从卵巢活检到单侧卵巢切除术	是（2000）	无
总例数	1532						

介绍了年龄范围、基本项目和并发症。在三个北欧生育力保存中心，Turner 综合征诊断是儿童进行 OTC 的最常见指征；OTC. 卵巢组织冷冻保存；经许可转载，引自 Rodriguez-Wallberg et al.，*Acta Obstet Gynecol Scandinavica*, 2016（参考文献 [26]）

瓣和主动脉缩窄情况。如果出现上述任何一种情况，应劝阻妊娠。

• Turner 综合征患者应充分告知胎儿染色体异常的风险增加。对于使用自己的卵母细胞妊娠的女性，应进行产前诊断。

• 在存在妊娠禁忌证的情况下，应推荐代孕和收养为更有利的替代方案。

• Turner 综合征患者的生育力保存方法已有报道，但这些方法的疗效尚不清楚。

• 关于Turner综合征患者妊娠的数据总体上很少。

参考文献

[1] Bondy CA; Turner Syndrome Study Group. Care of girls and women with Turner syndrome: A guideline of the Turner Syndrome Study Group. *J Clin Endocrinol Metab*. 2007 Jan; 92(1):10-25. doi: 10.1210/ jc.2006-1374. Epub 2006 Oct 17. PMID: 17047017.

[2] Nielsen J, Wohlert M. Chromosome abnormalities found among 34,910 newborn children: Results from a 13-year incidence study in Arhus, Denmark. *Hum Genet*. 1991 May;87(1):81-3. doi: 10.1007/ BF01213097. PMID: 2037286.

[3] Pasquino AM, Passeri F, Pucarelli I, Segni M, Municchi G. Spontaneous pubertal development in Turner's syndrome: Italian Study Group for Turner's syndrome. *J Clin Endocrinol Metab*. 1997 Jun;82(6):1810-13. doi: 10.1210/jcem.82.6.3970. PMID: 9177387.

[4] Rodriguez-Wallberg KA, Landin-Wilhelmsen K, Swedish Turner Academy. The complexity of fertility preservation for women with Turner syndrome and the potential risks of pregnancy and cardiovascular complications. *Acta Obstet Gynecol Scand*. 2020 Dec;99(12):1577-8. doi: 10.1111/ aogs.13999. PMID: 33226115; PMCID: PMC7756558.

[5] Gravholt CH, Andersen NH, Conway GS, Dekkers OM, Geffner ME, Klein KO, Lin AE, Mauras N, Quigley CA, Rubin K, Sandberg DE, Sas TCJ, Silberbach M, Söderström-Anttila V, Stochholm K, van Alfen-van derVelden JA, Woelfl e J, Backeljauw PF, International Turner Syndrome Consensus Group. Clinical practice guidelines for the care of girls and women with Turner syndrome: Proceedings from the 2016 Cincinnati International Turner Syndrome Meeting. *Eur J Endocrinol*. 2017 Sep;177(3):G1-70. doi: 10.1530/EJE-17-0430. PMID: 28705803.

[6] Sylvén L, Magnusson C, Hagenfeldt K, von Schoultz B. Life with Turner's syndrome: A psychosocial report from 22 middle-aged women. *Acta Endocrinol (Copenh)*. 1993;129:188-94.

[7] Sutton EJ, McInerney-Leo A, Bondy CA, Gollust SE, King D, Biesecker B. Turner syndrome: Four challenges across the lifespan. *Am J Med Genet A*. 2005 Dec 1;139A(2):57-66. doi: 10.1002/ajmg.a.30911. PMID: 16252273. PMCID: PMC2600710.

[8] Rodriguez-Wallberg KA, Marklund A, Lundberg F, et al. A prospective study of women and girls undergoing fertility preservation due to oncologic and non-oncologic indications in Sweden: Trends in patients' choices and benefit of the chosen methods after long-term follow-up. *Acta Obstet Gynecol Scand*. 2019;98:604-15.

[9] Practice Committee of American Society for Reproductive Medicine. Increased maternal cardiovascular mortality associated with pregnancy in women with Turner syndrome. *Fertil Steril*. 2012 Feb;97(2):282-4. doi: 10.1016/j.fertnstert. 2011.11.049. Epub 2011 Dec 21. PMID: 22192347.

[10] Calanchini M, Aye CYL, Orchard E, Baker K, Child T, Fabbri A, Mackillop L, Turner HE. Fertility issues and pregnancy outcomes in Turner syndrome. *Fertil Steril*. 2020 Jul;114(1):144-54. doi: 10.1016/j. fertnstert.2020.03.002. PMID: 32622407.

[11] Karnis MF, Zimon AE, Lalwani SI, Timmreck LS, Klipstein S, Reindollar RH. Risk of death in pregnancy achieved through oocyte donation in patients with Turner syndrome: A national survey. *Fertil Steril*. 2003 Sep;80(3):498-501.

[12] Chevalier N, Letur H, Lelannou D, Ohl J, Cornet D, Chalas-Boissonnas C, Frydman R, Catteau-Jonard S, Greck-Chassain T, Papaxanthos-Roche A, Dulucq MC, Couet ML, Cédrin-Durnerin I, Pouly JL, Fénichel P, French Study Group for Oocyte Donation. Materno-fetal cardiovascular complications in Turner syndrome after oocyte donation: Insufficient prepregnancy screening and pregnancy follow-up are associated with poor outcome. *J Clin Endocrinol Metab*. 2011 Feb;96(2):E260-7.

[13] Bondy C. Pregnancy and cardiovascular risk for women with Turner syndrome. *Womens Health (Lond)*. 2014 Jul;10(4):469-76. doi: 10.2217/whe.14.34. PMID: 25259906.

[14] Landin-Wilhelmsen K. *The Swedish Turner Healthcare program (Vårdprogram vid Turners syndrom)*. Available from: www.internetmedicin.se/page.aspx?id=6178.

[15] Thunström S, Krantz E, Thunström E, Hanson C, Bryman I, Landin-Wilhelmsen K. Incidence of aORtic dissection in Turner syndrome: A 23-year prospective cohort study. *Circulation*. 2019;139:2802-4.

[16] Hagman A, Källén K, Bryman I, Landin-Wilhelmsen K, Barrenäs M-L, Wennerholm U-B. Morbidity and mortality after childbirth in women with Turner karyotype. *Human Reprod*. 2013;28:1961-73.

[17] Bryman I, Sylvén L, Berntorp K, et al. Pregnancy rate and

outcome in Swedish women with Turner syndrome. *Fertil Steril*. 2011;95:2507-10.

[18] Ramage K, Grabowska K, Silversides C, Quan H, Metcalfe A. Maternal, pregnancy, and neonatal outcomes for women with Turner syndrome. *Birth Defects Res*. 2020 Aug;112(14):1067-73. doi: 10.1002/ bdr2.1739. Epub 2020 Jun 11. PMID: 32524771.

[19] Grewal J, Valente AM, Egbe AC, Wu FM, Krieger EV, Sybert VP, van Hagen IM, Beauchesne LM, Rodriguez FH, Broberg CS, John A, Bradley EA, Roos-Hesselink JW, AARCC Investigators. Cardiovascular outcomes of pregnancy in Turner syndrome. *Heart*. 2021 Jan;107(1):61-6. doi: 10.1136/ heartjnl-2020-316719. Epub 2020 Jul 15. PMID: 32669396.

[20] Karnis MF. Fertility, pregnancy, and medical management of Turner syndrome in the reproductive years. *Fertil Steril*. 2012 Oct;98(4):787-91. doi: 10.1016/j.fertnstert.2012. 08.022. PMID: 23020910.

[21] Oktay K, Bedoschi G, Berkowitz K, Bronson R, Kashani B, McGovern P, Pal L, Quinn G, Rubin K. Fertility preservation in women with Turner syndrome: A comprehensive review and practical guidelines. *J Pediatr Adolesc Gynecol*. 2016 Oct;29(5):409-16. doi: 10.1016/j.jpag.2015.10.011. Epub 2015 Oct 17. PMID: 26485320. PMCID: 5015771.

[22] Hadnott TN, Gould HN, Gharib AM, Bondy CA. Outcomes of spontaneous and assisted pregnancies in Turner syndrome: The U.S. National Institutes of Health experience. *Fertil Steril*. 2011 Jun;95(7):2251-6. doi: 10.1016/j.fertnstert.2011.03.085. Epub 2011 Apr 15. PMID: 21496813; PMCID: PMC3130000.

[23] Bodri D, Vernaeve V, Figueras F, Vidal R, Guillén JJ, Coll O. Oocyte donation in patients with Turner's syndrome: A successful technique but with an accompanying high risk of hypertensive disorders during pregnancy. *Hum Reprod*. 2006 Mar;21(3):829-32. doi: 10.1093/humrep/dei396. Epub 2005 Nov 25. PMID: 16311294.

[24] Rodriguez-Wallberg KA, Berger AS, Fagerberg A, Olofsson JI, Scherman-Pukk C, Lindqvist PG, Nasiell J. Increased incidence of obstetric and perinatal complications in pregnancies achieved using donor oocytes and single embryo transfer in young and healthy women: A prospective hospital-based matched cohort study. *Gynecol Endocrinol*. 2019 Apr;35(4):314-19. doi: 10.1080/09513590.2018.1528577. Epub 2019 Jan 9. PMID: 30626251.

[25] Bodri D, Guillén JJ, Schwenn K, Casadesus S, Vidal R, Coll O. Poor outcome in oocyte donation after elective transfer of a single cleavage-stage embryo in Turner syndrome patients. *Fertil Steril*. 2009 Apr;91(4 Suppl):1489-92. doi: 10.1016/j.fertnstert.2008.07.1762. Epub 2008 Sep 14. PMID: 18793776.

[26] Oktay K, Rodriguez-Wallberg KA, Sahin G. Fertility preservation by ovarian stimulation and oocyte cryopreservation in a 14-year old adolescent with Turner syndrome mosaicism and impending premature ovarian failure. *Fert Steril*. 2010 Jul;94(2):753.e15-19.

[27] Rodriguez-Wallberg KA, Tanbo T, Tinkanen H, et al. Ovarian tissue cryopreservation and transplantation among alternatives for fertility preservation in the Nordic countries: Compilation of 20 years of multicenter experience. *Acta Obstet Gynecol Scand*. 2016;95:1015-26.

[28] Borgström B, Hreinsson J, Rasmussen C, et al. Fertility preservation in girls with Turner syndrome: Prognostic signs of the presence of ovarian follicles. *J Clin Endocrinol Metab*. 2009;94:74-80.

[29] Gidoni YS, Takefman J, Holzer HE, Elizur SE, Son WY, Chian RC, Tan SL. Cryopreservation of a mother's oocytes for possible future use by her daughter with Turner syndrome: Case report. *Fertil Steril*. 2008 Nov;90(5):2008. e9-12. doi: 10.1016/j.fertnstert.2008.05.050. Epub 2008 Aug 9. PMID: 18692829.

第 7 章 卵母细胞冷冻保存的母婴结局

Maternal and obstetric outcomes after oocyte cryopreservation

Alessandra Alteri Valerio Pisaturo 著
谢 瑞 译 覃春容 校

配子和胚胎的冷冻保存是医学辅助生殖技术（medically assisted reproduction，MAR）的一个重要方面。与新鲜胚胎移植周期相比，冷冻保存的卵母细胞或胚胎移植周期在欧洲的比例越来越大[1]。2012 年，美国生殖医学学会指出，卵母细胞冷冻保存不应再被认为是一种实验策略[2]。

卵母细胞冷冻保存的广泛应用不仅提高了 MAR 治疗的安全性和有效性，而且还实现了生育力保存。一个高效的卵母细胞冷冻保存方案具有多种重要优势：①允许医疗和非医疗指征的生育力保存；②使卵母细胞库能够用于捐赠和管理低反应患者；③在取卵日未能获得足够的精子样本的情况下，先冷冻卵母细胞；④减少由于宗教和伦理问题导致的多余胚胎的产生和冷冻。

冷冻卵母细胞的方法包括慢速冷冻和玻璃化冷冻。慢速冷冻是指以足够缓慢的速度进行冷冻程序，以保证细胞充分脱水，最大限度地减少细胞内结冰。而玻璃化冷冻可以使细胞凝固成玻璃状而不结冰。在冷冻保存人卵母细胞的效果方面，玻璃化冷冻似乎优于慢速冷冻。事实上，根据中等质量的证据，玻璃化冷冻的卵母细胞解冻后存活率大幅提高。另外，在临床妊娠率方面，玻璃化冷冻更具有优势的证据质量仍然很低[3]。

有文献报道，MAR 妊娠后出现妊娠期高血压疾病等母体并发症、前置胎盘和妊娠晚期出血等胎盘并发症、妊娠期糖尿病、未足月胎膜早破的风险增加。这些并发症通常与新生儿不良结局相关[4]。

尽管有成千上万的儿童在卵母细胞冷冻后出生，其中大部分是捐赠卵母细胞出生，但对于自体和捐赠卵母细胞冷冻后出生儿童的母体并发症和围产期结局了解甚少。此外，在许多研究中，往往无法获得关于女性自体卵母细胞冷冻原因、卵细胞冷冻年龄和冷冻保存方法的信息。而这些信息对于了解冷冻技术对母婴结局的影响至关重要。

本章将重点讨论慢速冷冻或玻璃化冷冻保存卵母细胞后的产科和围产期结局，也讨论两种技术的研究数据。

一、卵母细胞慢速冷冻保存后的产科和围产期结局

卵母细胞冷冻保存后出生的第一个孩子来源于使用慢速冷冻技术冷冻的卵母细胞。研究很少，主要是个案报道，报道了孕产妇和新生儿健康数据[5]。在大多数研究中，提供的关于儿童的主要信息是一般健康状况，而胎龄和出生体重是极少数研究的主要结果。

2009 年 Noyes 团队回顾分析了 900 多例主要

通过慢速冷冻和玻璃化冷冻保存自体卵母细胞出生的儿童的结果。在慢速冷冻的情况下，他们发现冷冻卵母细胞出生的婴儿与自然受孕的婴儿出生异常的发生率相似[6]。

一项大型观察性研究分析了通过自体新鲜卵母细胞（n=568）和慢速冷冻卵母细胞（n=134）获得妊娠的产科和新生儿结局，证实了两种策略在胎儿和新生儿并发症发生率方面没有差异[7]，特别是新鲜和冷冻卵母细胞的新生儿之间未观察到与先天异常相关的显著统计学差异（P=0.499）[7]。然而两组孕周相似时，从冷冻卵母细胞胚胎移植后出生的单胎新生儿的出生体重（3231 ± 615g）明显高于从新鲜卵母细胞胚胎移植后出生的单胎体重（3012 ± 659g，P=0.001）（冷冻和新鲜卵母细胞组年龄分别为 38.4 ± 2.6 岁和 38.5 ± 2.7 岁，P=0.747）。

尽管现有数据非常有限，但从慢速冷冻技术获得的产科和新生儿结局似乎是安全可靠的。

二、卵母细胞玻璃化冷冻保存后的产科和围产期结局

很少有关于卵母细胞玻璃化冷冻后母婴结局的研究。三个不同的 MAR 中心玻璃化冷冻卵母细胞的初步研究结果表明，在 165 例妊娠中，所有分娩均超过 34 周，在 200 例健康婴儿中，没有出现低出生体重（LBW）[8]。

如前所述，Noyes 团队（2009 年）发现，与自然受孕婴儿相比，玻璃化冷冻卵母细胞出生的新生儿在先天畸形方面没有差异[6]。

迄今为止最大的研究由 Cobo 团队进行，他们分析了从玻璃化冷冻卵母细胞（n=1027）和新鲜卵母细胞胚胎移植后出生的婴儿（n=1224）[9]。在调整混杂因素后发现玻璃化冷冻组侵入性的手术（如绒毛膜取样或羊膜穿刺术）发生率增加 2.21 倍（95%CI 1.41～3.20），尿路感染的发生率减少 0.51 倍（95%CI 0.28～0.91）。另外，两组妊娠早期、中期和晚期出血率、贫血、妊娠期胆汁淤积症、糖尿病、妊娠期高血压、未足月胎膜早破、早产、LBW、先天畸形、入住新生儿重症监护病房、产褥期问题无显著差异。此外，基于女性自体和捐赠卵母细胞的亚组数据表明，新鲜卵母细胞和玻璃化冷冻卵母细胞之间没有差异[9]。这些发现支持卵母细胞玻璃化冷冻技术不会对胎盘形成、胎儿发育和妊娠进展产生不利的影响。

虽然前面提到的研究与使用玻璃化开放系统有关，但也获得了封闭系统玻璃化的可靠数据。众所周知，玻璃化技术分为“开放式”或“封闭式”系统，这取决于冷冻保存过程中样品和液氮之间是否存在直接接触。开放式系统中样品与液氮直接接触，冷却速率更高，而封闭式系统包括在冷却、储存和加热过程中保持样品与液氮物理分离，这种方法被认为更安全，可以保护样品不受液氮中可能存在的潜在微生物的影响。一项回顾性观察性研究分析了来自捐赠卵母细胞封闭系统玻璃化冷冻的产科和新生儿结局，结果显示，在 112 例孕妇中，19.6% 患有高血压疾病，4.5% 有胎盘异常，26.8% 妊娠期间出血，2.7% 因恶心和呕吐住院，8.9% 早产，11.6% 患有妊娠期糖尿病，3.6% 患有胆汁淤积症[10]。此外，未观察到严重不良新生儿结局。考虑到卵母细胞捐赠方案本身是妊娠并发症的一个显著风险因素，本研究表明封闭式卵母细胞玻璃化冷冻对产科和新生儿结局没有影响[10]。

卵母细胞冷冻保存已成为因医疗和非医疗适应证女性生育力保存的重要策略[11, 12]。由于玻璃化冷冻技术的引入，卵母细胞冷冻保存策略的改进可以为患有癌症或其他内科疾病需要接受性腺毒性治疗的患者提供生育力保存。一些研究已经证明了化疗后使用玻璃化冷冻自体卵母细胞获得妊娠的总体安全性。同样的研究也为该策略的围产期结局提供了保证，大多数足月分娩的新生儿出生体重正常，无严重或轻微畸形[13, 14]。

尽管玻璃化冷冻技术一般应用于控制性促排卵方案获得的成熟卵母细胞，但随着体外成熟（IVM）培养技术的出现，冷冻保存未成熟的卵母细胞是女性癌症患者生育力保存的一种选择。

事实上，IVM 卵母细胞冷冻保存后有活产的报道很少。从人绒毛膜促性腺激素扳机收集的 IVM 培养的 MⅡ卵母细胞玻璃化冷冻后，有 4 例活产妊娠 [15]。这些初步数据表明，体内或 IVM 卵母细胞玻璃化冷冻后妊娠可能与不良的产科和围产期结局无关 [15]。最近，有一个报道乳腺癌患者使用玻璃化冷冻保存 IVM 卵母细胞后实现的首次分娩，这表明 IVM 应该是女性生育力保存策略中的一个有效选择 [16]。需要更多的时间来收集癌症患者 IVM 卵母细胞冷冻保存后的产科和围产期结局数据。

三、卵母细胞冷冻保存后的产科和围产期结局和技术程序无关

一些研究分析了卵母细胞冷冻保存的结局，但没有区分两种冷冻技术。在基于 MAR 国家注册的研究中，无法获得自体卵母细胞冻存的原因、卵细胞冷冻时的年龄和冷冻保存方法（无论是慢速冷冻还是玻璃化冷冻）等信息。

最近，一项基于人类受精和胚胎学管理机构（Human Fertilisation and Embryology Authority，HFEA）数据库的回顾性队列研究分析了来自冷冻自体或捐赠卵母细胞出生的单胎儿的围产期结局 [17]。冷冻自体卵母细胞和捐赠卵母细胞在早产率（aOR=0.56，95%CI 0.26～1.21）或巨大儿发生率（aOR=1.21，95%CI 0.11～1.39）方面没有差异。与捐赠卵母细胞相比，冷冻自体卵母细胞后出生的 LBW 风险减少 0.29 倍（95%CI 0.13～0.90）。此外，与来自冷冻捐赠卵母细胞的新鲜胚胎相比，来自新鲜自体卵母细胞的冷冻胚胎的婴儿出现 LBW 的风险显著降低。一个合理的解释可能是子宫环境对来自捐赠卵母细胞的胚胎的免疫耐受性低于自体卵母细胞 [18]。另外，比较捐赠卵母细胞冷冻周期和新鲜周期新生儿结局在早产、LBW 或巨大儿方面没有显著差异，这表明卵母细胞冷冻可能不会对胎盘形成产生不利影响 [17]。

另外，需要区别冻存卵母细胞来源的新鲜胚胎移植与新鲜自体卵母细胞来源的冷冻胚胎移植的围产期结局。一项回顾性单中心研究显示，与冷冻卵母细胞来源的新鲜胚胎移植相比，新鲜卵母细胞来源的冷冻胚胎移植后患者的平均分娩孕周、平均新生儿出生体重和早产率无统计学差异 [19]。此外，比较第一周期使用冷冻捐赠卵母细胞和第一周期使用自体卵母细胞冷冻胚胎的临床结局，发现使用冷冻捐赠卵母细胞的 LBW 风险增加 3.77 倍（95%CI 1.51～9.43）。这表明与冷冻保存技术本身相比，捐赠卵母细胞妊娠的不良围产结局可能更常见 [17]。

在所引用的两个研究中，卵母细胞和胚胎的冷冻保存的方法包括慢速冷冻和玻璃化冷冻。

四、关于长期结局的数据仍然较少

尽管卵母细胞冷冻保存是一个成熟的技术，但对此技术产生的产科和新生儿结局的研究仍然很少。来自系统综述和回顾性队列研究的数据表明与新鲜自体卵母细胞的胚胎移植的妊娠风险相比，冷冻保存自体卵母细胞胚胎移植获得的妊娠与产科不良结局的增加无关，与使用的技术无关。

需要指出的是，大多数有关卵母细胞冷冻保存后妊娠期并发症和新生儿不良结局的数据来自捐赠卵母细胞周期。有理由认为，自体卵母细胞和捐赠卵母细胞冷冻保存后可能会出现不同的产科结局。由于女性使用捐赠卵母细胞的时间间隔比自体冷冻卵母细胞的女性更短，因此很少有关于自体冷冻保存卵母细胞的胚胎移植妊娠的产科结局的研究。此外，从评估生育力保存患者的卵母细胞玻璃化冷冻安全性的研究中，得出了进一步可靠的结论 [14]。

五、结论

- 卵母细胞通过慢速冷冻或玻璃化冷冻技术与产科和围产期不良结局无相关性。然而，尚需设计良好、样本量更大的研究和后续随访研究进行探索。
- 分析目前关于使用冷冻卵母细胞的母亲和子

代健康的文献出现了许多比较明显的缺点，包括卵母细胞冷冻保存的适应证不同（卵母细胞捐赠计划、生育力保存和法律限制），不同的冷冻保存方案和技术，产科和围产期的数据获取有限，缺乏不良事件报告。

- 基于这些问题，很难对结果进行比较。

参考文献

[1] European IVF-monitoring Consortium (EIM)‡ for the European Society of Human Reproduction and Embryology (ESHRE), Wyns C, Bergh C, Calhaz-Jorge C, De Geyter C, Kupka MS, Motrenko T, Rugescu I, Smeenk J, Tandler-Schneider A, Vidakovic S, Goossens V. ART in Europe, 2016: Results generated from European registries by ESHRE. *Hum Reprod Open*. 2020 Jul 31;2020(3):hoaa032.
[2] Practice Committees of the American Society for Reproductive Medicine and the Society for Assisted Reproductive Technology. Mature oocyte cryopreservation: A guideline. *Fertil Steril*. 2013 Jan;99(1):37-43.
[3] Rienzi L, Gracia C, Maggiulli R, LaBarbera AR, Kaser DJ, Ubaldi FM, Vanderpoel S, Racowsky C. Oocyte, embryo and blastocyst cryopreservation in ART: Systematic review and meta-analysis comparing slow-freezing versus vitrification to produce evidence for the development of global guidance. *Hum Reprod Update*. 2017 Mar 1;23(2):139-55.
[4] Berntsen S, Söderström-Anttila V, Wennerholm UB, Laivuori H, Loft A, Oldereid NB, Romundstad LB, Bergh C, Pinborg A. The health of children conceived by ART: "The chicken or the egg?" *Hum Reprod Update*. 2019 Mar 1;25(2):137-58.
[5] Wennerholm UB, Söderström-Anttila V, Bergh C, Aittomäki K, Hazekamp J, Nygren KG, Selbing A, Loft A. Children born after cryopreservation of embryos or oocytes: A systematic review of outcome data. *Hum Reprod*. 2009 Sep;24(9):2158-72.
[6] Noyes N, Porcu E, Borini A. Over 900 oocyte cryopreservation babies born with no apparent increase in congenital anomalies. *Reprod Biomed Online*. 2009 Jun;18(6):769-76.
[7] Levi Setti PE, Albani E, Morenghi E, Morreale G, Delle Piane L, Scaravelli G, Patrizio P. Comparative analysis of fetal and neonatal outcomes of pregnancies from fresh and cryopreserved/thawed oocytes in the same group of patients. *Fertil Steril*. 2013 Aug;100(2):396-401.
[8] Chian RC, Huang JY, Tan SL, Lucena E, Saa A, Rojas A, Ruvalcaba Castellón LA, García Amador MI, Montoya Sarmiento JE. Obstetric and perinatal outcome in 200 infants conceived from vitrifi ed oocytes. *Reprod Biomed Online*. 2008 May;16(5):608-10.
[9] Cobo A, Serra V, Garrido N, Olmo I, Pellicer A, Remohí J. Obstetric and perinatal outcome of babies born from vitrified oocytes. *Fertil Steril*. 2014 Oct;102(4):1006-15.
[10] De Munck N, Belva F, Van de Velde H, Verheyen G, Stoop D. Closed oocyte vitrification and storage in an oocyte donation programme: Obstetric and neonatal outcome. *Hum Reprod*. 2016 May;31(5):1024-33.
[11] De Vos M, Smitz J, Woodruff TK. Fertility preservation in women with cancer. *Lancet*. 2014 Oct 4;384(9950):1302-10.
[12] Alteri A, Pisaturo V, Nogueira D, D'Angelo A. Elective egg freezing without medical indications. *Acta Obstet Gynecol Scand*. 2019 May;98(5):647-52.
[13] Garcia-Velasco JA, Domingo J, Cobo A, Martínez M, Carmona L, Pellicer A. Five years' experience using oocyte vitrifi cation to preserve fertility for medical and nonmedical indications. *Fertil Steril*. 2013 Jun;99(7):1994-9.
[14] Martinez M, Rabadan S, Domingo J, Cobo A, Pellicer A, Garcia-Velasco JA. Obstetric outcome after oocyte vitrifi cation and warming for fertility preservation in women with cancer. *Reprod Biomed Online*. 2014 Dec;29(6):722-8.
[15] Chian RC, Gilbert L, Huang JY, Demirtas E, Holzer H, Benjamin A, Buckett WM, Tulandi T, Tan SL. Live birth after vitrifi cation of in vitro matured human oocytes. *Fertil Steril*. 2009 Feb;91(2):372-6.
[16] Grynberg M, Mayeur Le Bras A, Hesters L, Gallot V, Frydman N. First birth achieved after fertility preservation using vitrifi cation of in vitro matured oocytes in a woman with breast cancer. *Ann Oncol*. 2020 Apr;31(4):541-2.
[17] Mascarenhas M, Mehlawat H, Kirubakaran R, Bhandari H, Choudhary M. Live birth and perinatal outcomes using cryopreserved oocytes: An analysis of the Human Fertilisation and Embryology Authority database from 2000 to 2016 using three clinical models. *Hum Reprod*. 2020 Dec 13:deaa343.
[18] Mascarenhas M, Sunkara SK, Antonisamy B, Kamath MS. Higher risk of preterm birth and low birth weight following oocyte donation: A systematic review and meta-analysis. *Eur J Obstet Gynecol Reprod Biol*. 2017 Nov;218:60-7.
[19] Ho JR, Woo I, Louie K, Salem W, Jabara SI, Bendikson KA, Paulson RJ, Chung K. A comparison of live birth rates and perinatal outcomes between cryopreserved oocytes and cryopreserved embryos. *J Assist Reprod Genet*. 2017 Oct;34(10):1359-66.

第 8 章 捐赠卵母细胞妊娠的围产期并发症

Perinatal complications in pregnancies achieved using donor oocytes

Roberto Matorras Héctor Sainz Ana Matorras 著
韩婵琳 译 覃春容 校

40 年前报道了第一例通过卵母细胞捐赠（oocyte donation, OD）获得妊娠的病例[68]。此后，供卵周期的数量不断增加。在最近发表的欧洲人类生殖与胚胎学学会（European Society of Human Reproduction and Embryology, ESHRE）登记册中，有 156 002 个体外受精周期、407 222 个卵胞质内单精子注射（ICSI）周期和 73 927 个供卵周期[12]。供卵是一种非常成功的生殖选择。根据在上述 ESHRE 记录[12]中，供卵周期，每个新鲜胚胎移植的妊娠率（pregnancy rate，PR）为 49.4%，每个冷冻卵母细胞来源胚胎移植的妊娠率为 43.6%，但未报道移植的胚胎数量。供卵的适应证是多样的，包括高龄产妇、原发性和继发性卵巢功能不全、卵巢反应不佳、反复体外受精（IVF）失败、卵巢储备功能下降、遗传性疾病、既往化疗 / 放疗和自身免疫性疾病。供卵后妊娠的活产率取决于捐赠者的年龄，而不取决于接受者的年龄[38, 67]。

尽管对成功的妊娠率有共识，但对围产期并发症也有一些担忧。不同的研究报道了高血压疾病、妊娠期糖尿病、剖宫产、早产和低出生体重等疾病的发生率增加。

很难从供卵适应证中确定供卵本身的影响，如高龄和已知的伴随疾病（遗传疾病、免疫疾病）。最近的一项研究表明，即使是 40 岁以下的女性，与年轻的 IVF 患者相比，供卵后妊娠的不良结局增多[53]。然而可以推测，一些需要供卵的表面上健康的年轻女性，妊娠时的状态也不如不需要供卵的同龄人。

对于最常见的供卵指征“高龄”的定义存在差异。以前的研究认为，如果母亲年龄超过 35 岁，那么妊娠就晚了，而现在的晚孕是指 40 岁，甚至 45 岁的孕妇[34]。接受供卵的年龄上限也存在差异。尽管每个病例都必须单独评估，西班牙生育协会建议，当接受者≥50 岁时，不要进入供卵周期[52]，而美国生殖医学协会则将上限定为 55 岁[11]。然而，60 岁以上的女性[8, 45, 29, 47, 63]也有过供卵妊娠的报道。

一、评估供卵对妊娠并发症影响的方法学问题

许多作者报道接受供卵有较差的妊娠围产期结局，如何匹配对照组是控制混杂因素的重要问题。在一个纳入了 7 项 Meta 的分析中（表 8–1），在它们纳入标准、对照组和研究结局方面存在显著差异。理想的情况下，最好的研究是一项随机研究，将供卵获得的妊娠与 IVF/ICSI 获得的自体卵母细胞（autologous oocytes，AO）妊娠甚至与自然妊娠进行比较。然而，虽然临床结果显示（在卵巢储备不足、高龄等），接受供卵的妊娠率显著高于 IVF/ICSI 和自然同房获得的妊娠率，但

表 8-1 Meta 分析结果

第一作者	年 份	早 产	低出生体重	高血压	剖宫产	纳入标准	对照组	风险评估
		OD/AO	OD/AO	OD/AO	OD/AO			
Pecks	2011			NR/NR[11]		单胎和多胎	所有 ART 妊娠和自然妊娠	OR
Adams	2016	28 516/63 949[13]	38 817/213 336[15]			单胎和多胎	AO-IVF	RR
Jeve	2016	1011/11 651[9]		970/10 569[11]	690/10 283[6]	新鲜和冷冻 ET 单胎和多胎	AO-IVF	OR OR
Masoudian	2016			2330/1996[12] 1275/25 523[13]（PE）		单胎和多胎	所有 ART 妊娠和自然妊娠	
Storgaard	2017	757/30 970[4]	686/30 862[3]	NR/NR[5]	NR/NR[12]	新鲜和冷冻单胎	AO-IVF；自然妊娠	aOR
Storgaard	2017					多胎	AO-IVF	aOR
Mascarenhas	2017	19 885/188 498[6]	19 784/187 964			单胎，新鲜 ET	AO-IVF	OR
Moreno-Sepulveda	2019	46 671/301 381[11]	55 852/286 150[12]	2466/52 254[8] 2459/52 296[11]（PE）		单胎	AO-IVF	OR

aOR. 校正比值比；ART. 辅助生殖技术；AO. 自体卵母细胞；ET. 胚胎移植；IVF. 体外受精；NR. 未报道；OD. 卵母细胞捐赠；OR. 比值比；PE. 先兆子痫；RR. 相对风险

出于伦理原因，永远不会进行此类研究。因此，通常使用年龄相近的女性通过IVF/ICSI或自然同房妊娠的对照组进行比较。然而，据推测，用自己的卵母细胞妊娠的女性身体状况更好，因此有着更有利的条件妊娠。

在不同的报道中，接受供卵的女性平均年龄为41岁[24, 32]，远高于使用自身卵母细胞进行IVF的女性的平均年龄。众所周知，母亲年龄本身与流产、高血压疾病、早产、糖尿病、剖宫产、先天畸形、围产期死亡率及几乎所有产科并发症的风险增加有关[3, 6, 71]。此外，在分析高龄人群时，接近40岁的女性的结果与接近60岁的女性的结果应该截然不同。例如，一项研究针对43岁以上的女性，发现接受供卵的患者的高血压疾病发生率高于一般IVF和自然妊娠者，但供卵患者的年龄大于IVF患者[34]。

另外，供卵后妊娠均来自IVF，IVF本身与许多上述疾病的风险增加相关[24]。此外，在许多供卵的报道中，多胎妊娠率很高，这本身也与许多上述情况有关[28]。在一项对≥45岁患者接受供卵后妊娠的研究中，多胎妊娠率高（39.2%）是围产期并发症发生率高的重要因素[56]。据报道，与IVF妊娠相比，供卵妊娠的多胎率更高[34]。因此，45岁以上的女性实施减胎术的数目有所增加[13]。然而，即使是单胎妊娠，产科/围产期不良结局的风险也持续增加[53]。

报道的研究包括新鲜和冷冻卵母细胞，以及新鲜和冷冻胚胎的混合。另外，捐赠者的来源可能不同："单纯捐赠者"（没有已知生育问题的健康年轻女性）或"卵细胞共享"（不孕夫妇捐赠多余的卵母细胞）。此外，通常不考虑有关捐精的影响。还有一个混杂因素可能与子宫内膜准备有关。最后，大多数研究没有进行未产妇均衡匹配，这是影响许多产科并发症的一个众所周知的风险因素[37]。

二、产科和围产期并发症

（一）胎盘特点

据报道，供卵妊娠出现了许多免疫介导的胎盘异常，如病因不明的绒毛膜炎[49, 63]、慢性蜕膜炎[18]、绒毛周围纤维蛋白增加[49]、缺血性改变/梗死[49]、绒毛间血栓[49]、绒毛膜板损伤[57]和绒毛间炎[57]。

（二）免疫学方面

在接受供卵后的妊娠中，母亲与胎儿是同种异体的，宿主对来自胎儿的外来抗原产生攻击移植物反应[55, 69]。供卵后胚胎/胎儿与母亲之间的关系已被比作实体器官的移植。然而，应该强调的是，在器官移植中，供体会经过筛选与受体相匹配，并且会应用许多药物来减少免疫反应。在器官移植中，人类白细胞抗原（human leukocyte antigen, HLA）不匹配的程度影响移植物的存活[43]。在自然妊娠中，考虑到最具免疫原性的HLA抗原有5个（HLA-A、HLA-B、HLA-C、HLA-DR和HLA-DQ），HLA错配的最高数目为5个。而在供卵妊娠，可能达到10个错配，这可能会导致更强烈的母体反应[55]。这提示，在无并发症的供卵妊娠，HLA匹配水平显著提高[33]。

（三）高血压疾病（表8–2）

妊娠期高血压疾病是一组异质性疾病，包括妊娠期高血压、先兆子痫、慢性高血压和慢性高血压并发先兆子痫。高血压疾病占围产期发病率和死亡率的很大比例，占美国所有孕产妇死亡的10%[65]。然而，不同的高血压疾病对妊娠的影响并不相同。因此，轻度妊娠期高血压的妊娠结局与一般人群相似[5, 9]。但是，严重的妊娠期高血压和先兆子痫是全球孕产妇和胎儿死亡的重要原因[10, 31, 39]。

辅助生殖技术（ART）本身与妊娠期高血压疾病的增加相关[66]。许多作者报道了供卵妊娠的高血压疾病，并在一些Meta分析中，高血压疾病在供卵周期中发病率显著增加，包括先兆子痫、先兆子痫–子痫和慢性高血压。

一项Meta分析[48]将供卵妊娠与所有ART妊娠和自然妊娠进行了比较，作者发现，与IVF妊娠相比，供卵妊娠中高血压疾病的风险增加2.57倍（95%CI 1.91～3.47），与自然妊娠相比，风险增加6.60倍（4.55～9.57）。在另一项Meta分析中，比较供卵或AO-IVF的新鲜移植和冷冻移植（单胎妊娠和多胎妊娠），所有供卵妊娠（OR=3.92，CI 3.21～4.78）[22]中，单胎妊娠（OR=3.63，CI 2.92～4.51）和双胎妊娠（OR=3.64，CI 2.57～5.16）的妊娠期高血压疾病风险增加[22]。先兆子痫的风险增加2.62倍（CI 1.75～3.93）[22]。分析40岁以上的女性，供卵妊娠的高血压疾病风险增加2.33倍（CI 1.21～4.49）[22, 39]。在一项Meta分析中，作者将供卵与所有ART妊娠和自然妊娠（单胎妊娠和多胎妊娠）进行比较，发现妊娠期高血压OR与IVF妊娠相比风险增加3.00倍（CI 2.44～3.70），与自然妊娠相比风险增加7.94倍（CI 1.73～36.36），先兆子痫风险分别增加2.54倍（CI 1.98～3.24）和4.34倍（CI 3.10～6.06）。

在另一项将供卵妊娠与AO-IVF和自然妊娠进行比较的Meta分析中，与单胎IVF妊娠相比，单胎供卵妊娠期高血压疾病的风险增加2.3倍（CI 1.60～3.32），与IVF多胎妊娠相比，多胎OD妊娠期高血压疾病的风险增加2.45倍（CI 1.53～3.93）[62]。关于先兆子痫，将OD妊娠后与IVF妊娠进行比较，单胎妊娠的aOR为2.11（CI 1.42～3.95）。当单胎OD妊娠与单胎自然妊娠相比时，aOR为2.94（CI 2.29～3.76）。对于多胎妊娠，OD妊娠与IVF妊娠相比，aOR为3.31（1.61～6.90）[62]。在Moreno-Sepulveda和Checa的Meta分析[41]中，在新鲜胚胎移植周期中，接受供卵的患者高血压疾病风险与IVF相比增加2.63倍（CI 2.17～3.18），与AO相比，增加2.62倍（CI 1.93～3.55）。新鲜胚胎移植中接受供卵的患者发生先兆子痫的风险，与IVF相比增加2.64倍（CI 2.29～3.04），与AO相比增加3.17倍（CI 2.67～3.75），冷冻胚胎移植风险增加1.75倍（CI 1.23～2.49）。重度先兆子痫也显著增加3.22倍（CI 2.30～4.49）。冷冻胚胎移植中重度先兆子痫也显著增加2.83倍（CI 1.45～5.52）。在对10篇文献的综述中，妊娠期高血压的风险也明显增加1.64倍（CI 1.26～2.13）。

在一项Meta分析中报道，与自然妊娠相比，IVF和ICSI中高血压疾病的总体RR分别增加1.43倍（CI 1.14～1.78）和1.28倍（CI 1.12～1.47），而在供卵周期中，与自然妊娠相比，RR增加4.13倍（CI 2.52～6.77）[66]。

（四）妊娠期糖尿病（表8-2）

有3项Meta分析关于供卵周期妊娠期糖尿病的问题，尽管3项研究的OR值相似，其中2项没有统计学上差异[22, 62]，有1项研究中有统计学差异[41]。一项涉及7项研究的Meta分析显示，供卵后单胎妊娠的妊娠期糖尿病发病率与IVF或自然受孕单胎妊娠相近（aOR=1.33，CI 0.71～2.50）[62]。同样，另一项Meta分析也报道了供卵周期妊娠期糖尿病的发生率与AO-IVF的发生率相似（OR=1.25，CI 0.68～2.30）[22]。然而，在另一项涉及7项研究的Meta分析中发现，供卵妊娠的妊娠期糖尿病风险增加1.27倍（CI 1.03～1.56）[41]。

（五）剖宫产（表8-2）

3项Meta分析显示，供卵妊娠剖宫产的风险增加[22, 41, 62]。在对12篇文献的Meta分析中，供卵与IVF单胎妊娠的剖宫产率相比，aOR为2.20（CI 1.85～2.60），与自然妊娠相比为2.38（CI 20.1～2.81）[62]。针对6项研究的Meta分析中，供卵妊娠剖宫产OR显著增加（OR=2.71，CI 2.23～3.30）[22]。同样，在一篇针对7项研究的Meta分析中，供卵妊娠与剖宫产率显著增加有关（OR=2.28，CI 2.14～2.42）[41]。

（六）产后出血和其他出血并发症

供卵妊娠和AO-IVF妊娠的前置胎盘发生率相似（OR=0.63，CI 0.33～1.20）。胎盘早剥率也无差异（OR=1.15，CI 0.52～2.53）[41]。2项Meta分析研究了产后出血的问题[41, 62]。第一项研究显示，供卵单胎妊娠与IVF单胎妊娠相比，产后出血风险增加（OR=2.40，CI 1.49～3.88）[62]，第二项Meta分析也得出类似结果（OR=1.96，CI 1.20～3.20）[41]。

（七）早产（表8-2）

在一项包含13篇文献（28 516例供卵/

表 8-2　Meta 分析中关于围产期并发症的数据

	高血压	先兆子痫	妊娠期糖尿病	剖宫产	产后出血	早产	极早早产	低出生体重	小于胎龄儿	胎死宫内
Pecks	2.57（1.91～3.47） 6.60（4.55～9.57） vs. NP									
Adams						1.26（1.23～1.30）		1.18（1.14～1.22） 1.24（1.15～1.35） VLW		
Jeve（单胎）	3.63（2.92～4.51）	2.62（1.75～3.93）	1.25（0.68～2.30）	2.71（2.23～3.30）		1.34（1.08～1.66）			1.81（1.26～2.60） 1.44（0.93～2.23）*	1.39（0.32～6.15）
Jeve（多胎）	3.64（2.572～5.16）									
Masoudian	3.00（2.44～3.70） 7.94（1.73～36.36）	2.54（1.98～3.24） 4.34（3.10～6.06） vs. NP								
Storgaard（单胎）	2.30（1.60～3.32）	2.11（1.42～3.15） 2.94（2.29～3.70） vs. NP	1.33（0.71～2.50）	2.20（1.85～2.60） 2.38（20.1～2.81） vs. NP	2.40（1.49～3.88）	1.75（1.39～2.20） 2.30（1.09～4.87） vs. NP		1.53（1.16～2.01） 1.94（1.10～3.41） vs. NP	1.14（0.83～1.56） 1.29（0.91～1.92） vs. NP	
Storgaard（多胎）	2.45（1.53～3.93）	3.31（1.61～6.90） 1.33（0.71～2.50）							0.97（0.64～1.49）	

（续表）

	高血压	先兆子痫	妊娠期糖尿病	剖宫产	产后出血	早产	极早早产	低出生体重	小于胎龄儿	胎死宫内
Mascarenhas						1.45（1.20～1.77）	2.14（1.40～3.25）	1.34（1.12～1.60） 1.51（1.17～1.95） VLW		
Moreno-Sepulveda	2.63（2.17～3.18） 2.62（1.93～3.55）（新鲜 ET）	2.64（2.29～3.04） 3.17（2.67～3.75）（新鲜 ET） 1.75（1.23～2.49）（冷冻 ET）		2.28（2.14～2.42）		1.57（1.33～1.86） 1.44（1.20～1.74）（新鲜 ET） 1.96（1.38～2.78）（冷冻 ET）	1.80（1.51～2.15） 1.68（1.10～2.59）（新鲜 ET） 2.93（1.65～5.20）（冷冻 ET）	1.25（1.20～1.30） 1.37（1.22～1.54）	0.83（0.78～0.98）	

*. 一致的定义；NP. 自然妊娠；VLW. 极低出生体重；ET. 胚胎移植

63 949 例 AO-IVF）的 Meta 分析中，早产率增加，RR 为 1.26（CI 1.23～1.30）[2]。另一项 Meta 分析包括了 11 篇研究[22]，也报道了供卵妊娠的早产率高于 AO-IVF 妊娠，OR 为 1.34（CI 1.08～1.66）。一篇包括 4 项研究的 Meta 分析，比较了供卵妊娠（757 例）与 AO-IVF 妊娠（30 970 例）的单胎早产率，结果表明，供卵单胎妊娠与 AO-IVF 单胎妊娠相比，OR 为 1.75（CI 1.39～2.20）[62]；供卵后单胎妊娠与自然妊娠的早产率相比，OR 为 2.30（CI 1.09～4.87）[62]。包括 6 篇研究的 Meta 分析将供卵和 AO-IVF 新鲜胚胎移植的结局进行比较，供卵妊娠的早产风险显著增加，OR 为 1.45（CI 1.20～1.77）[38]。3 篇文献均发现，供卵妊娠的极早早产风险也显著增加，RR 为 2.14（CI 1.40～3.25）[38]。有 2 篇研究早产的报道，包含了 150 例供卵和 7350 例 AO-IVF 的冷冻胚胎移植周期，供卵和 AO-IVF 妊娠的早产风险没有显著差异（OR=1.42，CI 0.67～3.01）。总之，汇总数据表明，供卵妊娠的极早早产风险显著高于 AO-IVF，OR 为 3.23（CI 1.32～7.88）。

在一项包括 16 项研究的 Meta 分析中，供卵妊娠的早产的总体 OR 为 1.57（1.33～1.86）[41]。供卵妊娠的新鲜胚胎移植（OR=1.44，CI 1.20～1.74）和冷冻胚胎移植（OR=1.96，CI 1.38～2.78）的早产风险均增加。关于极早早产，6 项研究的 Meta 分析显示总体 OR 为 1.80（CI 1.51～2.15）[41]。供卵妊娠新鲜胚胎移植（OR=1.68，CI 1.10～2.59）和冷冻胚胎移植（OR=2.93，CI 1.65～5.20）的极早早产风险均增加[41]。

（八）低出生体重（表 8-2）

第一篇 Meta 分析提出，与 AO-IVF 妊娠相比，供卵妊娠的低出生体重的 RR 增加（RR=1.18，CI 1.14～1.22），极低出生体重也增多（RR=1.24，1.15～1.35）[2]。第二篇 Meta 分析，包括 3 项研究（共 686 例供卵和 30 862 例 AO-IVF 单胎妊娠），供卵妊娠的低出生体重风险增加，与 AO-IVF 妊娠相比，aOR 为 1.53（1.16～2.01），与自然妊娠相比，aOR 为 1.94（1.10～3.41）[62]。一项 Meta 分析（包括比较供卵和 AO 周期中新鲜胚胎移植结果的 5 篇文献）报道，供卵妊娠的低出生体重风险显著增加（OR=1.34，CI 1.20～1.77）[38]。2 篇文献中报道的极低出生体重风险也显著增加（OR=1.51，CI 1.17～1.95）[38]。在一项涉及 12 项研究的 Meta 分析中，供卵妊娠的低出生体重的总体 OR 为 1.25（CI 1.20～1.30）[41]。极低出生体重的 OR 也显著增加（OR=1.37，CI 1.22～1.54）。3 项研究（包括 686 例供卵和 30 862 例 AO-IVF 单胎妊娠）的数据显示，供卵妊娠的低出生体重率的风险增加（OR=1.53，95%CI 1.16～2.01）[41]。

有 2 项 Meta 分析提供了新鲜和冷冻移植的数据分别统计。在冷冻移植时，在其中一项 Meta 分析（4 项研究；*n*=36 614 例患者）中，观察到供卵妊娠与使用 AO 的 IVF 相比，低出生体重增加（OR=1.83，CI 1.45～2.30）。在另一项关于 150 例 OD 冷冻移植和 7350 例 AO-IVF 冷冻移植后妊娠研究显示，低出生体重风险无显著差异（OR=1.65，CI 0.92～2.96）[38]。然而，与 AO-IVF 妊娠相比，供卵中极低出生体重的风险明显更高（OR=3.30，CI 1.21～9.01）。当 Meta 分析仅限于新鲜移植周期（10 项研究，220 645 例患者）时，供卵与自身卵母细胞 IVF 周期相比，低出生体重的风险增加相关（OR=1.25，CI 1.13～1.38）。

（九）小于胎龄儿

大多数 Meta 分析没有发现供卵妊娠中小于胎龄儿（SGA）的风险增加。在回顾 6 篇文章的 Meta 分析中，供卵中 SGA 的 OR 为 1.81（CI 1.26～2.60），但 SGA 的定义差异很大[22]。用统一的 SGA 定义来进行 Meta 分析的 4 项研究发现，OD 与 AO-IVF 相比，SGA 的 OR 为 1.44（CI 0.93～2.23）[22]。Storgaard 等在供卵与 OA-IVF 的单胎妊娠 Meta 分析显示，SGA 的 aOR 为 1.14（CI 0.83～1.56），供卵与自然妊娠相比，SGA 的 aOR 为 1.29（CI 0.91～1.92）[62]。在另一个 Meta 分析中，由于使用的 SGA 定义不同，数据无法合并[38]。另外，在一项涉及 5 项研究的 Meta 分析中，供卵妊娠与 SGA 风险降低相关（OR=0.83，

CI 0.78～0.98）[41]。

（十）子代遗传异常

一般来说，OD/胚胎捐献（embryo donation，ED）子代的遗传异常发生率与供体年龄有关，而与受体年龄无关。因此，当供卵/胚胎捐献应用于高龄女性时，染色体异常的发生率应比受体同年龄组低得多。例如，40岁时患唐氏综合征的风险为0.75%，42岁时为1.5%，48岁时为3.6%，而30岁和34岁时的风险分别为0.1%和0.3%[42]。同样，流产率从20—25岁时的10%增加到25—30岁时的12%，30—35岁时为18%，35—40时岁为23%，40—45岁时为50%，45岁时为90%[20]。此外，最近对男性伴侣和供卵进行基因检测以排除隐性疾病[1, 15, 16]，可以避免一些罕见疾病。一项Meta分析评估了先天性缺陷的OR，报道OR为0.89（CI 0.75～1.05）[2]。由于高龄女性的伴侣通常也是高龄，因此高龄男性的精子对后代的影响值得关注。许多疾病与男性年龄增长有关，如染色体疾病、孤独症和精神分裂症[14, 36, 40, 51, 59, 60]。然而，在大多数研究中，很难将父亲高龄与母亲高龄的影响区分开来。在2项分析供卵的小型研究中，父亲年轻或高龄的子代染色体异常率相似[15, 46]。

（十一）胎儿宫内死亡

一篇Meta分析[22]包括2项研究，发现供卵妊娠的宫内死亡率没有显著增加（RR=1.39，CI 0.32～6.15）。

（十二）特定的并发症

一些孕产妇先前存在的疾病与妊娠期并发症的发生率增加有关，包括严重的孕产妇并发症甚至死亡。据报道，有几例患有Turner综合征的女性在供卵妊娠中发生孕产妇死亡[7, 19, 23]。Turner综合征孕妇在妊娠期间因主动脉破裂或剥离而死亡的风险可能为2%或更高[23]。

（十三）与年龄相关的孕产妇风险

幸运的是，有些事件在妊娠期间非常罕见，但不应忽视它们的潜在后果。然而，由于它们较为罕见，使得难以进行病例对照研究。在全国住院患者样本（2008—2010年）中，对≥45岁女性（*n*=23 807）与35岁以下女性（*n*=10 768 536）进行比较，对分娩时出现的医疗和产科事件进行分析，分析了一些严重并发症[17, 54]。观察到以下风险增加：孕产妇死亡（OR=9.90，CI 5.60～15.98）、输血（OR=2.46，CI 2.27～2.68）、心肌梗死（OR=21.38，CI 11.46～39.88）、心脏骤停（OR=21.38，CI 11.86～39.89）、肺栓塞（OR=5.01，CI 3.47～7.23）、深静脉血栓形成（OR=4.38，CI 3.26～5.89）、急性肾衰竭（OR=6.38，CI 5.06～8.04）。尽管并非所有≥45岁母亲的病例都来自供卵，但这些数据可以大致估计≥45岁的OD孕妇的妊娠风险。

（十四）供卵案例

供卵周期占冷冻移植的2.3%～2.6%[25]。与OD妊娠结果相比，她们的围产期结局受到的关注要少很多。一些研究仅有小量的妊娠结局（*n*<25）[30, 61]。据报道，23.2%胚胎捐献后的单身女性发生早产[25]。有报道，接受供体胚胎（即捐赠的卵细胞和精子）的女性患高血压的比率（aOR=2.0，95%CI 1.25～3.17）与接受供卵的女性（aOR=1.0，CI 1.25～3.18）相似[26]。

三、讨论

在许多研究中发现，供卵妊娠的围产期并发症持续增加。在控制了多重性之后，大部分仍然存在上述风险增加。母亲年龄可能是重要的混杂因素，很少有研究对此进行控制。OD风险增加可以用三种理论来解释，可能不只是唯一的原因。第一种理论我们称之为“免疫卵母细胞理论”。在健康的自然妊娠中，母体本身不会对卵母细胞产生免疫反应（因为卵母细胞完全是母体物质）。在AO妊娠中，胚胎与母亲至少50%的组织相容性抗原相同。因此，自然妊娠中对胚胎/胎儿的免疫耐受优于供卵妊娠，在供卵妊娠中，母亲和胚胎/胎儿之间的抗原差异可达到100%。研究表明，与同胞供体相比，如果卵母细胞供体与受体无血缘关系，则高血压疾病的发生率明显更高[27]。先兆子痫发病机制之一可能与免疫耐受机制的失败密切相关[35, 44]。与此一致，改变精子来源不会影响供卵结果。在使用供精或伴侣精子的供卵周期中，报道了相似的先兆子痫发生率[50]。

第二种理论可能与“OD 程序”有关。供卵妊娠在许多方面与 AO-IVF 或自然妊娠不同：子宫内膜准备、胚胎冷冻、取卵周期的雌二醇水平和促性腺激素水平（在卵巢刺激期间影响卵母细胞，但不影响子宫）。有研究表明，在控制性卵巢刺激期间，高雌二醇水平可能会增加先兆子痫和低出生体重的风险[21, 38]。据报道，如果获得了＞20 个卵母细胞，早产和低出生体重的风险会增加[4, 38, 64]。

第三种理论被称为“母性无能”。供卵的妊娠率和与同一年龄的捐赠者的妊娠率非常相似。然而，产科并发症则不同。正如我们之前所说，母亲年龄本身就是几乎所有围产期并发症的危险因素。此外，人们可以推测，即使在控制了年龄之后，一些接受供卵的女性的健康状况也可能不如那些用自己卵母细胞妊娠的女性。已知和无法检测的情况包括血管、代谢、免疫和子宫问题等方面。与此一致的是，在一项比较 OD 的研究中，代孕者（平均年龄 31 岁）的早产率明显低于预定的父母接受者（平均年龄 41 岁）[58]。同样，一项小鼠的研究表明，在高龄小鼠的子宫环境中，异常的胎盘形成和蜕膜化是导致宫内发育迟缓和先天畸形的原因[70]。

尽管如此，必须强调的是，目前的做法已经有了显著改善，一些上述风险已经降低。例如，在这些患者中实施单胚胎移植后，避免了与多胎妊娠相关的风险。同样，通过心脏检测改善心脏相关问题。目前，供体与受体的 HLA 匹配是否能改善围产期结果仍有待研究。在进行供卵之前，应告知女性及其伴侣供卵的风险。对于 50 岁以下的女性，如果全面的医学评估排除了可能影响妊娠的情况，进行单胚胎移植（SET），供卵是一种非常成功和安全的替代方案。

四、结论

- 接受供卵的女性应对卵巢功能进行评估，以排除卵巢功能不全可能会增加的妊娠风险。
- ≥45 岁的供卵患者应接受医学评估，以排除可能影响妊娠结局的情况，如心血管和代谢紊乱。
- 不应向≥50 岁的女性提供供卵。
- 应进行遗传学检测，以发现卵母细胞捐献者和男性伴侣的隐性疾病。
- 必须进行 SET。
- 接受供卵治疗的女性 / 夫妇应了解风险。
- 对于 50 岁以下的女性，如果进行了全面的医学评估，排除了可能影响妊娠的情况，如果进行 SET，供卵是一种非常成功和安全的替代方案。

参考文献

[1] Abulí A, Boada M, Rodríguez-Santiago B, Coroleu B, Veiga A, Armengol L, Barri PN, Pérez-Jurado LA, Estivill X. NGS-based assay for the identifi cation of individuals carrying recessive genetic mutations in reproductive medicine. *Hum Mutat*. 2016;37:516-23.
[2] Adams DH, Clark RA, Davies MJ, de Lacey S. A meta-analysis of neonatal health outcomes from oocyte donation. *J Dev Orig Health Dis*. 2015;1-16.
[3] Al-Zirqi I, Vangen S, Forsen L, Stray-Pedersen B. Prevalence and risk factors of severe obstetric haemorrhage. *BJOG*. 2008;115:1265-72.
[4] Baker VL, Brown MB, Luke B, Conrad KP. Association of number of retrieved oocytes with live birth rate and birth weight: An analysis of 231, 815 cycles of in vitro fertilization. *Fertil Steril*. 2015;103:931-8.
[5] Barton JR, O'Brien JM, Bergauer NK, Jacques DL, Sibai BM. Mild gestational hypertension remote from term: Progression and outcome. *Am J Obstet Gynecol*. 2001;184:979-83.
[6] Bianco A, Stone J, Lynch L, Lapinski R, Berkowitz G, Berkowitz RL. Pregnancy outcome at age 40 and older. *Obstet Gynecol*. 1996;87:917-22.
[7] Boissonnas CC, Davy C, Bornes M, Arnaout L, Meune C,

Tsatsatris V, Mignon A, Jouannet P. Careful cardiovascular screening and follow-up of women with Turner syndrome before and during pregnancy is necessary to prevent maternal mortality. *Fertil Steril*. 2009;91:929.e5-7.

[8] Borini A, Bafaro G, Violini F, Bianchi L, Casadio V, Flamigni C. Pregnancies in postmenopausal women over 50 years old in an oocyte donation program. *Fertil Steril*. 1995;63:258-61.

[9] Buchbinder A, Sibai BM, Caritis S, Macpherson C, Hauth J, Lindheimer MD, Klebanoff M, Vandorsten P, Landon M, Paul R, Miodovnik M, Meis P, Thurnau G, National Institute of Child Health and Human Development Network of Maternal-Fetal Medicine Units. Adverse perinatal outcomes are significantly higher in severe gestational hypertension than in mild preeclampsia. *Am J Obstet Gynecol*. 2002;186:66-71.

[10] Chang J, Elam-Evans LD, Berg CJ, Herndon J, Flowers L, Seed KA, Syverson CJ. Pregnancy-related mortality surveillance-United States, 1991-1999. *MMWR Surveill Summ*. 2003; 52:1-8.

[11] Ethics Committee of the American Society for Reproductive Medicine. Oocyte or embryo donation to women of advanced reproductive age: An Ethics Committee opinion. *Fertil Steril*. 2016;106:e3-7.

[12] European IVF-monitoring Consortium (EIM) for the European Society of Human Reproduction and Embryology (ESHRE), Wyns C, Bergh C, Calhaz-Jorge C, De Geyter C, Kupka MS, Motrenko T, Rugescu I, Smeenk J, Tandler-Schneider A, Vidakovic S, Goossens V. ART in Europe, 2016: Results generated from European registries by ESHRE. *Hum Reprod Open*. 2020;(3):hoaa032. doi: 10.1093/hropen/hoaa032.

[13] Evans MI, Hume RF Jr, Polak S, Yaron Y, Drugan A, Diamond MP, Johnson MP. The geriatric gravida: Multifetal pregnancy reduction, donor eggs, and aggressive infertility treatments. *Am J Obstet Gynecol*. 1997;177:875-8.

[14] Fisch H, Hyun G, Golden R, Hensle TW, Olsson CA, Liberson GL. The infl uence of paternal age on down syndrome. *J Urol*. 2003;169:2275-8.

[15] Gallardo E, Simon C, Levy M, Guanes PP, Remohi J, Pellicer A. Effect of age on sperm fertility potential: Oocyte donation as a model. *Fertil Steril*. 1996;66:260-4.

[16] Garrido N, Bosch E, Alamá P, Ruiz A. The time to prevent mendelian genetic diseases from donated or own gametes has come. *Fertil Steril*. 2015;104:833-5.

[17] Grotegut CA, Chisholm CA, Johnson LN, Brown HL, Heine RP, James AH. Medical and obstetrical complications among pregnant women aged 45and older. *PLoS One*. 2014;9:e96237.

[18] Gundogan F, Bianchi DW, Scherjon SA, Roberts DJ. Placental pathology in egg donor pregnancies. *Fertil Steril*. 2010;93:397-404.

[19] Hagman A, Loft A, Wennerholm UB, Pinborg A, Bergh C, Aittomäki K, Nygren KG, Bente Romundstad L, Hazekamp J, Söderström-Anttila V. Obstetric and neonatal outcome after oocyte donation in 106 women with Turner syndrome: A Nordic cohort study. *Hum Reprod*. 2013;28:1598-609.

[20] Heffner LJ. Advanced maternal age: How old is too old? *New Engl J Med*. 2004;351:1927-9.

[21] Imudia AN, Awonuga AO, Doyle JO, Kaimal AJ, Wright DL, Toth TL, Styer AK. Peak serum estradiol level during controlled ovarian hyperstimulation is associated with increased risk of small for gestational age and preeclampsia in singleton pregnancies after in vitro fertilization. *Fertil Steril*. 2012;97:1374-9.

[22] Jeve Y, Potdar N, Opoku A, Khare M. Donor oocyte conception and pregnancy complications: A systematic review and meta-analysis. *BJOG Int J Obstet Gynaecol*. 2016;123:1471-80.

[23] Karnis MF, Zimon AE, Lalwani SI, Timmreck LS, Klipstein S, Reindollar RH. Risk of death in pregnancy achieved through oocyte donation in patients with Turner syndrome: A national survey. *Fertil Steril*. 2003;80:498-501.

[24] Kawwass JF, Badell ML. Maternal and fetal risk associated with assisted reproductive technology. *Obstet Gynecol*. 2018;132:763-72.

[25] Kawwass JF, Crawford S, Hipp HS, Boulet SL, Kissin DM, Jamieson DJ, National ART Surveillance System Group. Embryo donation: National trends and outcomes, 2000 through 2013. *Am J Obstet Gynecol*. 2016;215:747.e1-e5.

[26] Kennedy AL, Stern CJ, Tong S, Hastie R, Agresta F, Walker SP, Brownfoot FC, MacLachlan V, Vollenhoven BJ, Lindquist AC. The incidence of hypertensive disorders of pregnancy following sperm donation in IVF: An Australian state-wide retrospective cohort study. *Hum Reprod*. 2019; 34:2541-54.

[27] Kim HSYK, Cha SH, Song IO, Kang IS. Obstetric outcomes after oocyte donation in patients with premature ovarian failure. Abstracts of the 21st Annual Meeting of the ESHRE, Copenhagen, Denmark: ESHRE; 2005. p. O-094.

[28] Korb D, Schmitz T, Seco A, Le Ray C, Santulli P, Goffinet F, Deneux-Tharaux C. Increased risk of severe maternal morbidity in women with twin pregnancies resulting from oocyte donation. *Hum Reprod*. 2020;35:1922-32.

[29] Kort DH, Gosselin J, Choi JM, Thornton MH, Cleary-Goldman J, Sauer MV. Pregnancy after age 50: Defi ning risks for mother and child. *Am J Perinatol*. 2012;29:245-50.

[30] Kovacs GT, Breheny SA, Dear MJ. Embryo donation at an Australian university in-vitro fertilisation clinic: Issues and outcomes. *Med J Aust*. 2003;178:127-9.

[31] Kuklina EV, Ayala C, Callaghan WM. Hypertensive disorders and severe obstetric morbidity in the United States. *Obstet Gynecol*. 2009;113:1299-306.

[32] Kupka MS, Ferraretti AP, de Mouzon J, Erb K, D'Hooghe T, Castilla JA, Calhaz-Jorge C, De Geyter C, Goossens V, European IVF-Monitoring Consortium, for the European Society of Human Reproduction and Embryology. Assisted reproductive technology in Europe, 2010: Results generated from European registers by ESHRE. *Hum Reprod*. 2014;29:2099-113.

[33] Lashley LE, van der Hoorn ML, Haasnoot GW, Roelen DL, Claas FH. Uncomplicated oocyte donation pregnancies

are associated with a higher incidence of human leukocyte antigen alloantibodies. *Hum Immunol*. 2014;75:555-60.

[34] Le Ray C, Scherier S, Anselem O, Marszalek A, Tsatsaris V, Cabrol D, Goffi net F. Association between oocyte donation and maternal and perinatal outcomes in women aged 43 years or older. *Hum Reprod*. 2012;27:896-901.

[35] Levron Y, Dviri M, Segol I, Yerushalmi GM, Hourvitz A, Orvieto R, Mazaki-Tovi S, Yinon Y. The "immunologic theory" of preeclampsia revisited: A lesson from donor oocyte gestations. *Am J Obstet Gynecol*. 2014;211:383.e1-5.

[36] Lowe X, Eskenazi B, Nelson DO, Kidd S, Alme A, Wyrobek AJ. Frequency of XY sperm increases with age in fathers of boys with Klinefelter syndrome. *Am J Hum Genet*. 2001;69:1046-54.

[37] Macharey G, Gissler M, Ulander VM, Rahkonen L, Väisänen-Tommiska M, Nuutila M, Heinonen S. Risk factors associated with adverse perinatal outcome in planned vaginal breech labors at term: A retrospective population-based case-control study. *BMC Pregnancy Childbirth*. 2017;17:93.

[38] Mascarenhas M, Sunkara SK, Antonisamy B, Kamath MS. Higher risk of preterm birth and low birth weight following oocyte donation: A systematic review and meta-analysis. *Eur J Obstet Gynecol Reprod Biol*. 2017 Nov;218:60-7.

[39] Masoudian P, Nasr A, de Nanassy J, Fung-Kee-Fung K, Bainbridge SA, El Demellawy D. Oocyte donation pregnancies and the risk of preeclampsia or gestational hypertension: A systematic review and metaanalysis. *Am J Obstet Gynecol*. 2016;214:328-39.

[40] McIntosh GC, Olshan AF, Baird PA. Paternal age and the risk of birth defects in offspring. *Epidemiology*. 1995 May;6(3):282-8. doi: 10.1097/00001648-199505000-00016.

[41] Moreno-Sepulveda J, Checa MA. Risk of adverse perinatal outcomes after oocyte donation: A systematic review and meta-analysis. *J Assist Reprod Genet*. 2019;36:2017-37.

[42] Newberger D. Down syndrome: Prenatal risk assessment and diagnosis. *Am Fam Physician*. 2000;62:825-32.

[43] Opelz G, Döhler B. Effect of human leukocyte antigen compatibility on kidney graft survival: Comparative analysis of two decades. *Transplantation*. 2007;84:137-43.

[44] Pados G, Camus M, Van SA, Bonduelle M, Devroey P. The evolution and outcome of pregnancies from oocyte donation. *Hum Reprod (Oxford, England)*. 1994;9:538-42.

[45] Paulson RJ, Boostanfar R, Saadat P, Mor E, Tourgeman DE, Slater CC, Francis MM, Jain JK. Pregnancy in the sixth decade of life: Obstetric outcomes in women of advanced reproductive age. *JAMA*. 2002;288:2320-3.

[46] Paulson RJ, Milligan RC, Sokol RZ. The lack of influence of age on male fertility. *Am J Obstet Gynecol*. 2001;184:818-22.

[47] Paulson RJ, Thornton MH, Francis MM, Salvador HS. Successful pregnancy in a 63-year-old woman. *Fertil Steril*. 1997;67:949-51.

[48] Pecks U, Maass N, Neulen J. Oocyte donation: A risk factor for pregnancy-induced hypertension: A meta-analysis and case series. *Dtsch Arztebl Int*. 2011;108:23-31.

[49] Perni SC, Predanic M, Cho JE, Baergen RN. Placental pathology and pregnancy outcomes in donor and non-donor oocyte in vitro fertilization pregnancies. *J Perinat Med*. 2005;33:27-32.

[50] Preaubert L, Vincent-Rohfritsch A, Santulli P, Gayet V, Goffi net F, Le Ray C. Outcomes of pregnancies achieved by double gamete donation: A comparison with pregnancies obtained by oocyte donation alone. *Eur J Obstet Gynecol Reprod Biol*. 2018;222:1-6.

[51] Reichenberg A, Gross R, Weiser M, Bresnahan M, Silverman J, Harlap S, Rabinowitz J, Shulman C, Malaspina D, Lubin G, Knobler HY, Davidson M, Susser E. Advancing paternal age and autism. *Arch Gen Psychiatry*. 2006;63:1026-32.

[52] Remohí J, Nadal FJ, Del Pozo D, Mendoza R, Boada M, Martínez F, Alberto JC, Palumbo A, Llacer J, Mashlab A. Donación de ovocitos. In: Matorras R, Hernández J, editors. *Estudio y tratamiento de la pareja estéril. Recomendaciones de la Sociedad Española de Fertilidad, con la colaboración de la Asociación para el Estudio de la Biología de la Reproducción, la Asociación Española de Andrología y la Sociedad Española de Contracepción*. Madrid: Adalia; 2007. pp. 349-60.

[53] Rodriguez-Wallberg KA, Berger AS, Fagerberg A, Olofsson JI, Scherman-Pukk C, Lindqvist PG, Nasiell J. Increased incidence of obstetric and perinatal complications in pregnancies achieved using donor oocytes and single embryo transfer in young and healthy women: A prospective hospital-based matched cohort study. *Gynecol Endocrinol*. 2019;35:314-19.

[54] Sauer MV. Reproduction at an advanced maternal age and maternal health. *Fertil Steril*. 2015;103:1136-4.

[55] Savasi VM, Mandia L, LaOReti A, Cetin I. Maternal and fetal outcomes in oocyte donation pregnancies. *Hum Reprod Update*. 2016;22:620-33.

[56] Sauer MV, Paulson RJ, Lobo RA. Oocyte donation to women of advanced reproductive age: Pregnancy results and obstetrical outcomes in patients 45 years and older. *Hum Reprod*. 1996;11:2540-3.

[57] Schonkeren D, Swings G, Roberts D, Claas F, de Heer E, Scherjon S. Pregnancy close to the edge: An immunosuppressive infiltrate in the chorionic plate of placentas from un complicated egg cell donation. *PLoS One*. 2012;7:e32347.

[58] Segal TR, Kim K, Mumford SL, Goldfarb JM, Weinerman RS. How much does the uterus matter? Perinatal outcomes are improved when donor oocyte embryos are transferred to gestational carriers compared to intended parent recipients. *Fertil Steril*. 2018;110:888-95.

[59] Sharma R, Agarwal A, Rohra VK, Assidi M, Abu-Elmagd M, Turki RF. Effects of increased paternal age on sperm quality, reproductive outcome and associated epigenetic risks to offspring. *Reprod Biol Endocrinol*. 2015 Apr 19;13:35.

[60] Sipos A, Rasmussen F, Harrison G, Tynelius P, Lewis G,

Leon DA, Gunnell D. Paternal age and schizophrenia: A population based cohort study. *BMJ*. 2004;329:1070.

[61] Söderström-Anttila V, Foudila T, Ripatti UR, Siegberg R. Embryo donation: Outcome and attitudes among embryo donors and recipients. *Hum Reprod*. 2001;16:1120.

[62] Storgaard M, Loft A, Bergh C, Wennerholm UB, Söderström-Anttila V, Romundstad LB, Aittomaki K, Oldereid N, Forman J, Pinborg A. Obstetric and neonatal complications in pregnancies conceived after oocyte donation: A systematic review and meta-analysis. *BJOG*. 2017;124:561-72.

[63] Styer AK, Parker HJ, Roberts DJ, Palmer-Toy D, Toth TL, Ecker JL. Placental villitis of unclear etiology during ovum donor in vitro fertilization pregnancy. *Am J Obstet Gynecol*. 2003;189:1184-6.

[64] Sunkara SK, La Marca A, Seed PT, Khalaf Y. Increased risk of preterm birth and low birthweight with very high number of oocytes following IVF: An analysis of 65 868 singleton live birth outcomes. *Hum Reprod*. 2015;30:1473-80.

[65] Sutton ALM, Harper LM, Tita ATN. Hypertensive disorders in pregnancy. *Obstet Gynecol Clin North Am*. 2018;45: 333-47.

[66] Thomopoulos C, Salamalekis G, Kintis K, Andrianopoulou I, Michalopoulou H, Skalis G, Archontakis S, Argyri O, Tsioufi s C, Makris TK, Salamalekis E. Risk of hypertensive disorders in pregnancy following assisted reproductive technology: Overview and meta-analysis. *J Clin Hypertens (Greenwich)*. 2017;19:173-83.

[67] Toner JP, Grainger DA, Frazier LM. Clinical outcomes among recipients of donated eggs: An analysis of the U.S. national experience, 1996-1998. *Fertil Steril*. 2002;78: 1038-45.

[68] Trounson A, Leeton J, Besanko M, Wood C, Conti A. Pregnancy established in an infertile patient after transfer of a donated embryo fertilised in vitro. *Br Med J (Clin Res Ed)*. 1983;286:835-8.

[69] van der Hoorn ML, Lashley EE, Bianchi DW, Claas FH, Schonkeren CM, Scherjon SA. Clinical and immunologic aspects of egg donation pregnancies: A systematic review. *Hum Reprod Update*. 2010;16:704-12.

[70] Woods L, Perez-Garcia V, Kieckbusch J, Wang X, DeMayo F, Colucci F, Hemberger M. Decidualisation and placentation defects are a major cause of age-related reproductive decline. *Nat Commun*. 2017;8:352.

[71] Yogev Y, Melamed N, Bardin R, Tenenbaum-Gavish K, Ben-Shitrit G, Ben-Haroush A. Pregnancy outcome at extremely advanced maternal age. *Am J Obstet Gynecol*. 2010;203:558 e551-e557.

第9章 超高龄（>45岁）患者产科并发症和妊娠结局

Obstetric risks and pregnancy outcomes specific to patients with very advanced maternal age (over 45)

Filipa Rafael Marta Carvalho Samuel Santos-Ribeiro 著
赵德鹏 译 李雪梅 校

20世纪90年代中期开始，我们见证了一个女性逐渐赋权的时代。这不仅表现为避孕药普及，还因为社会越来越接受由女性自主决定终止意外妊娠。随着时代的进步，生殖权利的变化加上现代社会行为的逐渐转变，使得夫妇首次为人父母的平均年龄显著推迟。这种变化不仅包括为女性提供更好的教育和职业机会，还包括对男性在家庭日常生活中责任的反复调整[1]。此外，育龄期夫妇相对不了解年龄相关不孕症风险，这部分归因于媒体对高龄妊娠的报道[2]。这种风险意识的缺乏导致育龄期夫妇无意中高估了他们在高龄时自然受孕和采用辅助生殖技术（ART）后的受孕机会（图9-1），使得40岁以上尝试首次受孕的女性人数逐渐增加[3]。

总的来说，生育第一胎年龄的推后、ART和卵母细胞捐赠使得高龄产妇妊娠机会增加，因此35岁或以上不足以定义为高龄产妇，45岁或以上更为符合高龄孕产妇[4]。45岁或以上女性的妊娠率在世界范围内差异很大，在西班牙进行的一项队列研究中，该年龄段的妊娠率在10年内翻了3倍，占所有妊娠的2.6%[5]。相反，在2010—2018年，一项使用美国数据进行的全国调查得出的结论是，随着时间的推移，这个年龄组的妊娠率仅轻微增长，即每1000名女性生育0.7～0.9人[6]。

在35岁时，女性生育力大幅下降，但这种下降在女性年龄>40岁时最为明显。关于高龄产妇（>45岁）的影响，报道自发受孕实现活产的概率低于3%，在使用自体卵母细胞进行ART治疗后，此概率似乎没有显著提高[7]。从细胞的角度来看，随着母亲年龄的增加，卵巢储备的消耗和卵巢储备功能的下降都非常重要。关于卵巢储备功能，“卵母细胞质量”下降最主要的表现是线粒体功能障碍和染色体分离错误的发生率较高，最终导致产生的胚胎植入能力显著受损。有趣的是，虽然染色体分离错误在雄性和雌性配子发生过程中都可出现，但父系错误似乎可以通过细胞周期检查点机制消除，因此年龄相关的非整倍体主要来自母系[8]。总的来说，这些重要的细胞修饰不仅意味着随着母亲年龄的增长，临床妊娠更难实现，而且妊娠期间，流产和葡萄胎妊娠的可能性显著增加，最终导致在45岁以上的女性中高达90%的妊娠丢失[9]。

然而，随着女性年龄的增长，卵巢功能下降

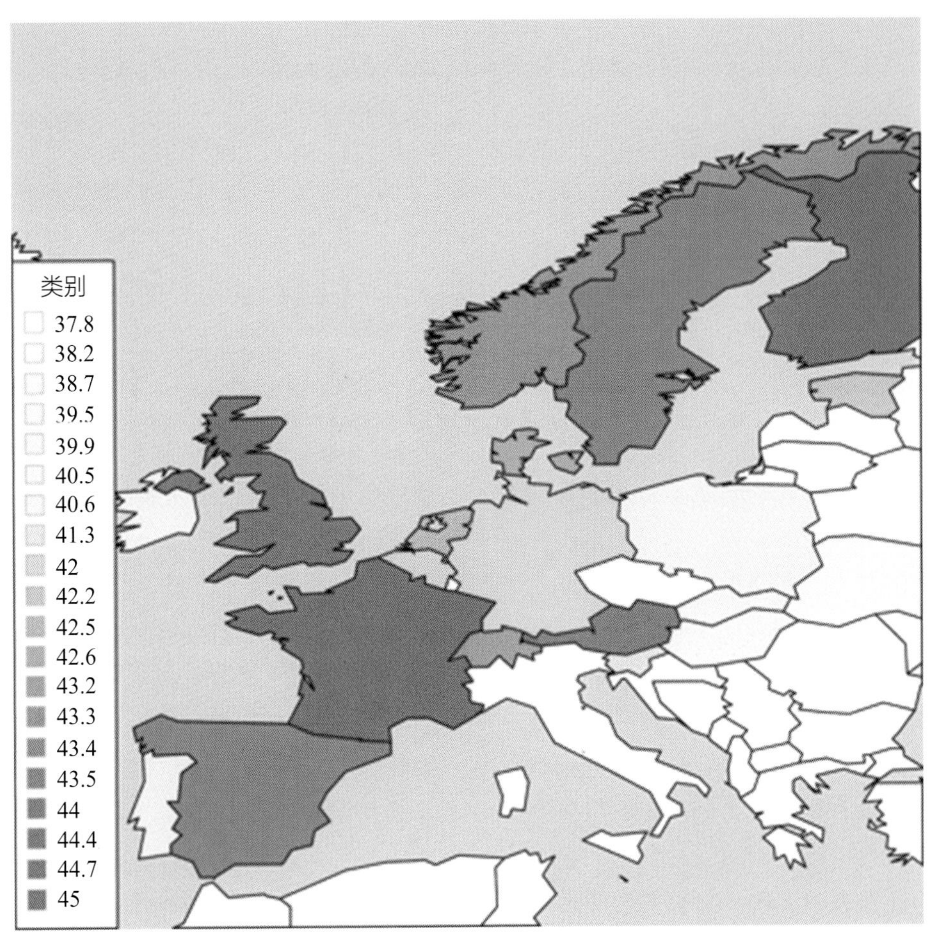

▲ 图 9–1　**欧洲国家报道，年龄为 25—42 岁女性与生育力的关系**

经许可转载，引自 Mills et al.[3]

并不是导致不良妊娠结局的唯一原因。其他潜在因素包括性交频率降低和影响生育力的疾病患病率较高，如子宫内膜异位症、子宫肌瘤或输卵管因素[10]。

除了较低的持续妊娠率外，高龄产妇的胎儿和产妇不良结局的风险增高，包括剖宫产、先兆子痫、妊娠期糖尿病、早产和死产[11, 12]。此外，脑瘫、认知发育受损、注意缺陷多动障碍或孤独谱系障碍、发育或心血管功能障碍等多种神经发育疾病的风险也会增加[13, 14]。这些长期健康问题在 ART 妊娠和自然受孕儿童之间没有显著差异；然而，这种分析仅适用于单胎妊娠[14]。因为在 ART 妊娠中经常移植多个胚胎，影响该年龄组相关的不良妊娠结局。

因使用自体卵母细胞妊娠率极低，使得高龄成为接受卵母细胞捐赠的主要指征。无论接受者年龄，供卵每次移植都能达到 50% 以上的活产率[15, 16]。在过去的几十年中，卵母细胞捐赠越来越成为一种更易被接受和更有效的策略来治疗女性年龄相关不孕症，也使得高龄产妇妊娠率急剧增加。医学界需要更全面地反思和理解高龄孕妇相关的产科风险，而直到最近，这一问题才得到重视[2]。

尽管卵母细胞捐赠周期中的着床率几乎完全取决于捐赠者的年龄，但子宫容受性和充分的子宫内膜发育仍然可能对妊娠结局产生重大影响（表9–1）。具体而言，子宫内膜厚度预测妊娠结局的价值并无明确结论，但它仍然是最常用的子宫内膜容受性评估指标，并被认为是胎盘形成的必要条件。就此而言，子宫内膜发育不良不仅与活

表 9-1 不同生育年龄妊娠结局

	生育年龄（岁）				
	≤ 34	35—39	40—44	45—49	≥50
临床妊娠率	64.9%	65.4%	64.7%	62.8%	59.9%
活产率	56.7%	55.7%	55.8%	52.7%	48.6%
流产率	16.0%	17.7%	16.9%	18.5%	19.0%

改编自 Yeh et al.[102]

产率较低有关，而且与前置胎盘、胎儿生长受限和低出生体重的风险增加有关[17, 18]。子宫内膜厚度似乎取决于生育年龄，据报道子宫内膜厚度<7mm 时妊娠率较低，内膜厚度 10mm 以上妊娠率明显增加[19]。尽管薄型子宫内膜的阈值并不明确，高龄女性 ART 周期新鲜移植后子宫内膜厚度>8mm 活产率明显增加[20]。最后，卵母细胞捐赠周期中母亲与胚胎或胎儿之间完全不同的遗传物质具有免疫特殊性，也可能影响成功妊娠。更具体地说，最近的证据表明，卵母细胞捐赠妊娠的胎盘滋养细胞免疫检查点共抑制配体的表达可能受到显著影响，而且提示此类妊娠存在不同的免疫调节过程，使得妊娠期并发症风险增加，如妊娠期高血压疾病[21]。

一、短期内母体和胎儿风险

母体发生明显的解剖学、生理学和生化变化以适应妊娠。这些惊人的变化在受精后不久开始，并持续整个妊娠期。大多数表现为对胎盘和胎儿提供生理发育支持。正常妊娠时的母体适应经常被误认为是先前存在的疾病的进展，特别是在高龄孕妇中。孕妇心脏生理学的变化包括心输出量、心率、左心室负荷和平均动脉压增加，全身和肺血管阻力、胶体渗透压降低。收缩期功能性心脏杂音、呼吸困难、下肢水肿、疲劳、运动不耐受和其他临床表现也经常出现在妊娠中。这些可能会混淆心脏病的诊断，而心脏病在高龄女性中更为普遍。特别令人担忧的是，心脏病是目前孕产妇死亡的主要原因，占所有死亡病例的 20%[22]。心血管疾病也占孕产妇发病率的很大一部分，并且是产科重症监护病房入住的主要原因。无论何种原因，40 岁以上女性的孕产妇死亡风险是 25—29 岁女性的 5 倍（分别为每 100 000 例活产发生 46 例和 9 例）[23, 24]。在一项基于英国的高龄孕产妇死亡登记研究中，产前保健不足、内科并发症、既往妊娠并发症和妊娠期吸烟[25]是孕产妇死亡率增加的可能风险因素。

在妊娠后期，先前存在的，以及与妊娠相关的高血压常常使病情复杂化。慢性高血压是妊娠期最常见的严重并发症之一，尤其是在高龄孕妇中。高血压孕妇心血管、脑血管和肾脏疾病的发病率增加，除了增加流产的风险外，在妊娠期间，这些疾病还会恶化。先兆子痫的发病率在 40 岁以上的女性中为 5%～10%，在 50 岁以上的女性中可高达 35%[26, 27]。ART 是大型队列研究中的一个重要风险因素[28]，这种风险因素很大程度上可能与其他混杂因素相关[29]。此外，最近的一项研究报道发现，冷冻胚胎移植（自体和供体卵母细胞周期）和新鲜捐赠卵母细胞胚胎移植似乎会增加妊娠期高血压疾病的风险，但自体卵母细胞新鲜胚胎移植妊娠期高血压疾病的风险不会增加[30]。据推测，这种风险增加可能与人工周期移植中缺乏黄体有关[31-33]。最近关于先兆子痫病理生理学的研究表明，黄体是胎盘形成前产生激素的主要来源，除了雌激素和孕激素的分泌外，黄体还生产参与母体循环适应的重要物质，如松弛素[34]。

出于这个原因，应考虑自然周期进行子宫内膜准备，特别是对于高龄女性或妊娠期高血压疾病风险较高的女性[35-36]。此外，严密的产科监测，对于进一步降低妊娠期高血压疾病相关的发病率和死亡率也很重要，包括早产、剖宫产和小于胎龄儿的发生率[37]。有学者建议，在高危患者中，使用阿司匹林可以降低妊娠期高血压疾病产科并发症的风险，尤其是高龄孕妇。尽管这一治疗的真正疗效仍无定论[38, 39]。

高龄女性的一个常见医疗问题是糖尿病（孕前和妊娠期）。据报道，35—44 岁女性的孕前糖尿病发生率为 5.4%，到 50 岁时上升至 12%[40]。孕前糖尿病会导致先天畸形、围产期死亡率和发病率升高。40 岁以上女性的妊娠期糖尿病发病率为 7%～12%，50 岁以上女性的发病率上升到 20%[26, 27, 41]。最近对超过 1.2 亿的患者进行的 Meta 分析得出结论，母亲年龄与妊娠期糖尿病风险之间存在线性关系。与 20 岁以下的女性相比，40 岁以上女性的风险增加 4.86 倍（95%CI 3.78～6.24）[42]。妊娠期糖尿病的主要并发症包括巨大儿、难产、分娩时阴道 / 直肠撕裂伤、新生儿低血糖和臂丛神经损伤。

在高龄孕产妇中常见胎盘疾病，如胎盘早剥与分娩次数和高血压有关。而这两种风险因素在高龄孕产妇中更为常见。此外，年龄也是前置胎盘的独立危险因素，40 岁以上的女性风险增加 10 倍[37]。

难产和剖宫产的可能性也会增加[26, 37, 43, 44]。子宫功能异常似乎随着年龄的增长而稳步增加，尤其是妊娠中期子宫的生长[45]。在一项包含 78 000 多例单胎分娩的队列研究中，45—49 岁女性进行首次剖宫产率为 36%[47]，而 50 岁以上的女性为 61%。这一激增背后的原因可能包括其他并发症的发生率增加、引产、剖宫产的指征较宽松[46]。另一项最近的研究报道发现，择期剖宫产与 50 岁以上的产妇年龄独立相关。在多因素分析中，校正前次剖宫产、先兆子痫、孕前体重指数和多胎妊娠后，研究人员发现，剖宫产的比值比（OR）在 50 岁以上的女性中（与 45—49 岁的女性相比）为 3.00（95%CI 1.29～6.98）[47]。

并非所有不良事件都只发生在妊娠后期。事实上，妊娠丢失非常常见。具体而言，高龄孕产妇面临更高的自然流产风险，大部分流产发生在妊娠 6～14 周[48]。在斯堪的纳维亚的一项前瞻性注册研究中，45 岁或以上的女性有 74.7% 的自然流产风险，与流产次数或胎次无关[49]。流产组织核型分析表明，大部分妊娠丢失与非整倍体有关，其中最常见的是常染色体三倍体。同样，葡萄胎的风险增加，尤其是完全性葡萄胎，在 50 岁后可能增加数百倍[50, 51]。

随着女性年龄的增长，导致先天畸形的风险也会增加。一项基于人群的病例对照研究显示，心脏缺陷、食管闭锁、尿道下裂和颅缝早闭似乎都随着母亲年龄的增长而独立增加[52]。与年轻女性相比，高龄产妇的异位妊娠风险增加 4～8 倍，这是孕产妇死亡率和早期妊娠丢失的最主要原因[53]。

这些孕产妇的风险需要由产科医生解决。为了减少这些相关风险，最重要的是在孕前咨询时为这些患者提供充分的建议。应筛查高危人群是否存在隐匿性的 2 型糖尿病和微血管或大血管并发症，包括眼科医生会诊、蛋白尿评估和超声心动图检查。可以为 45 岁以上的高龄女性提供乳腺癌筛查、孕前是否应停服药物等咨询服务，提供有关饮食和定期锻炼的建议。最后，在考虑使用 ART 时，限制多胎妊娠是降低最终风险的关键[54]。此外，对妊娠早期管理的建议包括早期超声确定妊娠位置（及时排除或积极治疗宫外孕）；染色体畸变的非侵入性和（或）侵入性筛查；用于检测胎儿先天异常的超声筛查，包括必要时的胎儿超声心动图检查。在妊娠中期，筛查妊娠期糖尿病、高血压和蛋白尿，并安排超声检查以评估妊娠 32 周、34 周和 36 周时的胎盘位置和胎儿体重[54]。关于分娩时间，39 周引产有助于降低死产风险。尽管存在争议，但有一些证据表明在适当的条件下提倡择期阴道分娩[55]。

二、远期母体风险

妊娠是机体是否健康的一种考验，因为孕妇身体的几乎每个器官系统都会发生大量适应性变化，以适应胚胎 / 胎儿发育的需求。高龄孕产妇在 9 个月期间发生的这些重大变化不仅会带来直接的孕产风险，而且可能会产生长期后果。此外，在这个年龄段接受 ART 助孕，使得外源性促性腺激素对女性长期健康风险的担忧增加。这些风险是双重的，因为高龄不孕的女性通常会有多种其他心血管疾病[56]和癌症[57]的风险因素，而且许多癌症（包括生殖系统癌症）可能是激素依赖性的[58]。

总的来说，尽管许多潜在风险令人担忧，但迄今为止的大部分长期数据都将 35—40 岁以上的女性作为一个单独的群体进行评估，从而无法确定 45 岁以上人群的真实效果。例如，最近的一项注册研究发现 40 岁以后分娩与随后 5 年内多器官系统患癌症和其他疾病的风险增加有关，这一发现主要与女性年龄有关，尽管小部分女性是通过 ART 受孕[59]。在已知的风险中，心血管疾病是最值得注意的风险之一。在高龄孕妇中妊娠期高血压疾病、慢性高血压、心力衰竭、脑卒中、糖尿病和晚期肾病也更常见[60]。研究者还发现，在其他器官系统中，血液和免疫系统疾病、内分泌或代谢紊乱、感觉异常（与听觉相关的疾病）、精神和行为疾病、肌肉骨骼和结缔组织疾病、泌尿生殖系统疾病发生风险也会增加。

未来患癌症的风险增加是高龄孕产妇的一个常见问题，尤其是在接受 ART 治疗的女性中。然而，大型注册研究发现卵巢刺激并不增加卵巢癌[61, 62]、乳腺癌[63]、子宫内膜癌[64]和黑色素瘤[65]的患病风险[66-70]，该研究校正了不孕症相关的混杂因素，特别是子宫内膜异位症[71]。

在全球范围内，一项纵向研究发现，首次妊娠年龄在 38 岁以上的女性产后幸福感较低，尤其是在分娩后 3 年内[72]，提示育儿本身在很大程度上可能成为疾病的重要危险因素。另一项研究也得出子代数量与男性的冠心病风险密切相关[73]。对于高龄独自抚养孩子的女性来说，这些困难也可能进一步加剧，单亲家庭显示出分娩后 5 年内精神和行为障碍发病率的风险增加[59]。

三、新生儿长期风险

虽然不能忽视高龄孕产妇新生儿的长期健康问题，但以往关于该主题的文献仍然相当有限。高龄产妇与低出生体重和早产的风险增加有关，这两者都可能增加出生后死亡、患病和长期残疾的风险。这些残疾包括发育障碍（如脑瘫和失明）、呼吸系统疾病、学习障碍（如智力低下和学业成绩较低）和行为问题（如注意缺陷多动障碍）。令人欣慰的是，在单胎妊娠中，ART 与自然受孕儿童大多数发病风险相当[74-76]。

虽然许多措施来降低双胎妊娠率，但高龄产妇双胎妊娠率仍然很高。2006 年，在 45—54 岁女性中，20% 是双胎妊娠[77]，这与较高的自然受孕双胎妊娠和 ART 助孕有关。多胎妊娠早产的风险增加，超过 12% 的双胎和 30% 的三胎分娩孕周不足 32 周，而单胎妊娠仅为 2%。与单胎（6 例 /1000 妊娠）相比，双胎（29.8 例 /1000 妊娠）和三胎（59.6 例 /1000 妊娠）妊娠的围产期死亡率也明显更高[74]。减少双胎妊娠是预防此类围产期结局的关键。因此强烈建议进行单胚胎移植，特别是在使用捐赠的卵母细胞进行助孕时，在这种情况下妊娠率要高得多。

在多数大型研究中，高龄产妇单胎妊娠的围产期死亡风险较高，相对风险在 1.2～4.5[78]。即使在校正高血压、糖尿病、产前出血、吸烟和多胎妊娠等危险因素后，高龄孕产妇围产期死亡率仍然过高，而且很可能是不明原因的死产所致。之前的小样本研究发现，在卵母细胞捐赠后的妊娠中，妊娠和足月分娩的能力似乎与子宫功能退化无关[79, 80]。足月死产的概率随着产妇年龄的增长而显著增加[81]，一些作者建议 40 岁以上的女性在妊娠 39 周时应被视为生物学上的“过期妊娠”，建议在该年龄的孕产妇于妊娠 38 周时开始进行胎儿监测[74, 81]。在最近的一项系统性综述中，与年龄<45岁孕产妇相比，≥45岁孕产妇的新生儿出现5min Apgar评分较低的可能性高出2倍以上[82]。

脑瘫（CP）是一种综合症状，而不是一种特定的疾病。它是一系列继发于大脑发育早期病变或异常的运动障碍综合征。研究表明，35岁及以上母亲的接近足月和足月婴儿的CP风险显著增加[83-85]。在这个年龄组中，CP往往主要源于产前因素，早产在其发生中的作用不太重要。拷贝数变异等遗传因素是一个可能的病因，而且大约1700种遗传变异更常见于高龄孕产妇的子代[86]。CP除了给社会带来的巨大经济负担外，CP患儿的看护者还承受着巨大的社会心理负担[87]。尽管如此，还没有针对这一特定群体成年后护理的研究。

高龄孕产妇的子代患孤独谱系障碍的风险更高[88-90]。在2012年收集了超过800万例数据的Meta分析中，孤独症的相对风险随着母亲年龄的增加呈线性增加，即使在校正父亲年龄等潜在混杂因素后，这种关联仍然存在[88]。相比之下，就其他行为和认知结果而言，较高的母亲年龄似乎对子代产生保护作用[91]。具体而言，一项前瞻性出生队列研究发现，母亲年龄的增加与子代内向（如焦虑、抑郁、自残或孤僻）和外向（如攻击性、犯罪）行为的风险降低有关[92]。

研究显示，某些母体因素会增加儿童患1型糖尿病的风险，包括分娩时母亲年龄较大[93]。对30项观察性研究的汇总分析发现，母亲年龄每增加5年，儿童患1型糖尿病的概率就会增加5%～10%。母亲年龄和糖尿病之间的关联不能用出生顺序、出生体重、胎龄、剖宫产、母亲糖尿病或母乳喂养来解释。高龄母亲的子代患儿童期1型糖尿病的风险增加的机制仍不清楚。与儿童患1型糖尿病风险更直接相关的其他一些因素中，母亲年龄可能只是一种标志[94]。一种可能的解释是，随着年龄的增长，母体的体重可能会增加。一项研究发现母亲孕前BMI和妊娠期体重增加，可以预测遗传易感儿童的糖尿病相关疾病[95]。

儿童癌症多是由基因点突变引起的。数项研究显示与母亲年龄有关。在一项纳入430万儿童人群的队列研究表明，高龄产妇与儿童早期癌症相关，尤其是视网膜母细胞瘤和白血病[96]。然而，在其他癌症和18岁以下的儿童中未发现类似关联[97]。除白血病外，另一项研究发现高龄产妇子代患颅内和脊柱内胚胎性脑肿瘤、生殖细胞肿瘤和其他恶性上皮肿瘤和黑色素瘤的风险增加。这些关联在分类模型和连续模型中都相当一致[98]。

最后，孕产妇年龄与哮喘、食物过敏和过敏性鼻炎的发病率增加有关[99]。但其生物学机制仍然未知。母亲年龄影响后代健康的一种机制是通过表观遗传修饰，如DNA甲基化[100]。WNT信号通路甲基化调节肺部发育，并与气道炎症和哮喘有关，这与母亲年龄有关，提示母亲年龄与过敏性疾病风险之间可能存在的机制联系[101]。

母亲年龄与复杂的生理和社会心理变化密不可分，未来研究的挑战是更好地了解这些变量对子代结局与母亲年龄之间关系的相对影响。

四、结论

• 高龄女性自然受孕后活产率低于3%，使用自体卵母细胞进行ART助孕并不能提高活产率。

• 在过去的数十年里，卵母细胞捐赠越来越成为治疗年龄相关性不孕症的一种更被接受和更有效的策略，导致高龄孕产妇人数急剧增加。

• 高龄孕产妇人数急剧增加使得医学界需要更全面地反思和理解相关的产科风险，而直到最近才给予关注。

参考文献

[1] Schmidt L. Should men and women be encouraged to start childbearing at a younger age? *Expert Review of Obstetrics & Gynecology*. 2010;5(2):145-7.

[2] Sauer MV. Reproduction at an advanced maternal age and maternal health. *Fertility and Sterility*. 2015;103(5):1136-43.

[3] Mills M, Rindfuss RR, McDonald P, te Velde E, Reproduction E, Society Task F. Why do people postpone parenthood? Reasons and social policy incentives. *Human Reproduction Update*. 2011;17(6):848-60.

[4] Jackson S, Hong C, Wang ET, Alexander C, Gregory KD, Pisarska MD. Pregnancy outcomes in very advanced maternal age pregnancies: The impact of assisted reproductive technology. *Fertility and Sterility*. 2015;103(1):76-80.

[5] Claramonte Nieto M, Meler Barrabes E, Garcia Martínez S, Gutiérrez Prat M, Serra Zantop B. Impact of aging on obstetric outcomes: Defi ning advanced maternal age in Barcelona. *BMC Pregnancy and Childbirth*. 2019;19(1):342.

[6] Martin JA, Hamilton BE, Osterman MJK, Driscoll AK. Births: Final data for 2018: National vital statistics reports: From the centers for disease control and prevention, national center for health statistics. *National Vital Statistics System*. 2019;68(13):1-47.

[7] Sunkara SK, Rittenberg V, Raine-Fenning N, Bhattacharya S, Zamora J, Coomarasamy A. Association between the number of eggs and live birth in IVF treatment: An analysis of 400 135 treatment cycles. *Human Reproduction*. 2011;26(7): 1768-74.

[8] Vrooman LA, Nagaoka SI, Hassold TJ, Hunt PA. Evidence for paternal age-related alterations in meiotic chromosome dynamics in the mouse. *Genetics*. 2014;196(2):385-96.

[9] Heffner LJ. Advanced maternal age: How old is too old? *New England Journal of Medicine*. 2004;351(19):1927-9.

[10] Crawford NM, Steiner AZ. Age-related infertility. *Obstet Gynecol Clin North Am*. 2015;42(1):15-25.

[11] Arya S, Mulla ZD, Plavsic SK. Outcomes of women delivering at very advanced maternal age. *Journal of Women's Health*. 2018;27(11):1378-84.

[12] Berger BO, Wolfson C, Reid LD, Strobino DM. Adverse birth outcomes among women of advanced maternal age with and without health conditions in Maryland. *Women's Health Issues*. 2021;31(1):40-8.

[13] Liu L, Gao J, He X, Cai Y, Wang L, Fan X. Association between assisted reproductive technology and the risk of autism spectrum disorders in the offspring: A meta-analysis. *Scientifi c Reports*. 2017;7:46207.

[14] Bergh C, Wennerholm U-B. Long-term health of children conceived after assisted reproductive technology. *Upsala Journal of Medical Sciences*. 2020;125(2):152-7.

[15] Savasi VM, Mandia L, LaOReti A, Cetin I. Maternal and fetal outcomes in oocyte donation pregnancies. *Human Reproduction Update*. 2016;22(5):620-33.

[16] Berntsen S, Larsen EC, la Cour Freiesleben N, Pinborg A. Pregnancy outcomes following oocyte donation. *Best Practice & Research Clinical Obstetrics & Gynaecology*. 2020;70:81-91.

[17] Rombauts L, Motteram C, Berkowitz E, Fernando S. Risk of placenta praevia is linked to endometrial thickness in a retrospective cohort study of 4537 singleton assisted reproduction technology births. *Human Reproduction*. 2014;29(12):2787-93.

[18] Ribeiro VC, Santos-Ribeiro S, De Munck N, Drakopoulos P, Polyzos NP, Schutyser V, et al. Should we continue to measure endometrial thickness in modern-day medicine? The effect on live birth rates and birth weight. *Reproductive Biomedicine Online*. 2018;36(4):416-26.

[19] Kasius A, Smit JG, Torrance HL, Eijkemans MJC, Mol BW, Opmeer BC, et al. Endometrial thickness and pregnancy rates after IVF: A systematic review and meta-analysis. *Human Reproduction Update*. 2014;20(4):530-41.

[20] Liu KE, Hartman M, Hartman A, Luo ZC, Mahutte N. The impact of a thin endometrial lining on fresh and frozen-thaw IVF outcomes: An analysis of over 40 000 embryo transfers. *Human Reproduction (Oxford, England)*. 2018;33(10): 1883-8.

[21] van 't Hof LJ, Dijkstra KL, van der Keur C, Eikmans M, Baelde HJ, Bos M, et al. Decreased expression of ligands of placental immune checkpoint inhibitors in uncomplicated and preeclamptic oocyte donation pregnancies. *Journal of Reproductive Immunology*. 2020;142:103194.

[22] Simpson LL. Maternal cardiac disease: Update for the clinician. *Obstetrics and Gynecology*. 2012;119(2 Pt 1):345-59.

[23] Chang J, Elam-Evans LD, Berg CJ, Herndon J, Flowers L, Seed KA, et al. Pregnancy-related mortality surveillance: United States, 1991-1999. *Morbidity and Mortality Weekly Report Surveillance Summaries*. 2003;52(2):1-8.

[24] Callaghan WM, Berg CJ. Pregnancy-related mortality among women aged 35 years and older, United States, 1991-1997. *Obstetrics & Gynecology*. 2003;102(5, Part 1):1015-21.

[25] McCall SJ, Nair M, Knight M. Factors associated with maternal mortality at advanced maternal age: A population-based case-control study. *BJOG: An International Journal of Obstetrics and Gynaecology*. 2017;124(8):1225-33.

[26] Paulson RJ, Boostanfar R, Saadat P, Mor E, Tourgeman DE, Slater CC, et al. Pregnancy in the Sixth Decade of Life. *JAMA: The Journal of the American Medical Association*. 2002;288(18):2320.

[27] Yogev Y, Melamed N, Bardin R, Tenenbaum-Gavish K, Ben-Shitrit G, Ben-Haroush A. Pregnancy outcome at extremely advanced maternal age. *American Journal of Obstetrics and Gynecology*. 2010;203(6):558.e1-e7.

[28] Bartsch E, Medcalf KE, Park AL, Ray JG, High Risk of Pre-eclampsia Identification G. Clinical risk factors for pre-

eclampsia determined in early pregnancy: Systematic review and meta-analysis of large cohort studies. *BMJ (Clinical Research Ed)*. 2016;353:i1753-i.

[29] Watanabe N, Fujiwara T, Suzuki T, Jwa SC, Taniguchi K, Yamanobe Y, et al. Is in vitro fertilization associated with preeclampsia? A propensity score matched study. *BMC Pregnancy and Childbirth*. 2014;14:69.

[30] Luke B, Brown MB, Eisenberg ML, Callan C, Botting BJ, Pacey A, et al. In vitro fertilization and risk for hypertensive disorders of pregnancy: Associations with treatment parameters. *American Journal of Obstetrics and Gynecology*. 2020;222(4):350.e1-e13.

[31] Wang Z, Liu H, Song H, Li X, Jiang J, Sheng Y, et al. Increased risk of pre-eclampsia after frozenthawed embryo transfer in programming cycles. *Frontiers in Medicine*. 2020;7:104.

[32] von Versen-Höynck F, Schaub AM, Chi Y-Y, Chiu K-H, Liu J, Lingis M, et al. Increased preeclampsia risk and reduced aORtic compliance with in vitro fertilization cycles in the absence of a corpus luteum. *Hypertension (Dallas, Tex: 1979)*. 2019;73(3):640-9.

[33] Versen-Hoynck F, Chiu K-H, Chi Y-Y, Fleischmann RR, Zhang W, Winn VD, et al. Absence of the corpus luteum in early pregnancy increases the risk of preeclampsia. *Pregnancy Hypertension*. 2018; 13:S55.

[34] Dall'Agnol H, García Velasco JA. Frozen embryo transfer and preeclampsia: Where is the link? *Curr Opin Obstet Gynecol*. 2020;32(3):213-18.

[35] Rafael F, Robles GM, Navarro AM, Garrido N, Garcia-Velasco JA, Bosch E, et al. Similar perinatal outcomes in children born after fresh or frozen embryo transfer using donated oocytes. *Fertil Steril*. 2020;114(3):e108.

[36] Asserhøj LL, Spangmose AL, Aaris Henningsen AK, Clausen TD, Ziebe S, Jensen RB, et al. Adverse obstetric and perinatal outcomes in 1,136 singleton pregnancies conceived after programmed Frozen Embryo Transfer (FET) compared with natural cycle FET. *Fertil Steril*. 2021;115(4):947-56.

[37] Gilbert W. Childbearing beyond age 40: Pregnancy outcome in 24,032 cases. *Obstetrics & Gynecology*. 1999;93(1):9-14.

[38] Atallah A, Lecarpentier E, Goffinet F, Doret-Dion M, Gaucherand P, Tsatsaris V. Aspirin for prevention of preeclampsia. *Drugs*. 2017;77(17):1819-31.

[39] Askie LM, Duley L, Henderson-Smart DJ, Stewart LA. Antiplatelet agents for prevention of preeclampsia: A meta-analysis of individual patient data. *The Lancet*. 2007; 369(9575):1791-8.

[40] Kautzky-Willer A, Harreiter J, Pacini G. Sex and gender differences in risk, pathophysiology and complications of type 2 diabetes mellitus. *Endocr Rev*. 2016;37(3):278-316.

[41] Cleary-Goldman J, Malone FD, Vidaver J, Ball RH, Nyberg DA, Comstock CH, et al. Impact of maternal age on obstetric outcome. *Obstetrics & Gynecology*. 2005;105(5, Part 1):983-90.

[42] Li Y, Ren X, He L, Li J, Zhang S, Chen W. Maternal age and the risk of gestational diabetes mellitus: A systematic review and meta-analysis of over 120 million participants. *Diabetes Research and Clinical Practice*. 2020;162.

[43] Waldenström U, Ekéus C. Risk of labor dystocia increases with maternal age irrespective of parity: A population-based register study. *Acta obstetricia et gynecologica Scandinavica*. 2017;96(9):1063-9.

[44] Richards MK, Flanagan MR, Littman AJ, Burke AK, Callegari LS. Primary cesarean section and adverse delivery outcomes among women of very advanced maternal age. *Journal of Perinatology*. 2016;36(4):272-7.

[45] Greenberg MB, Cheng YW, Sullivan M, Norton ME, Hopkins LM, Caughey AB. Does length of labor vary by maternal age? *American Journal of Obstetrics and Gynecology*. 2007; 197(4):428.e1-e7.

[46] Lin H-C, Xirasagar S. Maternal age and the likelihood of a maternal request for cesarean delivery: A 5-year population-based study. *American Journal of Obstetrics and Gynecology*. 2005;192(3):848-55.

[47] Schwartz A, Many A, Shapira U, Rosenberg Friedman M, Yogev Y, Avnon T, et al. Perinatal outcomes of pregnancy in the fifth decade and beyond: A comparison of very advanced maternal age groups. *Scientific Reports*. 2020;10(1):1809.

[48] Farr SL, Schieve LA, Jamieson DJ. Pregnancy loss among pregnancies conceived through assisted reproductive technology, United States, 1999-2002. *American Journal of Epidemiology*. 2007;165(12):1380-8.

[49] Nybo Andersen AM, Wohlfahrt J, Christens P, Olsen J, Melbye M. Maternal age and fetal loss: Population based register linkage study. *BMJ (Clinical Research Ed)*. 2000;320(7251):1708-12.

[50] Sebire NJ, Foskett M, Fisher RA, Rees H, Seckl M, Newlands E. Risk of partial and complete hydatidiform molar pregnancy in relation to maternal age. *BJOG: An International Journal of Obstetrics and Gynaecology*. 2002;109(1):99-102.

[51] Gockley AA, Melamed A, Joseph NT, Clapp M, Sun SY, Goldstein DP, et al. The effect of adolescence and advanced maternal age on the incidence of complete and partial molar pregnancy. *Gynecol Oncol*. 2016;140(3):470-3.

[52] Gill SK, Broussard C, Devine O, Green RF, Rasmussen SA, Reefhuis J, et al. Association between maternal age and birth defects of unknown etiology: United States, 1997-2007: Birth Defects Research Part A. *Clinical and Molecular Teratology*. 2012;94(12):1010-8.

[53] Storeide O, Veholmen M, Eide M, Bergsjø P, Sandvei R. The incidence of ectopic pregnancy in Hordaland county, Norway 1976-1993. *Acta obstetricia et gynecologica Scandinavica*. 1997;76(4):345-9.

[54] Attali E, Yogev Y. The impact of advanced maternal age on pregnancy outcome. *Best Practice & Research Clinical Obstetrics & Gynaecology*. 2021;70:2-9.

[55] Lavecchia M, Sabbah M, Abenhaim HA. Effect of planned mode of delivery in women with advanced maternal age. *Maternal and Child Health Journal*. 2016;20(11):2318-27.

[56] Park K, Wei J, Minissian M, Bairey Merz CN, Pepine

CJ. Adverse pregnancy conditions, infertility, and future cardiovascular risk: Implications for mother and child. *Cardiovascular Drugs and Therapy/ Sponsored by the International Society of Cardiovascular Pharmacotherapy*. 2015;29(4):391-401.
[57] Casagrande JT, Louie EW, Pike MC, Roy S, Ross RK, Henderson BE. "Incessant ovulation" and ovarian cancer. *Lancet*. 1979;2(8135):170-3.
[58] Kroener L, Dumesic D, Al-Safi Z. Use of fertility medications and cancer risk: A review and update. *Current Opinion in Obstetrics & Gynecology*. 2017;29(4):195-201.
[59] Pettersson ML, Nedstrand E, Bladh M, Svanberg AS, Lampic C, Sydsjö G. Mothers who have given birth at an advanced age: Health status before and after childbirth. *Scientifi c Reports*. 2020;10(1):9739.
[60] Ramlakhan KP, Johnson MR, Roos-Hesselink JW. Pregnancy and cardiovascular disease. *Nature Reviews Cardiology*. 2020;17(11):718-31.
[61] Stewart LM, Holman CDAJ, Hart R, Bulsara MK, Preen DB, Finn JC. In vitro fertilization and breast cancer: Is there cause for concern? *Fertility and Sterility*. 2012;98(2): 334-40.
[62] van Leeuwen FE, Klip H, Mooij TM, van de Swaluw AM, Lambalk CB, Kortman M, et al. Risk of borderline and invasive ovarian tumours after ovarian stimulation for in vitro fertilization in a large Dutch cohort. *Human Reproduction*. 2011;26(12):3456-65.
[63] Gennari A, Costa M, Puntoni M, Paleari L, De Censi A, Sormani MP, et al. Breast cancer incidence after hormonal treatments for infertility: Systematic review and meta-analysis of population-based studies. *Breast Cancer Research and Treatment*. 2015;150(2):405-13.
[64] Kessous R, Davidson E, Meirovitz M, Sergienko R, Sheiner E. The risk of female malignancies after fertility treatments: A cohort study with 25-year follow-up. *Journal of Cancer Research and Clinical Oncology*. 2016;142(1):287-93.
[65] Hannibal CG, Jensen A, Sharif H, Kjaer SK. Malignant melanoma risk after exposure to fertility drugs: Results from a large Danish cohort study. *Cancer Causes & Control*. 2008;19(7):759-65.
[66] van den Belt-Dusebout AW, van Leeuwen FE, Burger CW. Breast cancer risk after ovarian stimulation for in vitro fertilization-reply. *JAMA*.2016;316(16):1713.
[67] Spaan M, van den Belt-Dusebout AW, Schaapveld M, Mooij TM, Burger CW, van Leeuwen FE, et al. Melanoma risk after ovarian stimulation for in vitro fertilization. *Human Reproduction*. 2015;30(5):1216-28.
[68] Reigstad MM, Larsen IK, Myklebust TÅ, Robsahm TE, Oldereid NB, Omland AK, et al. Cancer risk among parous women following assisted reproductive technology. *Human Reproduction (Oxford, England)*. 2015;30(8):1952-63.
[69] Luke B, Brown MB, Spector LG, Missmer SA, Leach RE, Williams M, et al. Cancer in women after assisted reproductive technology. *Fertility and Sterility*. 2015; 104(5): 1218-26.
[70] Dayan N, Filion KB, Okano M, Kilmartin C, Reinblatt S, Landry T, et al. Cardiovascular risk following fertility therapy. *Journal of the American College of Cardiology*. 2017;70(10):1203-13.
[71] Vassard D, Schmidt L, Glazer CH, Lyng Forman J, Kamper-Jørgensen M, Pinborg A. Assisted reproductive technology treatment and risk of ovarian cancer: A nationwide population-based cohort study. *Human Reproduction*. 2019;34(11):2290-6.
[72] Aasheim V, Waldenström U, Rasmussen S, Espehaug B, Schytt E. Satisfaction with life during pregnancy and early motherhood in first-time mothers of advanced age: A population-based longitudinal study. *BMC Pregnancy and Childbirth*. 2014;14(1):86.
[73] Peters SAE, Regitz-Zagrosek V. Pregnancy and risk of cardiovascular disease: Is the relationship due to childbearing or childrearing? *European Heart Journal*. 2017;38(19):1448-50.
[74] Johnson JA, Tough S. No-271-delayed child-bearing. *Journal of Obstetrics and Gynaecology Canada: JOGC = Journal d'obstetrique et gynecologie du Canada: JOGC*. 2017;39(11):e500-e15.
[75] McCormick MC, Richardson DK. Premature infants grow up. *New England Journal of Medicine*. 2002;346(3):197-8.
[76] Hack M, Flannery DJ, Schluchter M, Cartar L, Borawski E, Klein N. Outcomes in young adulthood for very-low-birth-weight infants. *New England Journal of Medicine*. 2002;346(3):149-57.
[77] Delbaere I, Verstraelen H, Goetgeluk S, Martens G, Derom C, De Bacquer D, et al. Perinatal outcome of twin pregnancies in women of advanced age. *Human Reproduction (Oxford, England)*. 2008;23(9):2145-50.
[78] Mutz-Dehbalaie I, Scheier M, Jerabek-Klestil S, Brantner C, Windbichler GH, Leitner H, et al. Perinatal mortality and advanced maternal age. *Gynecol Obstet Invest*. 2014; 77(1):50-7.
[79] Abdalla HI, Wren ME, Thomas A, Korea L. Age of the uterus does not affect pregnancy or implantation rates: A study of egg donation in women of different ages sharing oocytes from the same donor. *Human Reproduction (Oxford, England)*. 1997;12(4):827-9.
[80] Navot D, Drews MR, Bergh PA, Guzman I, Karstaedt A, Scott RT Jr, et al. Age-related decline in female fertility is not due to diminished capacity of the uterus to sustain embryo implantation. *Fertil Steril*. 1994;61(1):97-101.
[81] Bahtiyar MO, Funai EF, Rosenberg V, Norwitz E, Lipkind H, Buhimschi C, et al. Stillbirth at term in women of advanced maternal age in the United States: When could the antenatal testing be initiated? *American Journal of Perinatology*. 2008;25(5):301-4.
[82] Leader J, Bajwa A, Lanes A, Hua X, Rennicks White R, Rybak N, et al. The effect of very advanced maternal age on maternal and neonatal outcomes: A systematic review.

Journal of Obstetrics and Gynaecology Canada: JOGC = Journal d'obstetrique et gynecologie du Canada: JOGC. 2018;40(9):1208-18.

[83] Soleimani F, Vameghi R, Biglarian A. Antenatal and intrapartum risk factors for cerebral palsy in term and near-term newborns. *Archives of Iranian Medicine*. 2013;16(4):213-16.

[84] Wu YW, Croen LA, Shah SJ, Newman TB, Najjar DV. Cerebral palsy in a term population: Risk factors and neuroimaging fi ndings. *Pediatrics*. 2006;118(2):690-7.

[85] Mcintyre S, Taitz D, Keogh J, Goldsmith S, Badawi N, Blair E. A systematic review of risk factors for cerebral palsy in children born at term in developed countries. *Developmental Medicine & Child Neurology*. 2013;55(6):499-508.

[86] Schneider RE, Ng P, Zhang X, Andersen J, Buckley D, Fehlings D, et al. The association between maternal age and cerebral palsy risk factors. *Pediatric Neurology*. 2018;82: 25-8.

[87] Vadivelan K, Sekar P, Sruthi SS, Gopichandran V. Burden of caregivers of children with cerebral palsy: An intersectional analysis of gender, poverty, stigma, and public policy. *BMC Public Health*. 2020;20(1):645.

[88] Sandin S, Hultman CM, Kolevzon A, Gross R, MacCabe JH, Reichenberg A. Advancing maternal age is associated with increasing risk for autism: A review and meta-analysis. *Journal of the American Academy of Child and Adolescent Psychiatry*. 2012;51(5):477-86.e1.

[89] Grether JK, Anderson MC, Croen LA, Smith D, Windham GC. Risk of autism and increasing maternal and paternal age in a large north American population. *American Journal of Epidemiology*. 2009;170(9):1118-26.

[90] Shelton JF, Tancredi DJ, Hertz-Picciotto I. Independent and dependent contributions of advanced maternal and paternal ages to autism risk. *Autism Research: Official Journal of the International Society for Autism Research*. 2010;3(1): 30-9.

[91] Tearne JE. Older maternal age and child behavioral and cognitive outcomes: A review of the literature. *Fertil Steril*. 2015;103(6):1381-91.

[92] Tearne JE, Robinson M, Jacoby P, Li J, Newnham J, McLean N. Does late childbearing increase the risk for behavioural problems in children? A longitudinal cohort study. *Paediatric and Perinatal Epidemiology*. 2015;29(1):41-9.

[93] Delli AJ, Lernmark Å. Chapter 39: Type 1 (insulin-dependent) diabetes mellitus: Etiology, pathogenesis, prediction, and prevention. In: Jameson JL, De Groot LJ, de Kretser DM, Giudice LC, Grossman AB, Melmed S, et al., editors. *Endocrinology: Adult and pediatric*. 7th ed. Philadelphia: W.B. Saunders; 2016. pp. 672-90.e5.

[94] Cardwell CR, Stene LC, Joner G, Bulsara MK, Cinek O, Rosenbauer J, et al. Maternal age at birth and childhood type 1 diabetes: A pooled analysis of 30 observational studies. *Diabetes*. 2010;59(2):486-94.

[95] Rasmussen T, Stene LC, Samuelsen SO, Cinek O, Wetlesen T, Torjesen PA, et al. Maternal BMI before pregnancy, maternal weight gain during pregnancy, and risk of persistent positivity for multiple diabetes-associated autoantibodies in children with the high-risk HLA genotype. *MIDIA Study*. 2009;32(10):1904-6.

[96] Yip BH, Pawitan Y, Czene K. Parental age and risk of childhood cancers: A population-based cohort study from Sweden. *International Journal of Epidemiology*. 2006;35(6):1495-503.

[97] Imterat M, Wainstock T, Sheiner E, Kapelushnik J, Walfi sch A. 146: Advanced maternal age and the risk for long-term malignant morbidity in the offspring. *Am J Obstet Gynecol*. 2018;218:S102.

[98] Contreras ZA, Hansen J, Ritz B, Olsen J, Yu F, Heck JE. Parental age and childhood cancer risk: A Danish population-based registry study. *Cancer Epidemiology*. 2017;49:202-15.

[99] Lu HY, Chiu CW, Kao PH, Tsai ZT, Gau CC, Lee WF, et al. Association between maternal age at delivery and allergic rhinitis in schoolchildren: A population-based study. *World Allergy Organization Journal*. 2020;13(6):100127.

[100] Markunas CA, Wilcox AJ, Xu Z, Joubert BR, Harlid S, Panduri V, et al. Maternal age at delivery is associated with an epigenetic signature in both newborns and adults. *PLoS One*. 2016;11(7):e0156361-e.

[101] Holloway J, White C, Alzahrani A, Zhang H, Mansfi eld L, Arshad H, et al. Epigenome-wide association study of the effect of maternal age on offspring DNA methylation. *Journal of Allergy and Clinical Immunology*. 2018;141:AB279.

[102] Yeh JS, Steward RG, Dude AM, Shah AA, Goldfarb JM, Muasher SJ. Pregnancy outcomes decline in recipients over age 44: An analysis of 27,959 fresh donor oocyte in vitro fertilization cycles from the Society for Assisted Reproductive Technology. *Fertility and Sterility*. 2014;101(5):1331-6.e1.

第 10 章　PGT 助孕后的妊娠期、围产期及产后结局

Obstetric, perinatal, and postnatal outcomes after PGT

Danilo Cimadomo　Letizia Papini　Nicoletta Barnocchi　Laura Rienzi　Filippo Maria Ubaldi　著
江　旋　译　　李雪梅　校

根据最近对辅助生殖技术（ART）术语的修订[1]，将胚胎植入前遗传学检测（PGT）取代了先前使用的胚胎植入前遗传学诊断（preimplantation genetic diagnosis，PGD）和筛查（preimplantation genetic screening，PGS）。在 20 世纪 90 年代初，PGD 被用于鉴定未受单基因缺陷影响的胚胎，但很快被主要应用于高龄产妇（advanced maternal age，AMA）或反复种植失败（repeated implantation failure，RIF）、反复妊娠丢失（recurrent pregnancy loss，RPL）患者，或者严重男方因素（severe male factor，SMF）患者的染色体非整倍体性检测［即胚胎植入前非整倍体遗传学检测（preimplantation genetic testing for aneuploidy，PGT-A）］[2]。选择卵裂期胚胎获取待测样本（即单个卵裂球），并采用荧光原位杂交技术（fluorescent in situ hybridization，FISH）观察 9 条染色体。然而，其分析样本的性质（即来自植入前发育早期的单个细胞）和所应用检测技术的有限预测能力导致该流程存在一定的局限性，从而很大程度上降低了其临床价值[3]。其后，所应用的 FISH 检测技术迅速被更可靠的全染色体组筛查（comprehensive chromosome testing，CCT）方法取代，如微阵列比较基因组杂交（comparative genomic hybridization，CGH）、单核苷酸多态性微阵列（single nucleotide polymorphism array，SNP-array）、定量聚合酶链式反应（quantitative polymerase chain reaction，qPCR）和二代测序（next-generation sequencing，NGS）。与之相反，卵裂球活检仍然在世界范围内广泛使用，尽管多年来临床上已经实施了两种其他策略，即极体活检和滋养外胚层细胞活检。

任何活检的程序均可分为两个关键步骤：打开透明带（zona pellucida，ZP）和获取样本。透明带可通过物理方法（利用锋利的微量移液管进行部分剥离）、化学方法（酸化 Tyrode 液）或激光束（激光打孔）打开。如前所述，用于 PGT 的遗传物质可以有不同的来源：卵母细胞和受精卵的极体，卵裂期胚胎的卵裂球，或者囊胚的 5～10 个滋养外胚层细胞。第一种方法主要用于无法在配子结合后进行活检的国家，该方法最为耗时，并且由于采集样本的单细胞性具有技术和生物学上的限制，也无法评估受精后可能发生的父系减数分裂和有丝分裂的错误[4]。

一些里程碑式的论文在另外两种活检方法之间对活检后胚胎发育和植入行为进行了比较[5, 6]，提供了对卵裂球进行活检会损伤胚胎的证据，而对滋养层细胞进行活检则不然。事实上，目前透

明带打开结合滋养外胚层细胞活检、CCT和冷冻复苏移植是PGT的金标准工作流程[4, 7]。这种方法的特点是，对于经验丰富的操作员而言，具有高度的可重复性和可靠性[8-10]；但与常规体外受精（IVF）相比，PGT技术依然涉及进一步的胚胎操作。因此，许多作者试图研究PGT是否会对产科、围产期和新生儿结局产生影响。然而这些研究均存在偏倚，主要由于以下原因：①活检策略、PGT适应证、移植方案的异质性；②这部分结果总是次于主要临床结局（着床、流产、活产）；③所涉及的女性群体是预后不良和高龄女性的子集，很难与普通IVF群体或自然妊娠的女性进行比较。事实上，大量将PGT妊娠与常规IVF或自然受孕进行比较的研究所得的结果是相互矛盾的，这表明需要进行适当的Meta分析。

在一项全国性的多中心研究中，Bay团队[11]强调，在卵裂期活检进行PGT后出生的婴儿中，与自然妊娠组相比其围产期和新生儿风险的发生率增加，与常规IVF组相比其剖宫产的发生率更高，新生儿重症监护室（neonatal intensive care unit，NICU）的住院时间更长。相反，Hasson团队[12]的Meta分析显示，PGT后的妊娠与常规IVF具有相似的产科、围产期和新生儿结局。Natsuaki和Dimler[13]排除了PGT所采用的任何活检方法对所有产科、围产期和新生儿结局（包括远期结局）的不良影响后进行的全面系统回顾和Meta分析也支持了这一证据。

针对PGT助孕后的产科、围产期及产后结局这一问题，本章总结了迄今为止多年来临床上采用不同活检策略的PGT所提供的证据，表10-1总结了所有论文和相关信息。

一、产科结局

尽管PGT的使用越来越多，但对其应用后的产科结局的调查却很少，包括胎盘相关并发症（胎盘早剥、前置胎盘、胎盘植入、手剥胎盘、子宫修复）、高血压疾病、先兆子痫、妊娠期糖尿病、早产、胎膜早破、产后出血、剖宫产率、引产和输血率。一部分研究特别关注滋养外胚层活检的应用，指出这种活检方法会去除将来发育成胎儿附属物（如胎盘）的细胞。

（一）极体活检

极体是母体减数分裂的废弃产物，2018年发表的ESHRE多中心研究表明，从卵母细胞和受精卵中去除极体不会影响胚胎发育和植入的潜能[14]。目前发布的涉及妊娠并发症的数据很少但很可靠。第一项对PGT后产科结局的研究可以追溯到2000年，研究者通过第一和二极体序贯活检进行单基因疾病或非整倍体进行检测。作者报道在其中心应用该技术出生的前102例儿童中，除1例前置胎盘外，其余均无明显不良影响；与常规IVF后报道的0.4%[15]相比，其前置胎盘的发生率为4%。最近，Eldar-Geva团队发表了一项前瞻性随访队列研究，根据母亲年龄、产次和体重指数匹配后，对所有极体或卵裂球活检后的PGT新生儿与常规IVF和自然妊娠的产科结局进行比较[16]。除了单胎妊娠剖宫产率在PGT组（28.5%）和非PGT组（31.6%）高于自然妊娠组（11%）外，其余结局（如高血压和妊娠期糖尿病的患病率）在3组间均无统计学差异。

（二）卵裂球活检

卵裂球活检通常在受精后72h进行，此时胚胎包含6～8个细胞。与极体活检一样，目前关于卵裂球活检后产科并发症的发生率仅有少数研究。

除上述Eldar-Geva等的研究[16]外，有一项研究探讨了卵裂球活检后妊娠期及新生儿的并发症。作者比较了两种PGT流程：卵裂期活检和新鲜胚胎移植（cleavage-stage biopsy and fresh embryo transfer，CB-ET）（129例），囊胚期活检和冷冻胚胎移植（blastocyst-stage biopsy and frozen embryo transfer，BB-FET）（166例）。值得注意的是，透明带打开的方式均为激光法，但遗传学检测采用不同的方法（FISH、PCR、array-CGH或SNP-array技术）。他们报道了BB-FET组具有更高的妊娠期高血压和产后出血发生率，

表 10-1 关于 PGT 对妊娠期、围产期和产后结局潜在影响研究的特点

文 献	研究设计	样本量	活检方式	基因检测方法	产科结局	围产期结局	出生后远期预后
Strom, 2000	观察性研究	102 例 PGT 婴儿 vs. IVF	极体活检	FISH	前置胎盘发生率增加	无负面影响	—
Strom, 2000	观察性研究	109 例 PGT 婴儿 vs. IVF	极体活检	FISH	—	无负面影响	—
Eldar-Geva, 2014	观察性研究	245 例 PGT 婴儿 vs. 242 例 ICSI vs.733 例 SC	极体活检，卵裂球活检	FISH，PCR，a-CGH，SNP 微阵列	无影响	• PGT（及 SC）婴儿孕龄和出生体重优于 ICSI 婴儿 • PGT 单胎的 LGA 发生率高于 SC	—
Bay, 2016	对照观察性研究	149 例 PGT 婴儿 vs. 36 115 例 IVF vs.909 624 例 SC	卵裂球活检	—	• PGT、IVF 组的前置胎盘、剖宫产、早产发生率高于自然妊娠 • PGT 组仅剖宫产率高于 IVF 组	PGT 新生儿 NICU 住院时间较 IVF 组长	—
Hasson, 2017	观察性研究	89 例 PGT 妊娠 vs. 166 例 ICSI 妊娠	卵裂球活检	—	无负面影响	无负面影响	—
Heijlingers, 2018	对照观察性研究	366 例 PGT 婴儿 vs. EUROCAT	卵裂球活检	FISH 或 PCR	—	无负面影响	—
Kuiper, 2018	随机对照研究	43 例 PGT 婴儿 vs. 56 例 IVF 婴儿	卵裂球活检	—	—	—	无负面影响
Belva, 2018	观察性研究	87 例 PGT 婴儿 vs. 87 例 ICSI	卵裂球活检	—	—	—	无负面影响
Jing, 2016	观察性研究	3 种策略后的 317 例 PGT 婴儿：129 例 CB-ET，22 例 CB-FET，166 例 BB-FET	卵裂球活检，滋养外胚层活检	FISH 或 PCR	BB-FET 的妊娠期糖尿病、高血压、产后出血发生率高于 CB-ET	CB-ET 的新生儿一般结局比 BB-FET 差	—
Natsuaki 和 Dimler, 2018	Meta 分析	18 个关于 PGT 的研究	卵裂球活检，滋养外胚层活检	FISH，aCGH，CCT，NGS	—	—	无影响

（续表）

文　献	研究设计	样本量	活检方式	基因检测方法	产科结局	围产期结局	出生后远期预后
Forman, 2014	随机对照研究	89 例整倍体 SET vs. 86 例未检测 DET	滋养外胚层活检	qPCR	无负面影响	无负面影响	—
Zhang, 2019	观察性研究	177 例 PGT 婴儿 vs. 180 例 IVF 婴儿	滋养外胚层活检	—	PGT 周期妊娠先兆子痫发生率更高	无负面影响	—
Sacchi, 2019	观察性研究	370 例 PGT 妊娠 vs. 2168 例 IVF 妊娠	滋养外胚层活检	qPCR	无负面影响	无负面影响	—

PGT. 胚胎植入前遗传学检测；ICSI. 卵胞质内单精子注射；IVF. 体外受精；SC. 自然妊娠；FISH. 荧光原位杂交；PCR. 聚合酶链式反应；CGH. 微阵列比较基因组杂交；SNP-array. 单核苷酸多态性阵列；NGS. 二代测序；qPCR. 定量 PCR；LGA. 大于胎龄儿；NICU. 新生儿重症监护室；CB-ET. 卵裂期活检和新鲜胚胎移植；CB-FET. 卵裂期活检和冷冻胚胎移植；BB-FET. 囊胚期活检和冷冻胚胎移植；SET. 单胚胎移植；DET. 双胚胎移植；EUROCAT. 欧洲先天性异常监督署

但在妊娠期糖尿病、妊娠期贫血、前置胎盘和剖宫产率方面的结果类似[17]。这种差异可能是由不同的移植策略（冷冻与新鲜）造成的，而不是由不同的活检策略（滋养外胚层与卵裂球）造成的[18]。2016年，Bay等发表了一项研究，对卵裂球活检PGT后获得的妊娠进行了多中心产科和新生儿随访，并与常规IVF妊娠和自然妊娠进行了比较，与自然妊娠相比，常规IVF-胚胎移植和PGT后妊娠的前置胎盘、剖宫产和早产发生率较高。当IVF组和PGT组相互比较时，只有剖宫产的发生率不同，因此，此研究认为活检对产科结局没有负面影响[11]。2017年，Hasson团队对卵裂球活检PGT后的新鲜囊胚移植所获得的单胎和双胎妊娠与常规IVF妊娠的产科结局进行比较，两组间并无差异[12]。

（三）滋养外胚层细胞活检

滋养外胚层活检法从21世纪10年代末开始在IVF中逐步实施并取代卵裂球活检。造成这种改变的根本原因是：①具有分析更多细胞的可能性；②可从囊胚中即将发育为胎儿附属产物的部分获取样本细胞，而不影响胚胎本身；③没有对胚胎着床潜能影响的相关报道；④与CCT技术联合可对临床有较高的阳性和阴性预测价值[7]。

2014年，Forman团队对其前一年发表的一项随机对照试验的产科和围产期随访结果进行了报道，该试验比较了整倍体单囊胚移植和未检测的双囊胚移植的临床妊娠率和双胎妊娠率。最初的研究显示，在单胎妊娠中，整倍体单囊胚移植和未检测的双囊胚移植后单胎妊娠相比，这两种移植策略具有相似的临床妊娠率[19]。但显然，对于采用未检测的双囊胚移植策略所出生的婴儿，其出生体重显著较低，早产率较高，在NICU的持续时间较长[20]。

Jing团队在2016年发表的文章中仅报道了BB-FET组相对于CB-ET组的妊娠期高血压患病率更高[17]，但两组其他结果均相似。

最后，Zhang团队最近的观察性队列研究比较了2011—2017年在其大学附属生殖中心通过IVF联合滋养外胚层活检PGT后获得的177例妊娠与未行PGT的180例妊娠的产科结局，发现PGT组除先兆子痫的发病率较高外，其余结果没有发现差异[21]。

二、围产期及新生儿结局

围产儿及新生儿结局包括从妊娠28周至产后28天所发生的所有事件，如早产（<37周）、极早早产（<34周）、宫内发育迟缓（intrauterine growth restriction，IUGR）（出生体重低于胎龄第10百分位数）、大于胎龄儿（large for gestational age，LGA）（出生体重在第90百分位数以上）、低出生体重（<2500g）、极低出生体重（<1500g）、出生缺陷、5min Apgar评分、NICU住院、黄疸及其他疾病（低血糖、低体温、脑室出血、感染、败血症、呼吸窘迫综合征）发病率。

（一）极体活检

Eldar-Geva等在2014年发表的研究中，对母亲年龄、体重指数和产次进行匹配后，评估了2005年1月—2012年12月出生的三种不同人群的围产结局，包括245例机械法透明带开孔的极体或卵裂球活检的PGT，242例常规IVF，733例自然妊娠[16]。除LGA发病率较高外，PGT单胎新生儿与自然妊娠的新生儿其余结局相当。而PGT的LGA发病率与常规IVF新生儿相当。这一证据与2000年Strom团队所报道的数据相符[22]。此外，在Eldar-Geva等的研究中，PGT和自然妊娠组的新生儿与ICSI组的新生儿相比，胎龄更长，出生体重更高。然而，ICSI组新生儿具有较差的结局可能是由于在本研究中仅评估了胚胎植入前单基因遗传性检测（preimplantation genetic testing for monogenic，PGT-M）周期，因此可能主要为具有正常生育力的夫妇，相反，ICSI组中均为不孕夫妇；这是评估妊娠和围产期结局的重要混杂因素，可能会使分析产生偏倚。

（二）卵裂球活检

在同一篇文献中，Eldar-Geva团队也证实了卵裂球活检后的PGT-M技术可获得更高的胎龄和出生体重。随后，Bay等于2016年发表的丹麦多中心报道指出，PGT周期（激光法或酸化Tyrode液打开透明带后活检1～2个卵裂球）出生的婴儿除了NICU住院时间更长外，与常规IVF的围产期和新生儿风险相似[11]。同时，PGT组和常规IVF组的结局比自然妊娠的婴儿差；因此，这很难说是IVF中的哪个过程导致的，也很难说是否归因于接受IVF助孕的不孕患者本身预后较差。事实上，PGT组女性年龄较大，双胎妊娠的发生率为30%，而自然妊娠的双胎妊娠率仅为3%。此外，该数据受样本量限制，无法得出更进一步的结论。

Jing等在他们的研究[17]中比较了317例PGT婴儿的数据，分为三组，即CB-ET、CB-FET和BB-FET，三组平均孕周相似。在双胎妊娠中，CB-ET组的中位胎龄低于BB-FET组，CB-ET组早产发生率更高、出生体重更低。此外，很难评估本研究报道的差异是否归因于不同阶段的胚胎移植（卵裂胚或囊胚）、不同的移植策略（新鲜或冷冻）或不同的活检方法（卵裂球或滋养外胚层）。

Hasson团队在他们的研究中也报道了围产期和新生儿结局[12]。卵裂球活检后囊胚移植出生的婴儿与未活检囊胚移植出生的婴儿相比，其早产、IUGR、低出生体重和极低出生体重、畸形的发生率均无明显差异。

在最近的一篇报道中，Heijligers等展示了1995—2014年在荷兰通过激光进行透明带打孔并活检1个或2个卵裂球后使用FISH或PCR检测的PGT助孕所获的439例妊娠和366例出生婴儿的数据[23]。孕周、出生体重和畸形发生率与常规IVF-ET和自然妊娠的婴儿相似。因此，在这种情况下，卵裂球活检被认为对新生儿是安全的。值得注意的是，在此研究和Hasson等的研究中，为了避免AMA、RIF或RPL条件对围产儿和新生儿结局产生的偏倚，研究仅纳入了PGT-M。

（三）滋养外胚层细胞活检

目前关于这一主题仅有少数研究。2019年，Zhang等发表的观察性队列研究比较了177例PGT助孕和180例常规IVF助孕的围产期和新生儿结局[21]，差异无统计学意义，尤其是两组的平均胎龄、早产发生率和平均出生体重均相似。同年，Sacchi等发表了另外一项观察性研究，分析了滋养外胚层活检PGT-A助孕出生的婴儿的围产期和新生儿结局[24]。该研究结果也提示滋养外胚层活检PGT-A助孕移植与移植1～2个未检测的卵裂胚或1个未检测的囊胚相比，产科、围产期和新生儿的风险并未增加。这项研究也再次证实了Forman团队2014年发表的相关证据[20]，即囊胚期活检联合整倍体单囊胚移植是一种有效的临床策略，同时对母亲和新生儿是安全的。

（四）PGT助孕出生的儿童远期预后

有研究表明，可能由于其父母自身存在不孕的原因，IVF婴儿增加神经发育不良和心血管代谢问题的风险。然而，想要设计一个没有偏倚的研究方案针对此问题进行分析是很困难的。此外，胚胎活检对PGT后出生的婴儿的潜在长期影响尚不明确，尽管一些研究试图提供相关的信息。

2018年，Kuiper等在一项随机对照试验中分析了一组PGT后出生的9岁儿童的神经发育情况[25]，并将这些数据与常规IVF助孕后代作为对照组进行比较。该研究将神经优化评分（一项评估神经发育情况的敏感测试，Touwen试验）设计为主要结果，而不良神经系统状况、认知发育、行为、血压和人体测量数据被设定为次要结果。两组比较差异无统计学意义。总体而言，与一般人群相比，这些婴儿不良神经系统发育情况的发生率增加，同时其平均血压也高于预期。但这一证据与关注于IVF助孕出生的儿童的研究结果是一致的[26]。

同年，Belva及其同事报道了一项队列研究的数据，该研究评估了一组卵裂球活检后PGT-M或胚胎植入前染色体结构重排检测（preimplantation genetic testing for structural rearrangements，PGT-

SR）联合囊胚移植（*n*=87）或未活检囊胚移植（*n*=87）后出生的6岁IVF儿童的人体测量数据和血压情况[27]，两组间并无差异。值得注意的是，鉴于没有PGT-A患者被纳入本次研究，入组的不孕患者不一定具有AMA、RIF或RPL等PGT指征。

Natsuaki和Dimler在Meta分析中[13]再次证实了来自Kuiper和Belva研究获得的证据，即迄今为止还没有任何研究报道人体测量结果、精神运动、神经系统、认知和行为问题与胚胎活检的方法相关。

三、展望

无创PGT（non-invasive PGT，ni-PGT）代表了该领域在安全性方面的一个新颖、有趣的未来前景[30]。事实上，如果使用囊胚培养后的废弃培养液进行染色体检测，我们可以保护胚胎完全不受影响。迄今为止的研究证实，ni-PGT在胚胎的选择上很有前景，尽管仍存在母体污染的风险和假阳性/阴性诊断的问题等。目前正在进行非选择性研究和随机对照试验以确定ni-PGT真正的临床价值。

四、结论

- 多个研究和国际共识将滋养外胚层活检+CCT作为目前的金标准操作流程[28, 29]。
- 尽管如此，即使在训练有素和技术纯熟的操作者手中，PGT周期比常规IVF周期仍需要更多对胚胎的操作。
- 有一系列证据支持极体和滋养外胚层活检在胚胎着床方面的安全性，这一点也反映在迄今为止所报道的产科、产前、新生儿和产后远期发育结局上。
- 除图10-1中总结的少数几个证据外，总体而言，PGT助孕结局与ART助孕结局相似。
- 在PGT助孕结局这个问题上，尤其对最近的玻璃化冷冻–复苏整倍体单囊胚移植法助孕，还需要进行系统性回顾和Meta分析。

除部分报道外，PGT后的产科、围产期及出生后结局与一般ART妊娠相似
• 与ICSI助孕的新生儿相比，PGT助孕的新生儿的出生体重和妊娠持续时间更长
• 前置胎盘的发生率增加

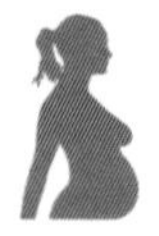

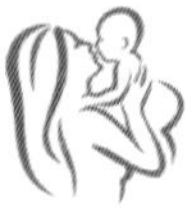

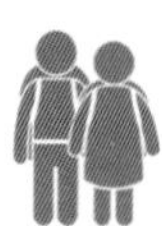

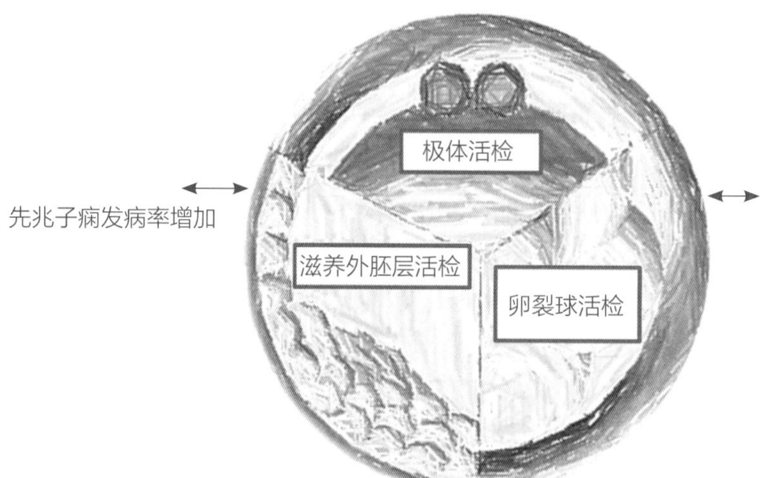

▲ 图10-1 总结文献报道的植入前遗传学检测和普通辅助生殖技术助孕后的产科、围产期和产后结局

NICU. 新生儿重症监护室；PGT. 植入前遗传学检测；ART. 辅助生殖技术；ICSI. 卵胞质内单精子注射

参考文献

[1] Zegers-Hochschild F, Adamson GD, Dyer S, Racowsky C, de Mouzon J, Sokol R, et al. The international glossary on infertility and fertility care, 2017. *Fertil Steril* . 2017; 108: 393-406.

[2] Coonen E, Rubio C, Christopikou D, Dimitriadou E, Gontar J, Goossens V, et al. ESHRE PGT Consortium good practice recommendations for the detection of structural and numerical chromosomal aberrations. *Hum Reprod Open* . 2020;2020:hoaa017.

[3] Mastenbroek S, Twisk M, van der Veen F, Repping S. Preimplantation genetic screening: A systematic review and meta-analysis of RCTs. *Hum Reprod Update* . 2011;17: 454-66.

[4] Kokkali G, Coticchio G, Bronet F, Celebi C, Cimadomo D, Goossens V, et al. ESHRE PGT Consortium and SIG embryology good practice recommendations for polar body and embryo biopsy for PGT. *Hum Reprod Open* . 2020;2020:hoaa020.

[5] Scott RT, Jr, Upham KM, Forman EJ, Zhao T, Treff NR. Cleavage-stage biopsy significantly impairs human embryonic implantation potential while blastocyst biopsy does not: A randomized and paired clinical trial. *Fertil Steril* . 2013;100:624-30.

[6] Scott KL, Hong KH, Scott RT, Jr. Selecting the optimal time to perform biopsy for preimplantation genetic testing. *Fertil Steril* . 2013;100:608-14.

[7] Cimadomo D, Rienzi L, Capalbo A, Rubio C, Innocenti F, Garcia-Pascual CM, et al. The dawn of the future: 30 years from the first biopsy of a human embryo: The detailed history of an ongoing revolution. *Hum Reprod Update*. 2020.

[8] Capalbo A, Ubaldi FM, Cimadomo D, Maggiulli R, Patassini C, Dusi L, et al. Consistent and reproducible outcomes of blastocyst biopsy and aneuploidy screening across different biopsy practitioners: A multicentre study involving 2586 embryo biopsies. *Hum Reprod* . 2016;31:199-208.

[9] Cimadomo D, Capalbo A, Levi-Setti PE, Soscia D, Orlando G, Albani E, et al. Associations of blastocyst features, trophectoderm biopsy and other laboratory practice with post-warming behavior and implantation. *Hum Reprod* . 2018; 33: 1992-2001.

[10] Cimadomo D, Rienzi L, Romanelli V, Alviggi E, Levi-Setti PE, Albani E, et al. Inconclusive chromosomal assessment after blastocyst biopsy: Prevalence, causative factors and outcomes after re-biopsy and re-vitrification: A multicenter experience. *Hum Reprod* . 2018;33:1839-46.

[11] Bay B, Ingerslev HJ, Lemmen JG, Degn B, Rasmussen IA, Kesmodel US. Preimplantation genetic diagnosis: A national multicenter obstetric and neonatal follow-up study. *Fertil Steril* . 2016;106:1363-9 e1.

[12] Hasson J, Limoni D, Malcov M, Frumkin T, Amir H, Shavit T, et al. Obstetric and neonatal outcomes of pregnancies conceived after preimplantation genetic diagnosis: Cohort study and meta-analysis. *Reprod Biomed Online* . 2017; 35: 208-18.

[13] Natsuaki MN, Dimler LM. Pregnancy and child developmental outcomes after preimplantation genetic screening: A meta-analytic and systematic review. *World J Pediatr* . 2018; 14: 555-69.

[14] Verpoest W, Staessen C, Bossuyt PM, Goossens V, Altarescu G, Bonduelle M, et al. Preimplantation genetic testing for aneuploidy by microarray analysis of polar bodies in advanced maternal age: A randomized clinical trial. *Hum Reprod* . 2018;33:1767-76.

[15] Strom CM, Strom S, Levine E, Ginsberg N, Barton J, Verlinsky Y. Obstetric outcomes in 102 pregnancies after preimplantation genetic diagnosis. *Am J Obstet Gynecol* . 2000;182:1629-32.

[16] Eldar-Geva T, Srebnik N, Altarescu G, Varshaver I, Brooks B, Levy-Lahad E, et al. Neonatal outcome after preimplantation genetic diagnosis. *Fertil Steril* . 2014;102:1016-21.

[17] Jing S, Luo K, He H, Lu C, Zhang S, Tan Y, et al. Obstetric and neonatal outcomes in blastocyst-stage biopsy with frozen embryo transfer and cleavage-stage biopsy with fresh embryo transfer after preimplantation genetic diagnosis/screening. *Fertil Steril* . 2016;106:105-12 e4.

[18] Roque M, Haahr T, Geber S, Esteves SC, Humaidan P. Fresh versus elective frozen embryo transfer in IVF/ICSI cycles: A systematic review and meta-analysis of reproductive outcomes. *Hum Reprod Update* . 2019;25:2-14.

[19] Forman EJ, Hong KH, Ferry KM, Tao X, Taylor D, Levy B, et al. In vitro fertilization with single euploid blastocyst transfer: A randomized controlled trial. *Fertil Steril* . 2013; 100:100-7 e1.

[20] Forman EJ, Hong KH, Franasiak JM, Scott RT, Jr. Obstetrical and neonatal outcomes from the BEST Trial: Single embryo transfer with aneuploidy screening improves outcomes after in vitro fertilization without compromising delivery rates. *Am J Obstet Gynecol* . 2014;210:157 e1-6.

[21] Zhang WY, von Versen-Hoynck F, Kapphahn KI, Fleischmann RR, Zhao Q, Baker VL. Maternal and neonatal outcomes associated with trophectoderm biopsy. *Fertil Steril* . 2019; 112: 283-90 e2.

[22] Strom CM, Levin R, Strom S, Masciangelo C, Kuliev A, Verlinsky Y. Neonatal outcome of preimplantation genetic diagnosis by polar body removal: The first 109 infants. *Pediatrics* . 2000;106:650-3.

[23] Heijligers M, van Montfoort A, Meijer-Hoogeveen M, Broekmans F, Bouman K, Homminga I, et al. Perinatal follow-up of children born after preimplantation genetic diagnosis between 1995 and 2014. *J Assist Reprod Genet* .

2018;35:1995-2002.
[24] Sacchi L, Albani E, Cesana A, Smeraldi A, Parini V, Fabiani M, et al. Preimplantation genetic testing for aneuploidy improves clinical, gestational, and neonatal outcomes in advanced maternal age patients without compromising cumulative live-birth rate. *J Assist Reprod Genet* . 2019; 36:2493-504.
[25] Kuiper D, Bennema A, la Bastide-van Gemert S, Seggers J, Schendelaar P, Mastenbroek S, et al. Developmental outcome of 9-year-old children born after PGS: Follow-up of a randomized trial. *Hum Reprod* . 2018;33:147-55.
[26] Guo XY, Liu XM, Jin L, Wang TT, Ullah K, Sheng JZ, et al. Cardiovascular and metabolic profiles of offspring conceived by assisted reproductive technologies: A systematic review and meta-analysis. *Fertil Steril* . 2017;107:622-31 e5.
[27] Belva F, Roelants M, Kluijfhout S, Winter C, De Schrijver F, Desmyttere S, et al. Body composition and blood pressure in 6-year-old singletons born after pre-implantation genetic testing for monogenic and structural chromosomal aberrations: A matched cohort study. *Hum Reprod Open* . 2018;2018:hoy013.
[28] Dahdouh EM, Balayla J, Garcia-Velasco JA. Comprehensive chromosome screening improves embryo selection: A meta-analysis. *Fertil Steril* . 2015;104:1503-12.
[29] Chen M, Wei S, Hu J, Quan S. Can comprehensive chromosome screening technology improve IVF/ ICSI outcomes? A meta-analysis. *PLoS One* . 2015;10:e0140779.
[30] Leaver M, Wells D. Non-Invasive Preimplantation Genetic Testing (niPGT): The next revolution in reproductive genetics? *Hum Reprod Update* . 2020;26:16-42.

第 11 章　选择性单胚胎移植的最优化策略

Multiple birth outcomes A minimizing strategy for elective single embryo transfer

Zdravka Veleva　著

孟　夏　译　　李雪梅　校

近 40 年来，体外受精（IVF）和其他辅助生殖技术（ART）[包括卵胞质内单精子注射（ICSI）和冷冻胚胎移植技术（FET）] 的应用日益增加。科学技术的重大突破使得 ART 的治疗效果比之前更好。多个胚胎移植提高了胚胎着床率的同时，也带来了多胎妊娠的相关问题。

本章将简述 ART 治疗后多胎妊娠对母婴带来的健康问题、胚胎移植的发展史，以及选择性单胚胎移植（elective single embryo transfer，eSET）对多胎妊娠结局的影响。

一、ART 治疗后的多胎妊娠

人类的自然妊娠是单胎妊娠。在自然妊娠中，异卵双胎占 12%[1]，同卵双胎占 0.4%（根据 Hellin 定律）。三胎及高阶多胎妊娠（四胞胎甚至更高）（Higher-order multiple，HOM）的发生率更低。2019 年，美国疾病控制和预防中心（Centers for Disease Control and Prevention，CDC）报道，双胎发生率为 32/1000 例活产，三胎和 HOM 的总体发生率为 88/10 万例活产 [1]。由于妊娠的胎儿数量增加导致母体营养和代谢需求增加，多胎妊娠易发生早产和宫内发育迟缓，这使得母婴有着更高的发病率和死亡率。ART 后的多胎妊娠因其潜在的不孕因素及其他因素，如捐赠卵母细胞或胚胎的免疫排斥而使得情况变得更加复杂。

ART 中的多胎妊娠史

在早期的 IVF 实践中，对卵巢刺激方案和胚胎培养的了解还处于初级阶段。因此，这个阶段的治疗特点是胚胎着床率及活产率都非常低。这些可以在 1985 年辅助生殖技术协会（Society for Assisted Reproductive Technologies，SART）的第一份年度报告中看到 [2]。在 IVF 周期中，平均移植 2.8 个胚胎，只有 14.1% 的临床妊娠率（即超声检查时可见有胎心）。在这些妊娠中，约 50% 可继续妊娠直至分娩，总的活产率仅为 7%。

20 世纪 90 年代的特点是改进了胚胎培养基，同时也增加了对卵巢刺激方案的了解。在 1990 年 SART 报告中显示，IVF 后的总活产率已增至 17%[3]。然而，在这段时间内，由于常规移植 3～7 枚甚至更多的胚胎，导致总体多胎分娩率为 22%[3]。移植多枚胚胎的做法在欧洲也很普遍，导致了 20 世纪 90 年代和 21 世纪初观察到的所谓“多胎流行病”。在高峰时期，美国有高达 29% 的双胎和 11.4% 的三胎及 HOM[4]，使得多胎妊娠的总数超过40%。

在欧洲，多胎出生率也遵循类似的规律。欧洲IVF监管机构（European IVF Monitoring Programme，EIM）的第一份报告描述了1997年18个欧洲国家的治疗结果[5]。移植1枚、2枚、3枚和4枚及以上胚胎，占比分别为11.5%、35.9%、38.4%和14.3%。根据受精方式的不同，总多胎出生率为28.2%～29.6%。IVF和ICSI的HOM分别为3.8%和3.0%，但不同国家存在显著差异，三胎分娩的比率为0.0%（Latvia）～8.2%（Bulgaria）。2002年，美国、澳大利亚、新西兰等国家和欧洲、拉丁美洲等地区的数据显示，总体双胎分娩率为25.7%，总体三胎分娩率为2.5%[6]。然而，三胎分娩率存在明显差异，从芬兰和瑞典的0.2%到危地马拉和阿拉伯联合酋长国的超过10%。据估计，2002年出生的儿童多达24.6万人，其中50%来自多胎妊娠，高多胎妊娠率已经是一个显著问题。在全球范围内，多胎妊娠给产科和新生儿科造成了巨大的负担。

在20世纪90年代末和21世纪初，人们越来越清楚地认识到着床个数取决于移植的胚胎个数。Matorras团队计算出，在非供卵的治疗周期中，单胚胎移植后的着床率为7.4%～11.1%，双胚胎移植后至少可见一个孕囊的概率为7.9%～23.6%，三胚胎移植（triple embryo transfer，TET）后至少可见一个孕囊的概率为16.4%～47.5%，五胚胎移植后至少可见一个孕囊的概率为35.0%～44.0%。在他们的计算中，多胎妊娠的比例随着移植胚胎数量的增加而增加，在移植4个胚胎后，多胎妊娠的比例高达20%[7]。

其他有助于胚胎着床的重要因素是胚胎质量。关于胚胎分级的报道最早发表于1985年，在此后的15年，才制订出统一的分级标准[8]。Fridström团队与Van Royen团队描述了第2天和第3天卵裂期胚胎的标准[9, 10]。Gardner囊胚发育标准也被越来越多地应用于临床中[11]。无论所列出的个体标准和所描述的胚胎发育阶段如何，一致认为胚胎质量越高，移植后的妊娠率和活产率越高，但同时多胎妊娠率增高。这使得减少移植胚胎数量以保持活产率不变，同时减少孕囊数量成为可能。

二、通过选择性单胚胎移植减少多胎妊娠

确保ART患者妊娠和分娩尽可能接近自然妊娠唯一合乎逻辑的方法，是通过一次只移植一个胚胎来确保绝大多数妊娠是单胎妊娠。eSET是在取卵周期虽然有多个优质胚胎形成但只移植其中1枚，其他所有优质胚胎都冷冻保存，以备后续用于FET。在FET周期中也可以逐个移植。事实上，FET是第一个以减少多胎妊娠而被应用的ART[12]。

1999年，芬兰一项关于多胎禁忌证的研究中报道了第一例cSET。多年来，这种做法已从比利时和芬兰推广到其他国家[13, 14, 15]。

随着这些发展，在欧洲移植的胚胎数量已经逐渐减少到2～3个，在一些国家甚至接近1个。各国可获得的最新数据来自2016年[16]。图11-1显示，欧洲国家和澳大利亚的单胚胎移植开始于21世纪初，而美国则约在2005年。2016年，整个欧洲国家和美国的SET比例相似，分别为42%和40%，但这还不到澳大利亚SET比例的一半。这种差异是因为欧洲国家和美国诊所的做法存在相当大的异质性。图11-2显示了按单胎、双胎和三胎或HOM状态分层的三大洲ART后早产率。在2002—2016年的整个时期，三胎和HOM几乎都是早产，双胎的早产率为56%～72%，单胎的早产率为10%～14%。

（一）ART多胎妊娠和分娩的总体健康风险

由于潜在的不孕问题，诊断和治疗不孕问题所花费的时间，ART妊娠一开始就处于不利环境。根据资料显示，欧洲行IVF获得活产的患者平均年龄为33.1—34.2岁[17, 18]，这与自然妊娠的平均年龄相比要高得多。芬兰的一项研究显示，自然受孕组的平均年龄仅为30.0岁，另一项丹麦的研究显示为30.5岁。事实上，女性年龄是

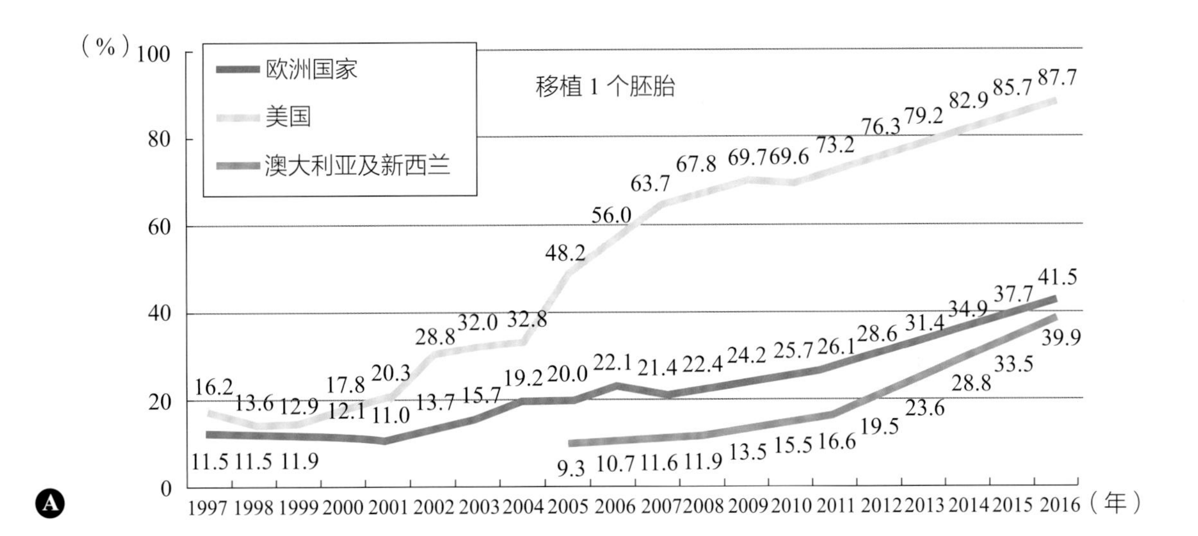

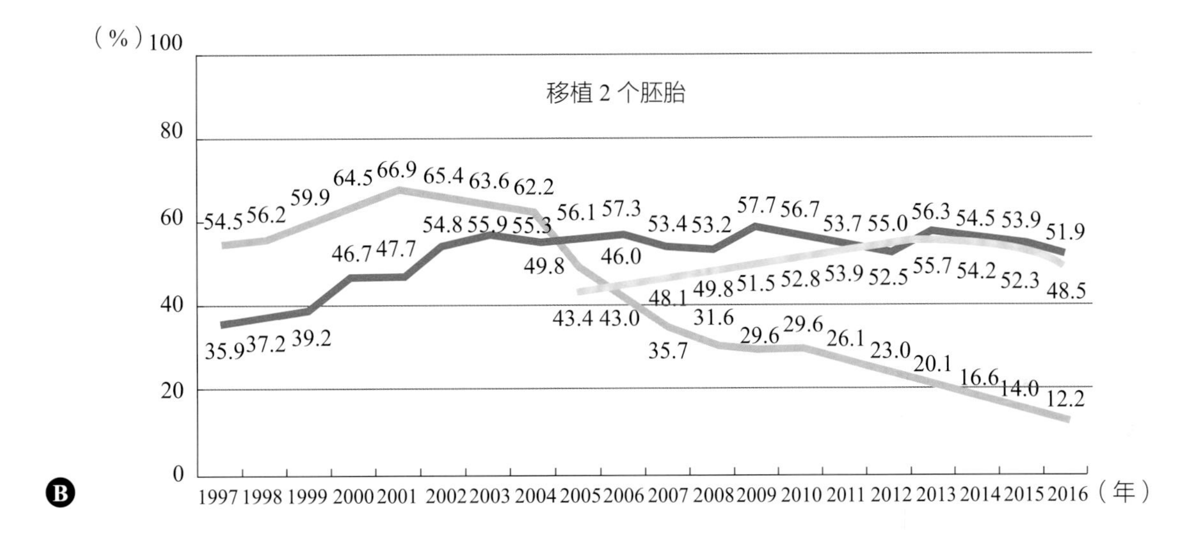

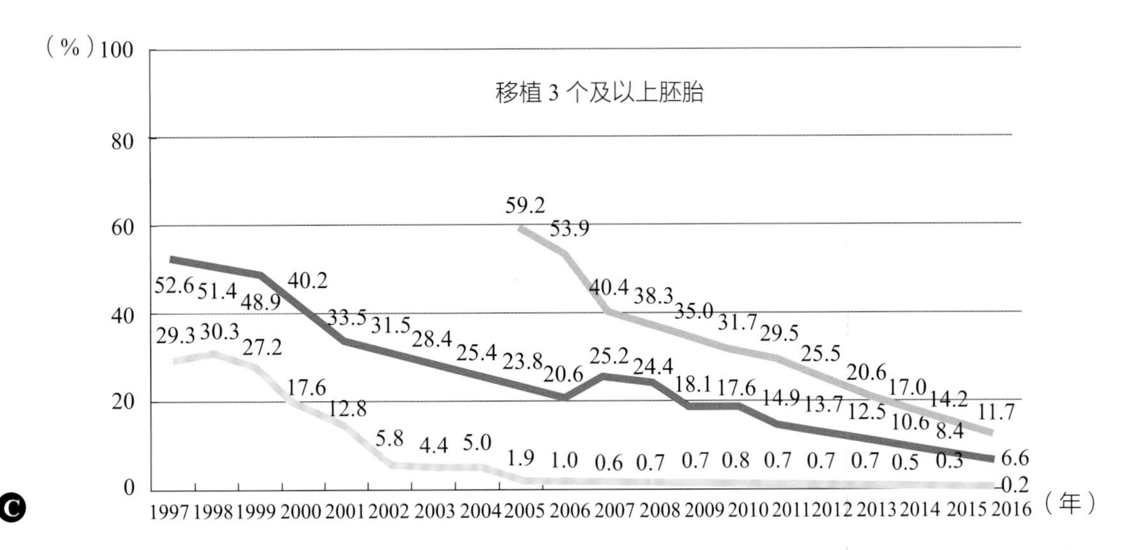

▲ 图 11-1　欧洲国家、美国、澳大利亚及新西兰的移植 1 个胚胎、2 个胚胎和 3 个及以上胚胎的比例

A. 移植 1 个胚胎；B. 移植 2 个胚胎；C. 移植 3 个及以上胚胎（经许可转载，引自参考文献 [16]）

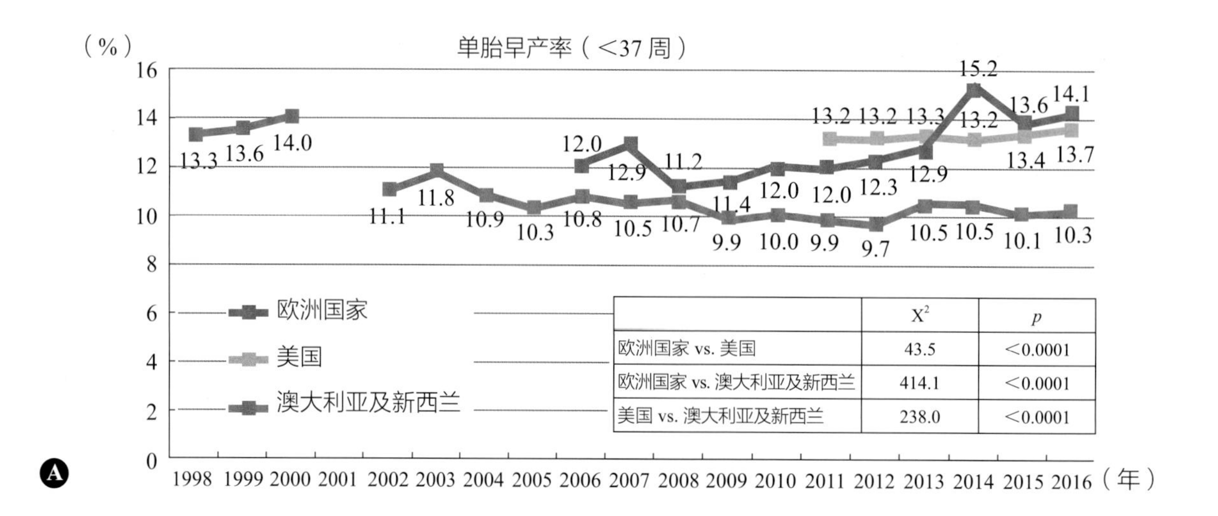

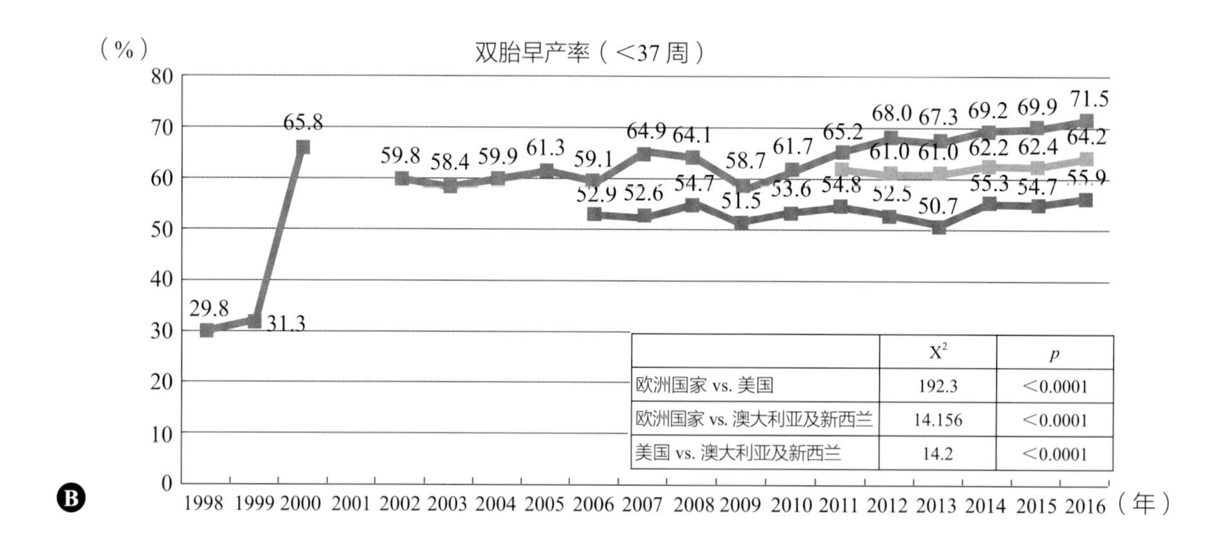

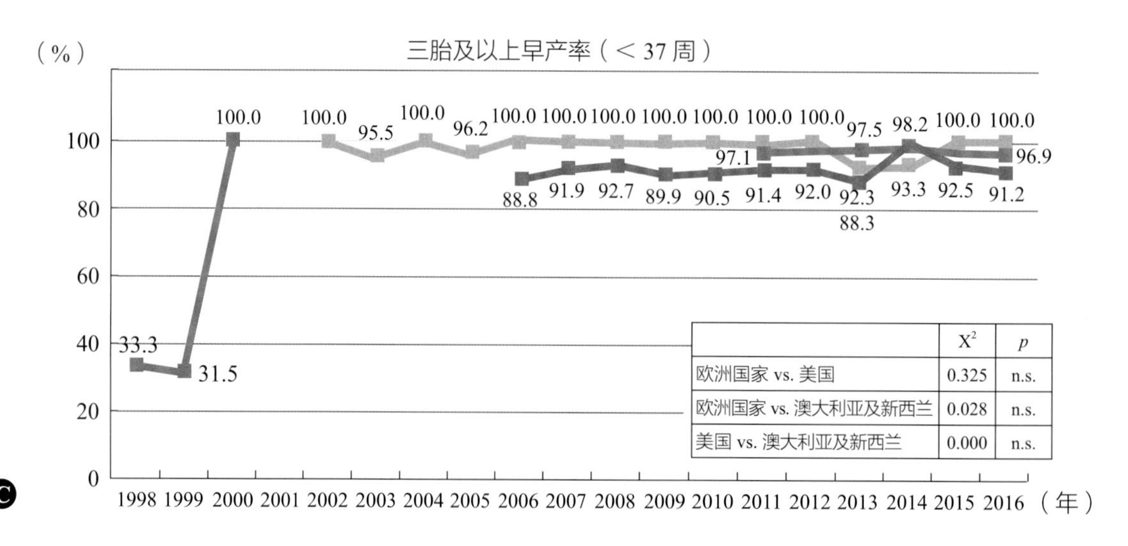

▲ **图 11-2　欧洲国家、美国、澳大利亚及新西兰 ART 后早产（在单胎、双胎和三胎或更高级别）妊娠比例的变化**

A. 单胎早产率（<37 周）；B. 双胎早产率（<37 周）；C. 三胎及以上早产率（<37 周）（经许可转载，引自参考文献 [16]）

妊娠并发症的重要预测因素，母亲年龄越大，妊娠期糖尿病、妊娠期高血压和剖宫产发生的概率越高[19]。

有报道IVF/ICSI治疗会增加不良妊娠结局的风险，一项包括250万例自然妊娠和ART后妊娠的Meta分析显示[20]，RR最高的是前置胎盘（RR=3.71，95%CI 2.67～5.16）、产前出血（RR=2.40，95%CI 1.79～3.21）和羊水过少（RR=2.14，95%CI 1.53～3.01）。在进行IVF/ICSI的各种原因中，子宫内膜异位症和多囊卵巢综合征是与不良妊娠期疾病有明确关联的不孕诊断（表11-1）。子宫内膜异位症可能通过多种机制影响妊娠结局，子宫结合带增厚可能导致螺旋动脉异常重塑和深层胎盘形成缺陷，子宫内膜异位症患者体内异常的炎症反应和蛋白酶活性增加可能导致早产和胎膜早破[21]。在多囊卵巢综合征患者中，其潜在的病理机制很可能与胰岛素抵抗有关[22]。

所有这些因素都可以解释，为什么与自然多胎妊娠相比，ART多胎妊娠具有更高的年龄相关性并发症风险，各项研究的OR或RR见表11-2。

表11-1 子宫内膜异位症及多囊卵巢综合征患者的孕产期并发症的风险评估

因 素	OR（95%CI）
子宫内膜异位症	
妊娠期高血压	1.14（1.00～1.31）
先兆子痫	1.19（1.08～1.31）
早产	1.46（1.26～1.69）
前置胎盘	2.99（2.54～3.53）
胎盘早剥	1.40（1.12～1.76）
剖宫产术	1.49（1.35～1.65）
死产	1.27（1.07～1.51）
多囊卵巢综合征	
流产	1.41（1.04～1.91）
妊娠期糖尿病	2.67（1.43～4.98）
妊娠合并高血压	2.06（1.45～2.91）
早产	1.60（1.25～2.04）
大于胎龄儿	2.10（1.01～4.37）

改编自参考文献[21, 22]

（二）ART多胎妊娠中的绒毛膜性

大多数ART多胎妊娠是多个胚胎移植的结果，所以是异卵多胎。而单卵双胎妊娠则发生在移植后单个胚胎一分为二。单卵双胎妊娠的特点是早产、选择性生长受限及其他类型的围产期发病率，甚至死亡风险更高[31]。由于异卵多胎合子的不一致性，在大型流行病学研究中很难进行，尤其是三胎和HOM妊娠。最近一项Meta分析评估了从40项研究中收集的IVF/ICSI单卵双胎的数据[32]。IVF/ICSI中与单卵双胎关联性最强的因素是囊胚移植（OR=2.16，95%CI 1.74～2.68），而对于<35岁的年轻女性（OR=1.29，95%CI 1.03～1.62），IVF受精（OR=1.19，95%CI 1.04～1.35）和辅助孵化（OR=1.17，95%CI 1.09～1.27）是其危险因素。囊胚移植与单卵双胎风险增加相关的原因尚不清楚。在获得更多证据支持之前，需要平衡好单卵双胎的风险与囊胚移植较好的妊娠结局的关系[33]。

三、结论

• IVF/ICSI技术的进步使得eSET成为减少多胎妊娠和分娩的唯一有效策略，降低母婴的风险。

• 考虑到IVF/ICSI妊娠的多种并发症，eSET对母婴更安全。

表 11-2 与自然多胎妊娠及分娩相比，ART 多胎妊娠和分娩的风险

因 素	OR 或 RR（95%CI）	参考文献
先兆子痫	双胎妊娠 OR=1.81（1.50～2.17）	[23]
早产（<37 周）	双胎妊娠 OR=1.83（1.23～2.71）	[24]
	OR=1.05（95%CI 0.92～1.21）	[17]
极早早产（<32 周）	OR=1.11（95%CI 0.88～1.41）	[17]
死产	双绒毛膜双胎妊娠 • 风险与 37 周相似 • 在 38 周时，每 1000 例孕妇增加 8.8 例围产儿死亡［95%CI（3.6～14.0）/1000］ • 单绒毛膜双胎妊娠：36 周 vs.34 周：2.5/1000 围产儿死亡［（-12.4～17.4）/1000］	[25]
特殊先天畸形	• 染色体缺陷 RR=1.36（1.04～1.77） • 泌尿生殖道缺陷 RR=1.18（1.03～1.36） • 循环系统畸形 RR=1.22（1.01～1.47）	[26]
孕产妇危重症	OR=2.5（1.8～3.3）。IVF-AO 中发生孕产妇危重症显著升高，包括全部病因 SMM（OR=2.0，95%CI 1.5～2.7），濒临死亡的孕产妇 SMM（OR=1.9，95%CI 1.3～2.8），产时/产后出血导致 SMM（OR=2.3，95%CI 1.6～3.2）。IVF-OD 发生 SMM 的风险显著升高，包括全部病因 SMM（OR=18.6，95%CI 4.4～78.5），濒临死亡的孕产妇 SMM（OR=18.1，95%CI 4.0～82.3），高血压疾病导致 SMM（OR=16.7，95%CI 3.3～85.4），产时/产后出血导致 SMM（OR=18.0，95%CI 4.2～77.8）。通径分析估计 IVF-OD 中 21.6% 的风险（95%CI 10.1～33.0）与多胎妊娠有关，SMM 中 49.6% 的风险（95%CI 24.0～75.1）与 IVF-AO 有关	[27]
急危重症产科患者	• IVF-AO RR=1.3（1.0～1.6） • IVF-OD RR=2.0（1.4～2.8）	[28]
2—7 岁 IVF 双胎的住院服务情况	• 总体 OR=1.04（0.96～1.14） • 手术方式 OR=1.37（1.22～1.51）	[29]
小于胎龄儿	小于胎龄儿（OR=1.27，95%CI 0.97～1.65）	[30]
早产儿	NICU 1.05（1.01～1.09）	
低体重出生儿	PM 0.58（0.44～0.77）	
入住 NICU 围产儿死亡情况		

IVF. 体外受精；AO. 自体卵母细胞；OD. 卵母细胞捐赠；SMM. 孕产妇危重症；PM. 围产儿死亡率；ART. 辅助生殖技术；NICU. 新生儿重症监护室；OR. 比值比；RR. 相对风险

参考文献

[1] National Vital Statistics Reports, Vol. 70, No. 2, March 23, 2021. Available from: www.cdc.gov/nchs/data/nvsr/nvsr70/nvsr70-02-508.pdf.

[2] Society for Assisted Reproductive Technology and the American Society for Reproductive Medicine. Assisted reproductive technology in the United States: 1998 results generated from the American Society for Reproductive Medicine/Society for Assisted Reproductive Technology Registry. *Fertil Steril*. 2002 Jan;77(1):18-31. doi: 10.1016/s0015-0282(01)02985-5.

[3] Medical Research International. Society for Assisted Reproductive Technology (SART), The American Fertility Society. In Vitro Fertilization-Embryo Transfer (IVF-ET) in the United States: 1990 results from the IVF-ET Registry. *Fertil Steril*. 1992 Jan;57(1):15-24.

[4] Jain T, Missmer SA, Hornstein MD. Trends in embryo-transfer practice and in outcomes of the use of assisted reproductive technology in the United States. *N Engl J Med*. 2004 Apr 15;350(16):1639-45. doi: 10.1056/NEJMsa032073. PMID: 15084696.

[5] European IVF-Monitoring Programme (EIM), for the European Society of Human Reproduction and Embryology (ESHRE). Nygren KG, Andersen AN. Assisted reproductive technology in Europe, 1997. Results generated from European registers by ESHRE. *Hum Reprod*. 2001 Feb;16(2):384-91. doi: 10.1093/humrep/16.2.384. PMID: 11157839.

[6] International Committee for Monitoring Assisted Reproductive Technology, de Mouzon J, Lancaster P, Nygren KG, Sullivan E, Zegers-Hochschild F, Mansour R, Ishihara O, Adamson D. World collaborative report on Assisted Reproductive Technology, 2002. *Hum Reprod*. 2009 Sep;24(9):2310-20. doi: 10.1093/humrep/dep098. Epub 2009 May 27. PMID: 19474459.

[7] Matorras R, Matorras F, Mendoza R, Rodríguez M, Remohí J, Rodríguez-Escudero FJ, Simón C. The implantation of every embryo facilitates the chances of the remaining embryos to implant in an IVF programme: A mathematical model to predict pregnancy and multiple pregnancy rates. *Hum Reprod*. 2005 Oct;20(10):2923-31. doi: 10.1093/humrep/dei129. Epub 2005 Jul 21. PMID: 16037116.

[8] Mohr LR, Trounson A, Freemann L. Deep-freezing and transfer of human embryos. *Vitro Fert Embryo Transf*. 1985 Mar;2(1):1-10. doi: 10.1007/BF01130825.

[9] Fridström M, Carlström K, Sjöblom P, Hillensjö T. Effect of prednisolone on serum and follicular fluid androgen concentrations in women with polycystic ovary syndrome undergoing in-vitro fertilization. *Hum Reprod*. 1999 Jun;14(6):1440-4. doi: 10.1093/humrep/14.6.1440.

[10] Van Royen E, Mangelschots K, Neubourg D, Valkenburg M, Meerssche M, Ryckaert G, et al. Characterization of a top quality embryo, a step towards single-embryo transfer. *Hum Reprod*. 1999;14: 2345-2349. doi: 10.1093/humrep/14.9.2345.

[11] Gardner DK, Lane M, Stevens J, Schlenker T, Schoolcraft W. Blastocyst score affects implantation and pregnancy outcome: Towards a single blastocyst transfer. *Fertil Steril*. 2000;73:1155-8; doi: 10.1016/ s0015-0282(00)00518-5.

[12] Trounson A, Mohr L. Human pregnancy following cryopreservation, thawing and transfer of an eightcell embryo. *Nature*. 1983 Oct 20-26;305(5936):707-9. doi: 10.1038/305707a0.

[13] Vilska S, Tiitinen A, Hyden-Granskog C, Hovatta O. Elective transfer of one embryo results in an acceptable pregnancy rate and eliminates the risk of multiple birth. *Hum Reprod*. 1999;14:2392-5.

[14] Gerris J, De Sutter P, De Neubourg D, Van Royen E, Vander Elst J, Mangelschots K, Vercruyssen M, Kok P, Elseviers M, Annemans L, et al. A real-life prospective health economic study of elective single embryo transfer versus two-embryo transfer in first IVF/ICSI cycles. *Hum Reprod*. 2004;19: 917-23.

[15] Martikainen H, Tiitinen A, Tomas C, Tapanainen J, Orava M, Tuomivaara L, Vilska S, Hyden-Granskog C, Hovatta O. One versus two embryo transfer after IVF and ICSI: A randomized study. *Hum Reprod*. 2001;16:1900-3.

[16] De Geyter Ch, Wyns C, Calhaz-Jorge C, de Mouzon J, Ferraretti AP, Kupka M, Nyboe Andersen A, Nygren KG, Goossens V. 20 years of the European IVF-monitoring consortium registry: What have we learned? A comparison with registries from two other regions. *Human Reproduction*. 2020 Dec;35(12):2832-49. https://doi.org/10.1093/humrep/deaa250.

[17] Pinborg A, Loft A, Rasmussen S, Schmidt L, Langhoff-Roos J, Greisen G, Nyboe Andersen A. Neonatal outcome in a Danish national cohort of 3438 IVF/ICSI and 10362 non-IVF/ICSI twins born in 1995-2000. *Hum Reprod*. 2004;19:435-41.

[18] Pelkonen S, Koivunen R, Gissler M, Nuojua-Huttunen S, Suikkari A-M, Hyden-Granskog C, Martikainen H, Tiitinen A, Hartikainen A-L. Perinatal outcome of children born after frozen and fresh embryo transfer: The Finnish cohort study 1995-2006. *Hum Reprod*. 2010 Apr;25(4):914-23. doi: 10.1093/humrep/ dep477. Epub 2010 Feb 2. PMID: 20124395.

[19] Kahveci B, Melekoglu R, Evruke IC, Cetin C. The effect of advanced maternal age on perinatal outcomes in nulliparous singleton pregnancies. *BMC Pregnancy Childbirth*. 2018 Aug 22;18(1):343. doi: 10.1186/s12884-018-1984-x.

[20] Qin J, Liu X, Sheng X, Wang H, Gao S. Assisted reproductive technology and the risk of pregnancyrelated complications and adverse pregnancy outcomes in singleton pregnancies: A meta-analysis of cohort studies. *Fertil Steril*. 2016 Jan; 105(1):73-85.e1-6. doi: 10.1016/j.fertnstert.2015.09.007.

Epub 2015 Oct 9. PMID: 26453266.

[21] Breintoft K, Pinnerup R, Henriksen TB, Rytter D, Uldbjerg N, Forman A, Arendt LH. Endometriosis and risk of adverse pregnancy outcome: A systematic review and meta-analysis. *J Clin Med*. 2021 Feb 9;10(4):667. doi: 10.3390/jcm10040667.

[22] Sha T, Wang X, Cheng W, Yan Y. A meta-analysis of pregnancy-related outcomes and complications in women with polycystic ovary syndrome undergoing IVF. *Reprod Biomed Online*. 2019 Aug;39(2):281-93. doi: 10.1016/j.rbmo.2019.03.203. Epub 2019 Mar 29.

[23] Okby R, Harlev A, Sacks KN, Sergienko R, Sheiner E. Preeclampsia acts differently in in vitro fertilization versus spontaneous twins. *Arch Gynecol Obstet*. 2018 Mar;297(3):653-8. doi: 10.1007/s00404-017-4635-y. Epub 2018 Jan 4. PMID: 29302809.

[24] Saccone G, Zullo F, Roman A, Ward A, Maruotti G, Martinelli P, Berghella V. Risk of spontaneous preterm birth in IVF-conceived twin pregnancies. *J Matern Fetal Neonatal Med*. 2019 Feb;32(3):369-76. doi: 10.1080/14767058.2017.1378339. Epub 2017 Sep 21.

[25] Cheong-See F, Schuit E, Arroyo-Manzano D, Khalil A, Barrett J, Joseph KS, Asztalos E, Hack K, Lewi L, Lim A, Liem S, Norman JE, Morrison J, Combs CA, Garite TJ, Maurel K, Serra V, Perales A, Rode L, Worda K, Nassar A, Aboulghar M, Rouse D, Thom E, Breathnach F, Nakayama S, Russo FM, Robinson JN, Dodd JM, Newman RB, Bhattacharya S, Tang S, Mol BW, Zamora J, Thilaganathan B, Thangaratinam S. Global Obstetrics Network (GONet) collaboration: Prospective risk of stillbirth and neonatal complications in twin pregnancies: Systematic review and meta-analysis. *BMJ*. 2016 Sep 6;354:i4353. doi: 10.1136/bmj.i4353.

[26] Zheng Z, Chen L, Yang T, Yu H, Wang H, Qin J. Multiple pregnancies achieved with IVF/ICSI and risk of specific congenital malformations: A meta-analysis of cohort studies. *Reprod Biomed Online*. 2018 Apr;36(4):472-82. doi: 10.1016/j.rbmo.2018.01.009. Epub 2018 Jan 31.

[27] Le Ray C, Pelage L, Seco A, Bouvier-Colle MH, Chantry AA, Deneux-Tharaux C, Epimoms Study Group. Risk of severe maternal morbidity associated with in vitro fertilisation: A population-based study. *BJOG*. 2019 Jul;126(8):1033-1041. doi: 10.1111/1471-0528.15668. Epub 2019 Mar 27. PMID: 30801948.

[28] Korb D, Schmitz T, Seco A, Goffinet F, Deneux-Tharaux C, JUmeaux MODe d'Accouchement (JUMODA) study group and the Groupe de Recherche en Obstétrique et Gynécologie (GROG). Risk factors and high-risk subgroups of severe acute maternal morbidity in twin pregnancy: A populationbased study. *PLoS One*. 2020 Feb 28;15(2):e0229612. doi: 10.1371/journal.pone.0229612. eCollection 2020. PMID: 32109258.

[29] Pinborg A, Loft A, Rasmussen S, Nyboe Andersen A. Hospital care utilization of IVF/ICSI twins followed until 2-7 years of age: A controlled Danish national cohort study. *Hum Reprod*. 2004 Nov;19(11):2529-36. doi: 10.1093/humrep/deh474. Epub 2004 Aug 19.

[30] Helmerhorst FM, Perquin DA, Donker D, Keirse MJ. Perinatal outcome of singletons and twins after assisted conception: A systematic review of controlled studies. *BMJ*. 2004 Jan 31;328(7434):261. doi: 10.1136/bmj.37957.560278.EE. Epub 2004 Jan 23. PMID: 14742347.

[31] Vaughan DA, Ruthazer R, Penzias AS, et al. Clustering of monozygotic twinning in IVF. *J Assist Reprod Genet*. 2016;33:19-26. https://doi.org/10.1007/s10815-015-0616-x.

[32] Busnelli A, Dallagiovanna C, Reschini M, Paffoni A, Fedele L, Somigliana E. Risk factors for monozygotic twinning after in vitro fertilization: A systematic review and meta-analysis. *Fertil Steril*. 2019 Feb;111(2):302-17. doi: 10.1016/j.fertnstert.2018.10.025.

[33] Glujovsky D, Farquhar C, Quinteiro Retamar AM, Alvarez Sedo CR, Blake D. Cleavage stage versus blastocyst stage embryo transfer in assisted reproductive technology. *Cochrane Database Syst Rev*. 2016 Jun 30;6:CD002118. doi: 10.1002/14651858.CD002118.pub5.

第 12 章　肿瘤治疗后辅助生殖技术的产科结局

Obstetric outcomes after cancer treatment with or without assisted reproductive technologies

Giulia Maria Cillo　Arianna D'Angelo　著
胡　锐　译　　李雪梅　校

一、概述：癌症治疗的影响

据估计，西方国家 40 岁以下的女性每 49 人中就有 1 人罹患癌症。虽然癌症总体患病率有所增加，但总体生存率已有了显著提高，平均每 250～715 名成年人中就有 1 人是癌症幸存者。

虽然癌症的治疗取得了巨大进展，包括化疗和放疗，但是生育力暂时或永久性丧失的不良反应仍然存在。另外，如最近西方社会延迟生育的趋势，导致癌症后幸存患者增加，他们现在还没有但希望在未来成立家庭。

如今得益于新的治疗方法、系统的筛查项目和公众意识的提高，大多数患者在癌症治疗后有望长寿。化疗和放疗方案越来越有效，以至于许多影响年轻女性的恶性肿瘤患者生存率可达到 80%～90% 及以上。

化疗药物的作用机制是导致高复制活性细胞凋亡。不仅影响癌细胞，每个分裂活跃的细胞都会受到损害。不幸的是，其他高度分裂细胞的损伤可以逆转，但性腺细胞的损伤是不可逆的，因为性腺细胞数目在胎儿时期就已固定。

目前化疗和放疗引起的医源性不孕症是癌症幸存女性主要长期影响之一[1]。因此，新诊断为癌症的年轻患者不仅要面对诊断本身所带来的心理困扰，还要担心治疗的长期负面影响。据估计，高达 50% 新诊断的年轻乳腺癌患者有妊娠愿望[2]。

二、化疗和放疗对性腺功能的影响

（一）化疗对性腺功能的影响

化疗药物可使具有高复制活性的组织反复发生 DNA 损伤，导致细胞进程和细胞增殖损伤，DNA 损伤无法修复导致肿瘤细胞死亡，同时也会导致性腺组织中的生殖细胞死亡[1]。性腺毒性损伤具有年龄依赖性，易感性随着年龄的增长而增加，因此青春期前女孩的易感性较低[3]。性腺毒性的临床表现从月经不规律到永久性闭经。据估计，化疗后女性妊娠的概率减少 38%[4]。

化疗药物自开发以来一直是联合使用以发挥最大疗效，从而导致其对卵巢的单一影响难以确定。

不同化疗药物对性腺的毒性作用不同。环磷酰胺和烷基化药物被公认为具有较高的卵巢毒性。它们能使卵泡减少，也能导致卵巢皮质和血管的纤维化和损伤[4]。骨髓移植使用的高剂量烷基化药和放疗与卵巢功能不全高风险相关[5]。

闭经的发生受肿瘤类型的影响，血液肿瘤患者，尤其是霍奇金淋巴瘤，似乎在化疗后有较高的早发性卵巢功能不全风险[3]。50% 的女性接受由氮芥、长春新碱、丙卡巴肼和泼尼松组成的MOPP方案治疗后出现永久性闭经[1]。

应向所有有生育意愿的育龄女性提供生育力保存方案[6]。现有的生育力保存技术包括胚胎和卵母细胞（成熟和未成熟）冷冻保存、卵巢组织冷冻保存和促性腺激素释放激素激动剂。大多数方案可以在2周内完成，并且不影响生存率或复发率。2018年的一项研究纳入了497例癌症患者，其中204例接受了卵巢刺激生育力保存，结果提示生育力保存患者的复发率或生存率与未接受生育力保存患者无异[7]。

一项大型队列研究提供了生育力保存的安全性和有效性数据。该研究共纳入1275例被诊断为乳腺癌的女性，其中425例接受了生育力保存，治疗后的妊娠率显著升高。令人欣慰的是，该研究显示生存率与未接受生育力保存的女性相似[8]。

另一项大型研究报道了乳腺癌患者接受激素刺激的安全性，该研究纳入了1999—2013年期间被诊断为乳腺癌的女性。进行生育保存的女性，无论是否使用促性腺激素，总生存率或乳腺癌复发率都没有统计学差异[9]。

（二）放射治疗对性腺功能的影响

放射治疗对性腺的影响与患者年龄无关。但放疗强度、剂量、暴露时间和生殖细胞的发育阶段与损伤增加相关。放疗的性腺毒性与细胞周期无关，因此卵巢组织和卵母细胞都容易受到辐射损伤。放疗还可引起子宫血管损伤影响其功能，增加子宫肌层纤维化，并能导致子宫内膜生长受损[3]。因此，盆腔放疗与子宫内膜不可逆损伤和早发性卵巢功能不全的风险增高有关。此外最近的数据表明，在青春期前接受盆腔放疗的癌症患者，宫内发育迟缓和胎儿丢失的风险增加，因此建议患者进行选择性单胚胎移植。阴道辐射会影响阴道润滑并造成阴道狭窄，造成性心理和生理损害，影响生育力[10]。

三、肿瘤患者的生育力保存

肿瘤生育咨询直到最近才被纳入新的癌症诊断流程。不同领域的专家一起合作致力于为癌症患者提供最好的治疗和支持。团队中肿瘤医生、妇科医生、生殖医生、研究人员和患者共同制订多学科的治疗方案[11]。这对肿瘤患者了解放疗和化疗对其生育力的长期影响十分重要[12]。

最新的研究表明，那些没有意识到癌症治疗对生育力损害的患者与创伤后应激障碍患者的压力水平一样高[13, 14]。生育咨询应作为标准治疗在癌症诊断后和抗癌治疗前尽早提供。咨询提供的信息应包括对生育力的影响、对妊娠的影响和可行的生育力保存方案。此外，应特别重视更年期症状和管理，以保证因化疗或放疗而闭经的女性的长期健康和生活质量。心血管、神经和骨骼功能的健康对绝经女性至关重要，这些问题也应该在咨询中被重视。肿瘤生育咨询中还应讨论避孕和性生活相关问题[14]。

四、生育力保存的方法

癌症患者有几种保存生育力的方法。应该给所有新诊断出肿瘤的女性提供咨询以探讨各种方案及成功率[15]。

（一）卵母细胞和（或）胚胎冷冻保存

卵母细胞和胚胎的冷冻保存是公认的女性生育力保存方法。对于没有伴侣的年轻患者，应考虑卵母细胞冷冻保存。卵母细胞和胚胎的冷冻保存都需要进行控制性卵巢刺激（controlled ovarian stimulation，COH），然后取卵、受精、冷冻保存。最近的数据表明，卵巢刺激可以在月经周期的任何时候开始，这种“随机启动”方案使癌症患者在不延迟化疗的情况下保留生育力[16]。COH会导致血液中雌激素水平升高。在乳腺癌患者中，来曲唑联合促性腺激素的COH方案是安全的。来曲唑作为一种芳香化酶抑制药，可以降低循环中的雌二醇水平，在降低潜在的癌症复发或进展风险的同时又不影响体外受精的结局[17, 18]。近期发表的一项多中心前瞻性研究对COH中是否添加来曲唑进行了对比，提示两组可冷冻的胚胎数或卵母细胞数无显著性差异。在应用来曲唑促排卵的方案中，为减少卵巢过度刺激的风险，建议GnRH类似物（GnRH analog，GnRHa）优先于人绒毛膜促性腺激素用于扳机。该研究还提示常规COH启动和随机启动冷冻保存的配子没有差异，再次证实后者是癌症患者有效且安全的促排卵方法[19]。

（二）未成熟卵母细胞或体外成熟卵细胞冷冻保存

未成熟卵母细胞和体外成熟卵母细胞冷冻保存是一种新兴方法。此技术可使专家在没有刺激或微小刺激卵巢的情况下获取卵母细胞。在常规卵巢刺激中通常被丢弃的未成熟卵母细胞，可在体外成熟或在生发期及非成熟期冷冻保存，然后在受精前使其成熟。未成熟卵母细胞保存的优点是可以将刺激时间缩短到几乎为零，并防止卵巢刺激引起的雌激素水平激增[20]。从COH的第1天到取卵的平均时间约为10天。未成熟卵母细胞收集或体外成熟技术特别适用于那些不能等待亟须开始化疗的癌症患者。该技术同样有利于接受卵巢刺激的患者最大限度地增加卵母细胞或胚胎的冷冻数量。据估计，有15%～20%的卵巢刺激后获取的卵母细胞是未成熟的[21]。

（三）卵巢组织冷冻保存

卵巢组织冷冻保存可以通过手术获取卵巢组织，随后冷冻保存制备好的卵巢皮质，从而保存生殖和内分泌功能。自2019年以来，美国生殖医学学会一直将其作为一个完善的技术，然而许多其他国家仍然认为这是一项实验性的技术[22]。这项技术不可否认的优势是可为青春期前患者或没有伴侣的患者提供生育力保存的机会，同时手术后即可开始癌症治疗。之后可以通过原位或异位的方式进行移植。创新的方法还包括机器人技术和组织支架[23]。最近的一项Meta分析显示，该手术的活产率高达57.5%，内分泌功能恢复率为63.9%[24]。但需要考虑卵巢组织再移植时癌症复发的风险。目前的建议是应与多学科团队进行讨论，当恶性肿瘤累及卵巢时，不推荐使用该方法[15, 25]。

（四）GnRHa激动剂

应用GnRHa激动剂的目的是通过降低卵巢周期活性来降低化疗的性腺毒性。GnRHa通过抑制垂体卵泡刺激素（FSH）的分泌来抑制卵泡募集。GnRHa药物应该在化疗开始前10天左右使用，因为短暂的点火效应在10天左右消失。然而，这种方法的有效性仍然存在争议。尽管最近的一项Meta分析显示应用此方法后化疗导致的早发性卵巢功能不全（premature ovarian insufficiency，POI）发生率较低，妊娠率较高，但最新的指南（表12–1）建议在不能使用其他生育力保存方法的女性中使用GnRHa[26]。

五、卵巢功能恢复的评估

肿瘤患者的生育力评估是肿瘤生育咨询的重要组成部分，也是评估癌症治疗后生育力恢复的基础。

（一）月经恢复

闭经是指连续3个月或以上月经周期没有月经来潮，而月经稀发定义为月经周期不规则且间隔超过35天。癌症患者在癌症治疗期间经常出现闭经或月经稀发。癌症治疗后卵巢功能恢复的定义有两种：月经恢复，抗米勒管激素（AMH）或FSH恢复到基础水平/年龄预期水平；妊娠也可以认作卵巢功能恢复[27]。

一些研究采用治疗性闭经来评估性腺毒性。然而闭经并不总是导致不孕，而月经恢复也并不意味着有受孕的能力。此外，由于化疗导致原始卵泡储备减少，在癌症治疗后有规律月经的女性仍可能出现提前闭经[2]。

（二）抗米勒管激素

AMH是一种由原始卵泡的颗粒细胞和小窦卵泡分泌的糖蛋白激素。激素分泌从第一个原始卵泡生长开始，持续到卵泡对FSH有反应能力，此时卵泡的平均直径达到3mm或4mm。AMH是卵巢中静止的原始卵泡储存的间接标志物。此外，AMH血清学浓度不依赖于促性腺激素，在月经周期的每个阶段水平一致[28]。因此，AMH

是一个很好的卵巢储备指标以评估生育力。一些研究使用AMH评估化疗的性腺毒性作用[29, 30]。已经有研究表明，癌症治疗后AMH水平持续下降，在未恢复卵巢功能的女性中仍保持较低水平。血清初始AMH水平较高的患者在治疗结束后卵巢功能恢复正常的机会较高[3]。然而对于AMH及其诊断界值还没有达成共识。最近的一项研究表明，年轻患者的AMH水平在癌症治疗前后没有显著变化。Li等的研究发现，AMH是35岁以上患者卵巢损伤的适宜预测指标[31]。

（三）卵泡刺激素

FSH是一种分泌受到GnRH调节的糖蛋白激素，其主要作用是诱导卵泡的生长和优势卵泡的成熟。在月经周期中其血清学浓度波动变化，在排卵后稳定下降到基础水平。月经周期第3天的激素水平可以作为卵巢储备的良好标志。考虑到FSH在月经周期之间变化明显及缺乏标准化的临界值，许多研究建议只将FSH视为咨询的筛查指标，而不是评估生育力的卵巢储备指标[32]。

（四）窦卵泡数

采用二维或三维经阴道超声测量窦卵泡数（AFC），操作者能够识别和计数卵巢中2～10mm的卵泡数量。AFC受限于以下方面。首先，它依赖于操作人员。两个卵巢内的卵泡计数超过10个被认为是正常的[33]。AFC低于10个似乎与生育力低下更相关[33]。然而，对于正常、减少或储备不足的卵泡数量尚未达成共识。其次，AFC被认为具有较低的预测不良反应或妊娠的价值[32]。

六、产科结局：乳腺癌

乳腺癌是全世界女性最常见的癌症。据估计每年有170万女性被诊断为乳腺癌[27]。多见于40—49岁年龄组（41%），但也见于50—69岁年龄组（35%）和70岁以上年龄组（22%）[34, 35]。

表12-1　癌症患者生育力保存后的生育选择

FP方法	癌症后的生育计划	
未进行生育力保存	癌症对生育的影响小	自然妊娠或IVF
	癌症对生育的影响大	赠卵＋夫精/供精IVF或其他
卵母细胞冷冻保存	癌症对生育的影响小	自然妊娠或IVF
	癌症对生育的影响大	冷冻卵母细胞＋夫精/供精IVF
	冷冻卵母细胞数量不足	赠卵＋夫精/供精IVF
卵巢组织冷冻保存	癌症对生育的影响小	自然妊娠或IVF
	癌症对生育的影响大	OTT+自然妊娠 或OTT+IVF（夫精/供精） 或OTT+IVM（夫精/供精）
胚胎冷冻保存（夫精/供精）	癌症对生育的影响小	胚胎移植或自然妊娠或新鲜卵细胞IVF
	癌症对生育的影响大	胚胎移植
	冷冻胚胎数量不足	赠卵＋夫精/供精IVF或胚胎捐赠
	再婚（胚胎为前夫的胚胎）	赠卵＋夫精（现任）/供精IVF

FP. 生育力保存；IVF. 体外受精；IVM. 体外成熟；OTT. 卵巢组织移植；经许可转载，引自参考文献[15]

该疾病具有很大的地域差异，在经济最发达国家的发病率较高。现代医疗技术、定期筛查和新疗法是死亡率逐渐下降的原因[36]。然而，研究表明，由化疗的性腺毒性作用和激素治疗导致的延迟受孕使乳腺癌幸存者可能出现妊娠困难和不良产科结局[37]。

最近发表的一项Meta分析比较了早产、低出生体重、剖宫产、死胎和胎儿畸形等不良产科结局，1466例妊娠的乳腺癌幸存者与6 912 485例对照孕妇，结果显示乳腺癌幸存者的早产和低出生体重儿的风险更高。在分娩前2年内接受化疗的患者风险增加。此外，有乳腺癌病史的女性所生婴儿的胎儿畸形发生风险更高。目前还没有明确的原因，但最近的研究表明，可能是由于服用他莫昔芬或化疗对生殖细胞的致突变作用[36]。在另一项大型研究中，18 280例乳腺癌幸存者与91 400例对照组相比，早产率也更高，得出的结论是乳腺癌病史似乎与较高的早产风险有关[38]。

乳腺癌化疗后很难自然妊娠。治疗方法一般包括烷化剂、蒽环类药物和紫杉醇类药物。接受烷化剂治疗后，治疗性闭经的发生率在40岁以下的女性中为40%～60%，而在老年女性中达到80%以上。蒽环类药物和紫杉醇类药物有诱发闭经的中等风险，尤其是当紫杉醇类药物与烷化剂联用时[39]。

考虑到这些不良产科结局增加，应在妊娠前向乳腺癌幸存者提供适当的妇科咨询。

七、产科结局：血液肿瘤

在绝经前女性的所有癌症中，血液肿瘤占17%[40]。在过去的几十年里，这些恶性肿瘤的生存率持续提高已达到80%～90%及以上，这意味着受这些疾病影响的年轻女性可以在没有癌症的情况下生存相当长的时间。然而，化疗的性腺毒性不良反应导致癌症幸存者不得不去应对不孕和（或）不育[41]。

一项研究描述了89例接受高剂量化疗后进行自体干细胞移植的霍奇金淋巴瘤和非霍奇金淋巴瘤患者[42]，其中56例（63%）月经恢复。该研究表明，随着年龄的不断增长，发生闭经的风险增加11%，17例30岁以上的患者只有4例恢复了正常的月经周期。每增加一个化疗周期发生闭经的风险增加13%。89例患者中26例妊娠，3例接受了辅助生殖技术（ART）治疗后妊娠，其中2例为激素诱导排卵，1例为体外受精助孕。一项发表于2011年的早期研究报道了99例淋巴瘤患者令人欣慰的妊娠结局。所有患者均接受了化疗、放疗或联合治疗。共有145例妊娠，134例（91%）活产，13例（9%）胎儿丢失，无死产。这些数据与没有癌症的正常人群非常相似。另一项研究报道了先天畸形，在该研究随访的134例活产婴儿中，2例（1.4%）出现腹裂和巨输尿管的先天畸形，9例（9%）早产，3例（3%）低体重儿[41]。最近的Meta分析纳入14项研究共744例接受了异体或自体造血干细胞移植的血液肿瘤幸存者，59例接受了生育力保存，占治疗总人数的22.7%（438例），其中7.5%（25例）通过ART妊娠，流产率约为10.4%，记录了361例（78%）活产[40]。

八、产科结局：子宫内膜癌

子宫内膜癌最常见于绝经后的女性，标准的治疗通常包括双侧输卵管卵巢切除和全子宫切除。育龄女性的发病率约为5.5%。癌症早期可以考虑生育力保存治疗，尤其是有生育意愿的年轻女性。保守治疗包括孕激素治疗（局部或口服）和规律的检查，如刮宫术（dilation and curettage，D&C）和子宫内膜活检。但这些操作有诱发子宫内膜炎、宫腔粘连和薄型子宫内膜的风险。

一项回顾性研究纳入了98例子宫内膜癌保守治疗后尝试妊娠的女性。其中45例妊娠，但68.4%需要ART治疗，如宫腔内人工授精、枸橼酸氯米芬促排卵或体外受精/卵胞质内单精子注射（占22.8%）。该研究发现，正常子宫内膜厚度、宫腔诊刮次数少、备孕年龄小是受孕成功直接相关的因素[43]。

一篇系统综述报道了复杂不典型增生和早期癌症女性保守治疗后的妊娠结局，共纳入了38项研究和315例女性。其中36.2%（144例）至少有一次妊娠，117例活产。由于并不是所有研究都报道了是否通过ART获得妊娠，故未能评估这些妊娠中有多少是自然妊娠[44]。

Chao等发表的综述纳入了子宫内膜癌保守治疗后自发或通过ART受孕的患者。50例女性被分为两组：14例在IVF助孕后妊娠并分娩23名婴儿，36例经宫内人工授精或自然妊娠分娩54名婴儿。这项综述提示接受ART治疗的患者多胎妊娠、早产和产科并发症的发生率更高[45]。

Gallons等2012年发表的Meta分析提示自然妊娠率为14.9%。研究共纳入451例有生育意愿并接受生育力保存治疗的子宫内膜癌患者，142例进行ART治疗，其中56例至少有一次活产。309例尝试自然受孕其中有46例最终妊娠[46]。

符合条件的子宫内膜癌患者似乎可以进行生育力保存治疗。为了避免推迟最终的全子宫切除术和输卵管卵巢切除术，应建议女性在确认安全后立即尝试受孕。还应向这些女性推荐ART以提高妊娠成功率，并最大限度地减少持续的子宫内膜刺激，否则增加复发或疾病进展的风险[47]。

九、产科结局：卵巢癌

卵巢癌是另外一种常见的妇科肿瘤，大约12.5%的患者为绝经前女性。对于有生育需求的早期卵巢癌女性，可行保留子宫和对侧卵巢的保守性手术。一些研究已经报道了卵巢癌患者的产科结局。然而大多数研究样本数量较少，使得结果难以推广到正常人群。

此外，两个不同的回顾性研究发表了类似的结果。一项研究纳入了62例接受保守手术的浸润性卵巢癌患者，19例患者尝试妊娠，15例妊娠，获得22例活产及2例流产[48]。

另一项研究纳入了360例交界性卵巢肿瘤患者。184例进行了保守性手术，130例进行了根治性手术。在184例中31例尝试妊娠，最终27例受孕。在最后一次随访时，34例健康活产，其中32例单胎妊娠，1例双胎妊娠[49]。这两项研究中所有婴儿均健康，没有先天畸形。

最近的一项前瞻性研究发表了接受生育力保存手术的卵巢上皮癌患者（n=36）的产科结果。与接受根治性手术的卵巢癌女性（n=47）相比，入组患者的生育力保存手术没有增加疾病的复发率，产科结局也较乐观。9例（25%）生育力保存的患者获得妊娠及健康活产[50]。

另一项前瞻性研究探讨了交界性卵巢恶性肿瘤女性的生殖和妊娠结局。共有277例患者符合纳入标准，其中77%接受了生育力保存的手术以保留自然生育力。在随访期间共记录了62例健康活产婴儿，均未发现畸形，并且大多数为足月儿。生育力保存的女性的总生存率和复发率与接受根治性手术的患者相当[51]。

一项2018年的回顾性研究纳入105例患有恶性卵巢生殖细胞肿瘤的女性。45例尝试妊娠的癌症幸存者中有42例妊娠，获得56名健康活产婴儿，其中96.4%为足月分娩。在妊娠的患者中，有10例（17.4%）发生了流产[52]。

最近的系统综述发现，生育力保存手术对于年轻有生育意愿的女性是可行的。在产科结果方面，在614例卵巢上皮癌患者中307例尝试妊娠，242例（79%）妊娠。同样66%的交界性卵巢肿瘤患者成功妊娠。针对非上皮性卵巢癌患者的研究较少，这类患者的妊娠率在65%～95%之间[53]。

十、产科结局：子宫颈癌

宫颈癌是年轻未育女性中第四常见的恶性肿瘤。得益于肿瘤筛查和人乳头瘤病毒疫苗，宫颈癌的发病率在过去几十年里大幅下降，5年生存率高达90%。根据最近的指南，有生育需求的早期癌症（ⅠA和ⅠB）患者可行生育力保存的手术[54]。宫颈癌生育力保存手术包括宫颈锥切术和子宫颈切除术。最近的一篇综述报道，宫颈切除术后不孕率高达30%，总体妊娠率在30%～79%；53%的患者接受ART后妊娠。流产风险与正常人群一致，但接受生育力保存手术的宫颈癌患者的早产和中期流产的风险增加（根治性子宫颈切除患者为26.6%）[55]。

发表于2020年的一项系统性综述纳入65项研究和3044例宫颈癌患者。在生育能力保存的手术后，有1218例尝试妊娠，1047例获得妊娠。其中80%为自然妊娠，20%的患者通过ART获得妊娠。行根治性宫颈切除术的女性活产率较低（63.4% vs. 86.4%）。这系统评价也认为生育力保存手术与较高的早产风险相关[56]。

十一、产科结局：其他肿瘤

每年有超过5万名35岁以下的人被诊断为癌症。生育力保存使癌症幸存者获得较高的幸福感[57]。

结直肠癌

结直肠癌是西方最常见的消化道肿瘤。40岁以下人群的发生率为3%～6%，其中48%为女性。

结直肠癌手术似乎不影响患者的妊娠或足月妊娠。然而，如果手术发生在腹膜反折下方，可能会影响受孕。目前还没有研究比较不同的手术方法和生育结局的关系，但这些患者不孕的主要原因似乎是粘连导致的生殖器官解剖结构异常[58]。结直肠癌化疗使用的5-氟尿嘧啶对性腺毒性较小或没有。接受放疗的结直肠癌患者卵巢损伤与放射剂量、治疗时间和照射范围有关[59]。更多信息见表12-2和表12-3。

十二、结论

• 多学科治疗对育龄癌症女性十分重要。应该为所有新诊断为癌症的患者提供适当的咨询，告知化疗诱导的POI风险。

• 在不久的将来，随着癌症治疗的进步与公众意识的提高，癌症生存率将进一步提高。越来越多女性在癌症后存活下来，她们有接近正常的预期寿命及相关愿望。因此，未来的挑战包括满足女性癌症治疗后成为母亲的愿望，或者尽量减少癌症治疗后不孕和（或）不育对生活质量的负面影响。

表12-2 癌症治疗后产科结局数据汇总表

	van der Kooi等，2018	Anderson等，2017	Madanat-Harjuoja等，2013	Fossa等，2005	Ji等，2016
	苏格兰	北卡罗来纳州	芬兰	挪威	瑞典
研究组	10 271例40岁以下未生育的癌症女性	21 716例15—39岁的癌症女性	25 784例男性和女性	8644例15—45岁癌症女性	1977例癌症前/后生育的幸存者
对照组	一般人群	一般人群	44 611例这些患者的兄弟姐妹		一般人群（无癌症）
分娩					
产前出血	无差异（RR=1.13，95%CI 0.86～1.50）				
产后出血	增加（RR=1.42，95% CI 1.29～1.55）				

（续表）

	van der Kooi 等，2018	Anderson 等，2017	Madanat-Harjuoja 等，2013	Fossa 等，2005	Ji 等，2016
	苏格兰	北卡罗来纳州	芬 兰	挪 威	瑞 典
手术或助产－择期	增加（RR=1.59，95% CI 1.35～1.88）	增加（RR=1.08，1.01～1.14）		增加（OR=2.3，95% CI 1.9～2.7）	
手术或助产－紧急	增加（RR=1.20，95% CI 1.08～1.34）				
围产期结局					
小于胎龄儿	降低（RR=0.82，95% CI 0.68～0.98）	无差异（PR=0.97，0.85～1.11）			
低 Apgar 评分（<7 分）		无差异（PR=1.18，0.87～1.61）			
低出生体重	无差异（RR=1.15，95%CI 0.94～1.39）	增加（PR=1.59，95% CI 1.38～1.83）		增加（单胎）（OR=2.5，95%CI 2.0～3.2）	
早产	增加（RR=1.32，95% CI 1.10～1.59）	增加（PR=1.52，95% CI 1.34～1.71）		增加（单胎）（OR=2.8，95%CI 2.3～3.4）	
极早早产		增加（PR=2.03，95% CI 1.62～2.55）			
需要重症监护或新生儿监护	增加（RR=1.03，95% CI 0.90～1.19）		增加（OR=1.90，95% CI 1.65～2.19）		
围产期死亡（出生后<7 天）			无差异（OR=1.35，95%CI 0.58～3.18）	无差异（OR=1.2，95% CI 0.6～2.4）	
自然死亡（活产 28 天内）			无差异（OR=1.40，95%CI 0.46～4.24）		无差异（OR=1.13，95%CI 0.80～1.60）
早期死亡（出生 1 年内）			无差异（OR=1.11，95%CI 0.64～1.93）		
死产			无差异（OR=1.15，95%CI 0.61～2.19）		无差异（OR=1.27，95%CI 0.95～1.68）
先天畸形	无差异（RR=1.01，95%CI 0.85～1.2）			无差异（OR=0.6，95%CI 0.4～1.0）	

PR. 概率；RR. 相对风险；OR. 比值比；CI. 置信区间；经许可转载，引自参考文献 [15]

表 12-3 癌症指南概述

疾 病	治 疗	产科风险	妊娠前的护理建议	妊娠期间 / 之后的护理建议
所有癌症	与治疗无关	癌症幸存者产后出血，剖宫产和早产的风险增加	孕前咨询	适当的产科监测
	妊娠前 1 年内开始化疗	早产风险增加	应告知患者相关风险	
	盆腔放疗（范围包括子宫）	（严重）妊娠并发症的风险增加		视为高危妊娠，在有条件的医疗机构就诊
乳腺癌	与治疗无关	早产和低出生风险增加	妊娠是安全的	
	妊娠前 1 年内开始化疗	早产风险增加	应告知患者相关风险	
	辅助治疗	风险不明	停止他莫昔芬至少 3 个月后备孕	
子宫内膜癌	生育力保存手术	产科并发症风险增加 + 可能复发需要根治治疗（Hx）	告知患者肿瘤治愈后越早妊娠结局越好	鉴于复发风险，高风险患者妊娠后建议由肿瘤医生对其进行监测
	盆腔放疗（范围包括子宫）	（严重）妊娠并发症的风险		视为高危妊娠，在有条件的医疗机构就诊
卵巢癌	生育力保存手术	没有证据		遵循给癌症幸存者的常规建议
子宫颈癌	根治性宫颈切除术	流产和早产的风险		视为高危妊娠，在有条件的医疗机构就诊
	盆腔放疗（范围包括子宫）	（严重）妊娠并发症的风险		视为高危妊娠，在有条件的医疗机构就诊

Hx. 子宫切除术；经许可转载，引自参考文献 [15]

参考文献

[1] Blumenfeld Z. Chemotherapy and fertility. *Best Pract Res Clin Obstet Gynaecol*. 2012 Jun 1;26(3):379-90.

[2] Lambertini M, Goldrat O, Clatot F, Demeestere I, Awada A. Controversies about fertility and pregnancy issues in young breast cancer patients: Current state of the art. *Curr Opin Oncol*. 2017 Jul;29(4):243-52.

[3] Cosgrove CM, Salani R. Ovarian effects of radiation and cytotoxic chemotherapy damage. *Best Pract Res Clin Obstet Gynaecol*. 2019 Feb 1;55:37-48.

[4] Ovarian damage from chemotherapy and current approaches to its protection [Internet]. [cited 2020 Oct 1]. Available from: www.ncbi.nlm.nih.gov/pmc/articles/PMC6847836/

[5] Meirow D. Reproduction post-chemotherapy in young cancer patients. *Mol Cell Endocrinol*. 2000 Nov 27;169(1):123-31.

[6] Anazodo A, Laws P, Logan S, Saunders C, Travaglia J, Gerstl B, et al. How can we improve oncofertility care for patients? A systematic scoping review of current international practice and models of care. *Hum Reprod Update*. 2019 Mar

1;25(2):159-79.

[7] Moravek MB, Confi no R, Smith KN, Kazer RR, Klock SC, Lawson AK, et al. Long-term outcomes in cancer patients who did or did not pursue fertility preservation. *Fertil Steril*. 2018;109(2):349-55.

[8] Marklund A, Lundberg FE, Eloranta S, Hedayati E, Pettersson K, Rodriguez-Wallberg KA. Reproductive outcomes after breast cancer in women with vs without fertility preservation. *JAMA Oncol*. 2021 Jan;7(1):1-6.

[9] Rodriguez-Wallberg KA, Eloranta S, Krawiec K, Lissmats A, Bergh J, Liljegren A. Safety of fertility preservation in breast cancer patients in a register-based matched cohort study. *Breast Cancer Res Treat*. 2018;167(3):761-9.

[10] Gunasheela D, Gunasheela S. Strategies for fertility preservation in young patients with cancer: A comprehensive approach. *Indian J Surg Oncol*. 2014 Mar;5(1):17-29.

[11] Salama M, Anazodo A, Woodruff TK. Preserving fertility in female patients with hematological malignancies: A multidisciplinary oncofertility approach. *Ann Oncol*. 2019 Nov 1;30(11):1760-75.

[12] Lange S, Tait D, Matthews M. Oncofertility: An emerging discipline in obstetrics and gynecology. *Obstet Gynecol Surv*. 2013 Aug;68(8):582-93.

[13] Levine JM, Kelvin JF, Quinn GP, Gracia CR. Infertility in reproductive-age female cancer survivors. *Cancer*. 2015;121(10):1532-9.

[14] Woodruff TK, Smith K, Gradishar W. Oncologists' role in patient fertility care: A call to action. *JAMA Oncol*. 2016 Feb 1;2(2):171-2.

[15] The ESHRE Guideline Group on Female Fertility Preservation, ESHRE guideline: Female fertility preservation. *Human Reproduction Open*. 2020 [cited 2020 Dec 23]; 2020(4): hoaa052. https://doi.org/10.1093/ hropen/hoaa052. Full guideline available via www.eshre.eu/Guidelines-and-Legal/Guidelines/Femalefertility-preservation.

[16] Cakmak H, Rosen MP. Random-start ovarian stimulation in patients with cancer. *Curr Opin Obstet Gynecol*. 2015 Jun; 27(3):215-21.

[17] Oktay K, Hourvitz A, Sahin G, Oktem O, Safro B, Cil A, et al. Letrozole reduces estrogen and gonadotropin exposure in women with breast cancer undergoing ovarian stimulation before chemotherapy. *J Clin Endocrinol Metab*. 2006 Oct;91(10):3885-90.

[18] Taylan E, Oktay K. Fertility preservation in gynecologic cancers. *Gynecol Oncol*. 2019 Dec 1;155(3):522-9.

[19] Marklund A, Eloranta S, Wikander I, Kitlinski ML, Lood M, Nedstrand E, et al. Efficacy and safety of controlled ovarian stimulation using GnRH antagonist protocols for emergency fertility preservation in young women with breast cancer: A prospective nationwide Swedish multicenter study. *Hum Reprod*. 2020 Apr 28;35(4):929-38.

[20] Fadini R, Dal Canto M, Mignini Renzini M, Milani R, Fruscio R, Cantù MG, et al. Embryo transfer following in vitro maturation and cryopreservation of oocytes recovered from antral follicles during conservative surgery for ovarian cancer. *J Assist Reprod Genet*. 2012 Aug;29(8):779-81.

[21] Oktay K, Buyuk E, Rodriguez-Wallberg KA, Sahin G. In vitro maturation improves oocyte or embryo cryopreservation outcome in breast cancer patients undergoing ovarian stimulation for fertility preservation. *Reprod Biomed Online*. 2010 May;20(5):634-8.

[22] Practice Committee of the American Society for Reproductive Medicine. Electronic address: asrm@ asrm.org. Fertility preservation in patients undergoing gonadotoxic therapy or gonadectomy: A committee opinion. *Fertil Steril*. 2019 Dec;112(6):1022-33.

[23] Oktay K, Taylan E, Kawahara T, Cillo GM. Robot-assisted orthotopic and heterotopic ovarian tissue transplantation techniques: Surgical advances since our first success in 2000. *Fertil Steril*. 2019 Mar;111(3):604-6.

[24] Pacheco F, Oktay K. Current success and effi ciency of autologous ovarian transplantation: A metaanalysis. *Reprod Sci Thousand Oaks Calif*. 2017;24(8):1111-20.

[25] Ovarian tissue cryopreservation for fertility preservation: Clinical and research perspectives | Human Reproduction Open | Oxford Academic [Internet]. [cited 2020 Dec 24]. Available from: https://aca demic.oup.com/hropen/article/2017/1/hox001/3092402.

[26] Lambertini M, Moore HCF, Leonard RCF, Loibl S, Munster P, Bruzzone M, et al. Gonadotropinreleasing hormone agonists during chemotherapy for preservation of ovarian function and fertility in premenopausal patients with early breast cancer: A systematic review and meta-analysis of individual patient-level data. *J Clin Oncol Off J Am Soc Clin Oncol*. 2018;36(19):1981-90.

[27] Silva C, Ribeiro Rama AC, Reis Soares S, Moura-Ramos M, Almeida-Santos T. Adverse reproductive health outcomes in a cohort of young women with breast cancer exposed to systemic treatments. *J Ovarian Res* [Internet]. 2019 Oct 31 [cited 2020 Oct 1];12. Available from: www.ncbi.nlm.nih.gov/pmc/ articles/PMC6824094/

[28] Weenen C, Laven JSE, Von Bergh ARM, Cranfi eld M, Groome NP, Visser JA, et al. Anti-Müllerian hormone expression pattern in the human ovary: Potential implications for initial and cyclic follicle recruitment. *Mol Hum Reprod*. 2004 Feb;10(2):77-83.

[29] Peigné M, Decanter C. Serum AMH level as a marker of acute and long-term effects of chemotherapy on the ovarian follicular content: A systematic review. *Reprod Biol Endocrinol RBE*. 2014 Mar 26;12:26.

[30] Krawczuk-Rybak M, Leszczynska E, Poznanska M, Zelazowska-Rutkowska B, Wysocka J. AntiMüllerian hormone as a sensitive marker of ovarian function in young cancer survivors [Internet]. Vol. 2013, *International Journal of Endocrinology*. Hindawi; 2013 [cited 2020 Dec 24]. p. e125080. Available from: www.hindawi.com/journals/ije/2013/125080/.

[31] Li X, Liu S, Ma L, Chen X, Weng H, Huang R, et al.

Can Anti-Müllerian hormone be a reliable biomarker for assessing ovarian function in women postchemotherapy? [Internet]. Vol. 12, *Cancer Management and Research*. Dove Press; 2020 [cited 2020 Oct 1]. p. 8171-81. Available from: www.dovepress.com/ can-anti-muumlllerian-hormone-be-a-reliable-biomarker-for-assessing-ov-peer-reviewed-fulltextarticle-CMAR.

[32] Broekmans FJ, Kwee J, Hendriks DJ, Mol BW, Lambalk CB. A systematic review of tests predicting ovarian reserve and IVF outcome. *Hum Reprod Update*. 2006 Dec 1;12(6):685-718.

[33] Agarwal A, Verma A, Agarwal S, Shukla RC, Jain M, Srivastava A. Antral follicle count in normal (fertility-proven) and infertile Indian women. *Indian J Radiol Imaging*. 2014;24(3):297-302.

[34] Cancer Statistics Review, 1975-2014 - SEER Statistics [Internet]. *SEER*. [cited 2020 Dec 29]. Available from: https://seer.cancer.gov/archive/csr/1975_2014/.

[35] Sgroi V, Bassanelli M, Roberto M, Iannicelli E, Porrini R, Pellegrini P, et al. Complete response in advanced breast cancer patient treated with a combination of capecitabine, oral vinorelbine and dasatinib. *Exp Hematol Oncol*. 2018 Jan 24;7(1):2.

[36] D'Ambrosio V, Vena F, Di Mascio D, Faralli I, Musacchio L, Boccherini C, et al. Obstetrical outcomes in women with history of breast cancer: A systematic review and meta-analysis. *Breast Cancer Res Treat*. 2019 Dec 1;178(3): 485-92.

[37] Langagergaard V, Gislum M, Skriver MV, Nørgård B, Lash TL, Rothman KJ, et al. Birth outcome in women with breast cancer. *Br J Cancer*. 2006 Jan 16;94(1):142-6.

[38] Lee HM, Kim BW, Park S, Park S, Lee JE, Choi YJ, et al. Childbirth in young Korean women with previously treated breast cancer: The SMARTSHIP study. *Breast Cancer Res Treat*. 2019 Jul 1;176(2):419-27.

[39] Shah NM, Scott DM, Kandagatla P, Moravek MB, Cobain EF, Burness ML, et al. Young women with breast cancer: Fertility preservation options and management of pregnancy-associated breast cancer. *Ann Surg Oncol*. 2019 May;26(5):1214-24.

[40] Gerstl B, Sullivan E, Koch J, Wand H, Ives A, Mitchell R, et al. Reproductive outcomes following a stem cell transplant for a haematological malignancy in female cancer survivors: A systematic review and meta-analysis. *Support Care Cancer*. 2019 Dec 1;27(12):4451-60.

[41] De Sanctis V, Filippone FR, Alfò M, Muni R, Cavalieri E, Pulsoni A, et al. Impact of different treatment approaches on pregnancy outcomes in 99 women treated for Hodgkin lymphoma. *Int J Radiat Oncol Biol Phys*. 2012 Nov 1;84(3):755-61.

[42] Akhtar S, Youssef I, Soudy H, Elhassan TAM, Rauf SM, Maghfoor I. Prevalence of menstrual cycles and outcome of 50 pregnancies after high-dose chemotherapy and auto-SCT in non-Hodgkin and Hodgkin lymphoma patients younger than 40 years. *Bone Marrow Transplant*. 2015 Dec;50(12):1551-6.

[43] Inoue O, Hamatani T, Susumu N, Yamagami W, Ogawa S, Takemoto T, et al. Factors affecting pregnancy outcomes in young women treated with fertility-preserving therapy for well-differentiated endometrial cancer or atypical endometrial hyperplasia. *Reprod Biol Endocrinol RBE* [Internet]. 2016 Jan 15 [cited 2020 Sep 30]; 14. Available from: www.ncbi.nlm.nih.gov/pmc/articles/PMC4714532/.

[44] Gunderson CC, Fader AN, Carson KA, Bristow RE. Oncologic and reproductive outcomes with progestin therapy in women with endometrial hyperplasia and grade 1 Adenocarcinoma: A systematic review. *Gynecol Oncol*. 2012 May 1;125(2):477-82.

[45] Chao A-S, Chao A, Wang C-J, Lai C-H, Wang H-S. Obstetric outcomes of pregnancy after conservative treatment of endometrial cancer: Case series and literature review. *Taiwan J Obstet Gynecol*. 2011 Mar 1;50(1):62-6.

[46] Gallos ID, Yap J, Rajkhowa M, Luesley DM, Coomarasamy A, Gupta JK. Regression, relapse, and live birth rates with fertility-sparing therapy for endometrial cancer and atypical complex endometrial hyperplasia: A systematic review and metaanalysis. *Am J Obstet Gynecol*. 2012 Oct;207(4):266. e1-e12.

[47] Floyd JL, Campbell S, Rauh-Hain JA, Woodard T. Fertility preservation in women with early-stage gynecologic cancer: Optimizing oncologic and reproductive outcomes. *Int J Gynecol Cancer*. 2020 Jun 19;ijgc-2020-001328.

[48] Park J-Y, Kim D-Y, Suh D-S, Kim J-H, Kim Y-M, Kim Y-T, et al. Outcomes of fertility-sparing surgery for invasive epithelial ovarian cancer: Oncologic safety and reproductive outcomes. *Gynecol Oncol*. 2008 Sep 1;110(3):345-53.

[49] Park J-Y, Kim D-Y, Kim J-H, Kim Y-M, Kim Y-T, Nam J-H. Surgical management of borderline ovarian tumors: The role of fertility-sparing surgery. *Gynecol Oncol*. 2009 Apr;113(1):75-82.

[50] Johansen G, Dahm-Kähler P, Staf C, Flöter Rådestad A, Rodriguez-Wallberg KA. A Swedish Nationwide prospective study of oncological and reproductive outcome following fertility-sparing surgery for treatment of early stage epithelial ovarian cancer in young women. *BMC Cancer*. 2020 Oct 19;20(1):1009.

[51] Reproductive and obstetrical outcomes with the overall survival of fertile-age women treated with fertility-sparing surgery for borderline ovarian tumors in Sweden: A prospective nationwide populationbased study. *Fertility and Sterility* [Internet]. [cited 2021 Apr 23]. Available from: www.fertstert.org/ article/S0015-0282(20)30696-8/fulltext.

[52] Tamauchi S, Kajiyama H, Yoshihara M, Ikeda Y, Yoshikawa N, Nishino K, et al. Reproductive outcomes of 105 malignant ovarian germ cell tumor survivors: A multicenter study. *Am J Obstet Gynecol*. 2018 Oct;219(4):385.e1-e7.

[53] Bercow A, Nitecki R, Brady PC, Rauh-Hain JA. Outcomes after fertility-sparing surgery for women with ovarian

cancer: A systematic review of the literature. *J Minim Invasive Gynecol* [Internet]. 2020 Aug 26 [cited 2020 Sep 30];0(0). Available from: www.jmig.org/article/S1553-4650(20)30407-6/abstract

[54] Revised FIGO staging for carcinoma of the cervix uteri-Bhatla-2019-International Journal of Gynecology & Obstetrics-Wiley Online Library [Internet]. [cited 2020 Oct 1]. Available from: https:// obgyn.onlinelibrary.wiley.com/doi/full/10.1002/ijgo.12749.

[55] Šimják P, Cibula D, Pařízek A, Sláma J. Management of pregnancy after fertility-sparing surgery for cervical cancer. *Acta Obstet Gynecol Scand*. 2020;99(7):830-8.

[56] Nezhat C, Roman RA, Rambhatla A, Nezhat F. Reproductive and oncologic outcomes after fertility-sparing surgery for early stage cervical cancer: A systematic review. *Fertil Steril*. 2020 Apr 1;113(4):685-703.

[57] Knopman JM, Papadopoulos EB, Grifo JA, Fino ME, Noyes N. Surviving childhood and reproductiveage malignancy: Effects on fertility and future parenthood. *Lancet Oncol*. 2010 May 1;11(5):490-8.

[58] Bhardwaj R, Parker MC. Impact of adhesions in colorectal surgery. *Colorectal Dis*. 2007;9(s2):45-53.

[59] Spanos CP, Mamopoulos A, Tsapas A, Syrakos T, Kiskinis D. Female fertility and colorectal cancer. *Int J Colorectal Dis*. 2008 May 6;23(8):735.

第 13 章 辅助生殖技术与儿童肿瘤风险概述

An overview of ART and the risks of childhood cancer

Julian Gardiner Alastair Sutcliffe 著

吴正中 译 覃春容 校

一、辅助生殖技术与儿童癌症关联的可能机制

（一）概述

辅助生殖技术（ART）在许多方面可能导致其受孕出生的孩子面临更大的健康风险，其中包括癌症的发生。首先，在大多数情况下，这些孩子的父母具有潜在的生育力低下，这可能与他们的卵细胞和精子的质量比自然妊娠者差有关。其次，还有对胚胎发育的潜在影响，这可能与暴露于超生理水平的激素、配子和胚胎的物理操作，以及暴露于包括培养基在内的体外环境有关。这些因素可能会影响发育中的胚胎，导致其潜在的表观遗传改变。

（二）表观遗传学与印记

表观遗传学改变是不影响 DNA 序列的可遗传变化。这些变化通常通过基因印记影响基因的表达方式，印记基因由于双亲来源不同而发生不同的基因表达。遗传印记通过 DNA 甲基化和组蛋白甲基化实现，后者影响 DNA 包裹的组蛋白核心。

与非癌细胞相比，某些癌细胞表现出低甲基化[1]。但癌细胞也可能表现出 CpG 岛的高甲基化[2]，CpG 岛是基因组中 CpG 频率较高的特定区域，CpG 岛是一个胞嘧啶核苷酸在碱基线性序列中紧随一个鸟嘌呤核苷酸。在视网膜母细胞瘤细胞[3]、神经胶质瘤细胞[4]和急性淋巴白血病癌细胞[5]中均发现了 CpG 岛的异常甲基化。癌细胞中 CpG 岛的这种异常甲基化与肿瘤抑制基因的失活有关[6]。Galetzka 等报道在一对同卵双胞胎中，其中一人患白血病，而这个人的肿瘤抑制基因甲基化水平更高[7]。

ART 受孕出生的儿童患 Beckwith-Wiedemann 综合征的风险增加，表明了基因印记在 ART 受孕出生儿童和自然妊娠儿童之间存在差异[8-12]。提示在 ART 受孕出生的儿童中可能存在更广泛的表观遗传改变，其对健康的影响尚未得到充分认识[13]。动物研究已经发现 ART 受孕胚胎中母系基因异常印记的证据[14]。在 ART 受孕出生的子代中也发现了母系基因的异常印记[15]。而 Nelissen 等研究[16]发现 ART 妊娠胎盘组织中 CpG 岛低甲基化的证据。

有证据表明，ART 与基因印记变化有关。考虑到在已知的癌细胞中发现了异常基因印记，推测 ART 治疗可能增加儿童癌症风险。

二、ART 受孕出生儿童癌症的研究设计

（一）病例研究

关于 ART 治疗和儿童癌症的最早研究，是在 ART 受孕出生的一小部分儿童中有癌症的病例报道。尽管它们本身并不能提供 ART 治疗与

癌症之间因果关系的证据。

（二）与人群癌症发病率或对照组的比较

对于 ART 受孕儿童的癌症研究，有许多可能的设计。一项重要的区别在于，一些研究将 ART 出生儿童样本中的癌症发病率与人群发病率进行比较，而另一些研究将 ART 出生儿童的癌症发病率与对照组中自然受孕儿童的癌症发病率进行比较。使用人群发病率的优点在于只需收集 ART 出生儿童的数据，但这类研究的主要缺点是它们对协变量的控制能力有限。使用对照组的研究有可能控制协变量，但也必须收集自然受孕儿童样本的数据。为了最大限度地提高统计功效，理想情况下，对照组的样本量应该比 ART 组的样本量大得多。这一点通过连锁分析的研究设计最容易实现。

（三）连锁分析

与传统医学研究不同的是，连锁分析使用的数据不是为科学研究的特定目的而收集。相反，研究人员使用医院或政府机构为管理目的而收集的数据，但须经过适当的伦理批准和数据匿名化处理。连锁分析提出了具体的挑战，如确保对暴露和数据完整性的一致定义，并且这种方法的可靠性受到质疑 [17, 18]。然而，适当进行的连锁分析提供了一种有效的研究方法 [19]，与其他方法相比，该方法有可能分析更大的受试者样本。如果不能使用管理数据，对儿童癌症等罕见疾病的分析将受到严重限制。

即使是研究癌症，也需要在一个有中到大型人口的国家（如英国 [20] 或美国 [21]）进行，并且需要有良好的数据记录。在可能的情况下，使用 ICD-10 和 ICD-11 编码组合来自不同国家的数据是有利的（Michigan state 大学 B. Luke 教授团队和 London 大学 A. Sutcliffe 教授团队共同合作，2020 年 9 月）。

（四）控制协变量

1. 混杂因素

在比较两组疾病的风险时，重要的是要意识到混杂因素干扰的风险，也就是说，两组之间除了我们感兴趣的差异外，可能还有一些其他变量在两组之间存在差异，从而影响检测的效果。在随机临床试验中，将患者随机分为治疗组和对照组可以有效地消除混杂因素干扰的风险。有些观察性研究的混杂因素不明显，因此需要识别和控制潜在的混杂因素。

在研究 ART 受孕出生的儿童时，一个重要的潜在混杂因素是父母年龄。ART 受孕的夫妇通常比自然受孕的夫妇年龄更大。除非控制父母年龄，否则与父母年龄有关的影响可能会被错误地归因于 ART 治疗。

2. 中介变量

中介变量是在研究暴露和结果之间起中介作用的变量。通常不应控制中介变量，因为这样做可能会导致暴露对结果的影响被低估。例如，ART 受孕可能会影响子代出生体重，而出生体重反过来又会影响儿童的患癌风险。由于出生体重可能是 ART 受孕和癌症风险之间因果关系的一部分，这个变量可能是一个中介变量，不应该在 ART 受孕出生儿童的癌症风险模型中加以控制。

三、ART 受孕出生儿童癌症研究结果的综述

（一）早期病例研究

1982 年，Melamed 等报道了 1 例小儿肝母细胞瘤，其母亲曾接受过促排卵药物治疗 [22]。一项研究表明，促排卵药物与 4 例神经细胞瘤之间可能存在关联 [23]。其他病例研究表明，ART 受孕与包括肝母细胞瘤 [24]、视网膜母细胞瘤 [25]、白血病 [26] 和脑瘤 [27] 在内的多种癌症的发生均可能存在关联。尽管这些研究本身不能证明 ART 受孕与儿童癌症之间存在关联，但需要进一步的研究明确。

（二）中等规模的研究结果阴性

在 1998—2017 年，研究人员开展了样本量为 2500～10 000 例 ART 受孕出生儿童的一系列研究。这些研究分别在英国 [28]、澳大利亚 [29]、荷兰 [30]、瑞典 [31]、丹麦 [32] 和以色列 [33] 进行。研

究概述见表13-1。所有的研究都发现，在ART受孕出生的儿童中所有癌症的患病风险均没有增加。

由于儿童癌症的罕见性，即使这些研究有成千上万的暴露儿童，与ART受孕相关的癌症风险上升的能力也是有限的。研究[34]发现，如果对10 000例ART出生儿童的患癌风险进行研究，ART儿童患癌的风险需要超过自然受孕儿童患癌风险2倍差异才有意义。因此，结论所显示ART出生儿童不增加患癌风险，并不足以证明这些儿童实际上没有额外的儿童期患癌风险。然而，它确实为这种额外风险设定了一个界值，特别是如果与自然受孕的同龄人相比，ART出生儿童患癌风险增加，那么这种增加的风险不超过自然受孕儿童的2倍。

（三）更大规模的研究结果不一

2010年以来开展了一些规模较大的研究，这些研究的样本量在2.5万～27.5万，分别在瑞典[35]、英国[20]、斯堪的纳维亚半岛[36]、挪威[37]、以色列[38]、荷兰[39]和美国[21]进行。研究概述见表13-2。在这7项研究中，5项研究都认为ART受孕出生儿童患所有的儿童期癌症的风险都没有增加。

Sundh等对斯堪的纳维亚儿童的研究囊括了Kallen研究的丹麦样本，但其随访时间更长。最终结果认为，Sundh的研究否定了Kallen发现的ART受孕与癌症风险之间存在关联。

Spector等对美国ART儿童的研究样本量达27.5万[21]，比第二大研究[20]［即Williams等在英国的研究样本量（10.6万）］大了约2.5倍。这是迄今为止对ART受孕出生儿童进行的最大规模的儿童期癌症患病情况的研究，该领域的许多专家均认为这项研究在方法学上是合理的[40]。因此，这项研究发现，ART受孕与儿童患所有癌症的风险之间存在关联，其结果具有很高的可信度。这项研究还控制了多种潜在的混杂因素，包括母亲年龄、母亲教育程度、孩子性别、出生胎数（单胞胎/多胞胎）和母亲种族。但未对出生体重和胎龄进行调整，因为这些可能是中介因素，即为暴露（ART受孕）和结果（儿童癌症）之间因果路径上的变量。

ART受孕出生儿童患所有癌症的风险增加1.17倍，95%CI 1.00～1.36。值得注意的是，在ART受孕出生的儿童中，患癌风险的升高是很小的，即使在这种非常大规模的研究中，其影响也只是刚刚达到统计学意义的程度。因此，我们或许可以得出结论，ART受孕与儿童患癌风险的轻微升高之间可能存在关联，但这一结果在类似或更大规模的研究中得到验证之前，这一结论还只

表13-1　关于ART受孕出生儿童癌症风险的中等规模研究的结果概述

参考文献	研究地点	儿童出生年份	样本量	ART组的癌症人数	对比项	所有癌症风险
Doyle, 1998[28]	英国	1978—1991	2507	2	总体率	无额外风险
Bruinsma, 2000[29]	澳大利亚，维多利亚州	1979—1995	5249	6	总体率	无额外风险
Klip, 2001[30]	荷兰	1980—1995	9484	7	自然妊娠的儿童	无额外风险
Ericson, 2002[31]	瑞典	1984—1997	9056	11	自然妊娠的儿童	无额外风险
Lidegaard, 2005[32]	丹麦	1995—2001	6052	0	自然妊娠的儿童	无额外风险
Lerner-Geva, 2017[33]	以色列	1997—2004	9042	21	自然妊娠的儿童	无额外风险

样本量是指纳入研究的ART受孕出生儿童的数量；ART. 辅助生殖技术

表 13-2 关于 ART 受孕出生儿童癌症风险的更大规模研究的结果概述

参考文献	研究地点	儿童出生年份	样本量	ART 组癌症人数	对比项	所有癌症风险
Kallen, 2010[35]	瑞典	1982—2005	26 692	53	自然妊娠的儿童	ART 出生儿童风险升高
Williams, 2013[20]	英国	1992—2008	106 013	108	总体率	无额外风险
Sundh, 2014[36]	斯堪的纳维亚	1982—2007	91 796	181	自然妊娠的儿童	无额外风险
Reigstad, 2016[37]	挪威	1984—2011	25 782	51	自然妊娠的儿童	无额外风险
Gilboa, 2019[38]	以色列	1999—2016	64 317	85	自然妊娠的儿童	无额外风险
Spaan, 2019[39]	荷兰	1980—2001	24 269	93	总体率和低生育力夫妇自然妊娠的儿童	无额外风险
Spector, 2019[21]	美国	2004—2013	275 686	321	自然妊娠的儿童	ART 出生儿童风险升高

样本量是指纳入研究的 ART 受孕出生儿童的数量；ART. 辅助生殖技术

是暂时性的。

需要注意的是，对照组由自然受孕的孩子组成，其大多数父母不会有生育力低下。因此，该研究无法证明 ART 受孕出生儿童患癌风险的增加，在多大程度上是由 ART 治疗本身引起，又在多大程度上是由父母生育力低下引起。

（四）综述和 Meta 分析

因为 ART 受孕出生儿童癌症研究的矛盾结果，研究人员进行了许多综述和 Meta 分析。然而，目前发表的综述，均没有包含 Spector 等最近的研究 [21]。这是迄今为止发表的最大规模的研究，这使得目前可用的综述有些过时。

目前最全面的 Meta 分析由 Wang 等于 2019 年发表 [41]，其对 12 项关于 ART 治疗和儿童癌症关系的队列研究进行 Meta 分析发现，ART 治疗所致的患癌相对风险为 1.16，95%CI 为 1.01～1.32。这一结果与 Spector 等的研究结果惊人地相似 [21]，进一步研究可能会证实，在这个规模的研究中患癌风险会有适度的增加。需要注意的是，与 Spector 的结果一样，该研究也不能确定这种增加的风险有多少归因于 ART 治疗，又有多少归因于父母的生育力低下。

（五）特定癌症风险

现有证据表明，在 ART 受孕出生的儿童中，所有癌症患病风险的小幅增加，主要是由某些特定的类型癌症引起。

1987 年发表的一项针对 104 例神经母细胞瘤患儿的配比病例对照研究发现，此类癌症的患病风险升高与母亲在妊娠前 3 个月内或妊娠期间接触性激素有关 [42]。荷兰的一项大型研究发现，ART 出生儿童罹患视网膜母细胞瘤的风险增加 [25, 43]。Spector 等发现，ART 出生儿童罹患所有癌症的风险均略有增加，这主要是由 ART 受孕出生的儿童罹患肝脏肿瘤的概率增加所致 [21]。

2013 年的一项 Meta 分析发现 ART 受孕出生的儿童罹患白血病、神经母细胞瘤和视网膜母细胞瘤的风险增加 [44]。在 Wang 等的最近一项 Meta 分析中，ART 受孕出生儿童罹患白血病和肝脏肿瘤的风险增加 [41]。这两项 Meta 分析也都报道了 ART 受孕出生儿童罹患所有癌症的风险增加。

在其他一些研究中，没有发现总体癌症风险的增加与ART受孕有关，但已经观察到ART受孕会导致特定儿童癌症的患病风险增加。例如，Kallen等报道了ART受孕出生的儿童Langhorne组织细胞增生症的患病风险增加[45]，Sundh等发现其中枢神经系统癌症和上皮性肿瘤的患病风险增加[36]，Reigstad等发现其霍奇金淋巴瘤的患病风险增加[37]，而Lerner-Geva等发现其视网膜母细胞瘤和肾肿瘤的患病风险增加[33]。在这些案例中，没有观察到癌症的总体风险增加，但由于同时进行多个统计假设的检验，应谨慎看待特定类型癌症患病风险增加的报道结果。

当检验单个统计假设时，检验的设计是这样的：如果暴露和结果之间实际上没有关联（如ART受孕和儿童癌症），那么假阳性结论的概率不超过5%。但如果同时进行5次假设检验（例如同时对5种不同类型癌症的风险进行检验），不对假设检验进行多重检验校正，则得出假阳性结论的概率会上升至23%。随着检验的假设数量增加，得出假阳性结论的风险也会增加。

因此，不能排除这样一种可能：在未发现癌症与ART受孕之间存在总体关联的研究中，但发现的ART受孕出生儿童罹患某些特定癌症的风险增加，其原因可能是由于同时进行多次假设检验而产生的假阳性结果。例如，Sundh等的研究[36]发现，ART受孕与两种特定类型癌症的患病风险增加存在关联。由于研究人员同时检验了12种不同类型的癌症与ART受孕的关系，这种同时进行多个假设的检验，意味着研究人员需要谨慎对待所发现的阳性结果。

然而，尽管仍不清楚，风险因素可能在多大程度上是由父母生育力低下所致，而不是由ART治疗所致。许多研究发现，ART受孕出生儿童罹患神经母细胞瘤、视网膜母细胞瘤、白血病和肝脏肿瘤的风险增加，并且现在这一结论可能已经相当明确。

（六）特殊ART治疗方法相关的风险

大多数人认为，与ART受孕相关的儿童癌症风险的研究，已经检查了与所有ART受孕相关的各种风险，但没有区分使用不同ART方法。这种区分是有必要的，因为儿童癌症很罕见，迄今为止，研究所使用的样本量是目前所能检测到的极限。然而，人们对多年来发展形成的不同ART治疗方法是否会对其受孕出生儿童的长期预后造成不同的影响，产生了很大的兴趣。特别是与早期的体外受精相比，较新的ART方法［如卵胞质内单精子注射（ICSI）和冷冻胚胎移植（FET）］是否会带来额外的风险，尚未可知。

一些研究在“ART受孕影响儿童癌症发生”这一主要假设得到验证后，将特定ART方法的影响作为次要假设进行了检验。在检验特定类型儿童癌症的患病风险时，应该铭记检验多种假设存在得出假阳性结论的潜在危险。

Williams等发现，使用ICSI并没有增加儿童癌症患病风险[46]。丹麦的一项ART研究发现，在3356例FET受孕出生的儿童中罹患儿童癌症的风险增加[47]。然而，这一结果并没有在Spector等进行的更大规模的研究[21]中得到重复，因此应谨慎对待。Spector等还发现，在ICSI受孕出生的儿童与其他ART受孕出生的儿童之间，以及捐赠卵母细胞与自体卵母细胞ART之间，其癌症患病风险均没有差异。

总之，目前没有确切的证据表明，儿童癌症患病风险与使用不同的ART治疗方法有关。

（七）研究展望

为了明确ART受孕出生儿童罹患癌症的风险是否增加，需要比既往研究更大的样本量。这只有通过国际合作结合各国的连锁分析才能实现。我们希望在研究ART受孕出生儿童和生育力正常的夫妇自然受孕出生儿童的同时，还应该研究生育力低下夫妇的孩子，这样就可以区分生育力低下和ART治疗对儿童癌症患病风险的影响。

CREATE研究是一项正在进行的国际性连锁分析研究，通过结合来自澳大利亚、英国和斯堪的纳维亚的ART受孕出生儿童队列来调查癌症患病风险，该研究的最终样本量约为40万例儿童，比目前进行的任何研究的样本量都要大，预计结果将于2023年公布（新南威尔士大学悉尼分校Claire Vajdic教授，2020年9月，个人通讯）。

同样值得期待的是，未来的研究应该调查那些ART受孕出生的人，成年后癌症的患病风险是否会增加。由于ART在20世纪90年代才开始广泛使用，所以直到最近才开始研究这个问题。

四、结论

- 有证据表明，与自然受孕出生的儿童相比，ART受孕出生的儿童罹患儿童癌症的风险略高。
- 目前的研究结果发现，与自然受孕出生的儿童相比，ART受孕出生的儿童罹患癌症的风险增加16%～17%[21, 41]。
- 这种风险的增加，很大程度上归因于ART受孕出生儿童的父母潜在的生育力低下，而不是ART治疗本身。
- 有更确切的证据表明，ART受孕出生儿童罹患某些类型癌症，特别是神经母细胞瘤、视网膜母细胞瘤、白血病和肝脏肿瘤的风险增加。
- 常规IVF治疗与近年出现的ICSI和FET治疗在儿童癌症患病风险方面没有差异。
- 要更全面地了解ART受孕出生儿童的健康状况，只能开展大规模的国际研究，这些研究的对照组应包括生育力正常的父母和生育力低下的父母自然受孕的孩子。

参考文献

[1] Feinberg AP, Vogelstein B. Hypomethylation distinguishes genes of some human cancers from their normal counterparts. *Nature*. 1983;301(5895):89-92.
[2] Esteller M. Epigenetic gene silencing in cancer: The DNA hypermethylome. *Human Molecular Genetics*. 2007; 16: R50-R9.
[3] Cohen Y, Merhavi-Shoharn E, Avraharn RB, Frenkel S, Pe'er J, Goldenberg-Cohen N. Hypermethylation of CpG island loci of multiple tumor suppressor genes in retinoblastoma. *Exp Eye Res*. 2008;86(2):201-6.
[4] Otsuka S, Maegawa S, Takamura A, Kamitani H, Watanabe T, Oshimura M, et al. Aberrant promoter methylation and expression of the imprinted PEG3 gene in glioma. *P Jpn Acad B-Phys*. 2009; 85(4):157-65.
[5] Garcia-Manero G, Yang H, Kuang SQ, O'Brien S, Thomas D, Kantarjian H. Epigenetics of Acute Lymphocytic Leukemia. *Semin Hematol*. 2009;46(1):24-32.
[6] Herman JG, Merlo A, Mao L, Lapidus RG, Issa JPJ, Davidson NE, et al. Inactivation of the Cdkn2/ P16/Mts1 gene is frequently associated with aberrant DNA methylation in all common human cancers. *Cancer Res*. 1995;55(20):4525-30.
[7] Galetzka D, Hansmann T, El Hajj N, Weis E, Irmscher B, Ludwig M, et al. Monozygotic twins discordant for constitutive BRCA1 promoter methylation, childhood cancer and secondary cancer. *Epigenetics*. 2012;7(1):47-54.
[8] Gosden R, Trasler J, Lucifero D, Faddy M. Rare congenital disorders, imprinted genes, and assisted reproductive technology. *Lancet*. 2003;361(9373):1975-7.
[9] Sutcliffe AG, Peters CJ, Bowdin S, Temple K, Reardon W, Wilson L, et al. Assisted reproductive therapies and imprinting disorders: A preliminary British survey. *Hum Reprod*. 2006;21(4):1009-11.
[10] Halliday J, Oke K, Breheny S, Algar E, D JA. Beckwith-Wiedemann syndrome and IVF: A case-control study. *Am J Hum Genet*. 2004;75(3):526-8.
[11] Maher ER, Brueton LA, Bowdin SC, Luharia A, Cooper W, Cole TR, et al. Beckwith-Wiedemann syndrome and Assisted Reproduction Technology (ART). *J Med Genet*. 2003;40(1):62-4.
[12] DeBaun MR, Niemitz EL, Feinberg AP. Association of in vitro fertilization with Beckwith-Wiedemann syndrome and epigenetic alterations of LIT1 and H19. *Am J Hum Genet*. 2003;72(1):156-60.
[13] Maher ER, Afnan M, Barratt CL. Epigenetic risks related to assisted reproductive technologies: Epigenetics, imprinting, ART and icebergs? *Hum Reprod*. 2003;18(12):2508-11.
[14] Li T, Vu TH, Ulaner GA, Littman E, Ling JQ, Chen HL, et al. IVF results in de novo DNA methylation and histone methylation at an Igf2-H19 imprinting epigenetic switch. *Mol Hum Reprod*. 2005;11(9):631-40.
[15] Gomes MV, Huber J, Ferriani RA, Amaral Neto AM, Ramos ES. Abnormal methylation at the KvDMR1 imprinting control region in clinically normal children conceived by assisted reproductive technologies. *Mol Hum Reprod*. 2009;15(8):471-7.
[16] Nelissen EC, Dumoulin JC, Daunay A, Evers JL, Tost J, van Montfoort AP. Placentas from pregnancies conceived by IVF/ICSI have a reduced DNA methylation level at the H19 and MEST differentially methylated regions. *Hum Reprod*. 2013;28(4):1117-26.

[17] Evers JLH, Sharpe RM, Somigliana E, Williams AC. The war on error. *Hum Reprod*. 2015;30(8):1747-8.
[18] Grimes DA. Epidemiologic research with administrative databases: Red herrings, false alarms and pseudo-epidemics. *Hum Reprod*. 2015;30(8):1749-52.
[19] Hansen M, de Klerk N, Stewart L, Bower C, Milne E. Linked data research: A valuable tool in the ART field. *Hum Reprod*. 2015;30(12):2956-7.
[20] Williams CL, Bunch KJ, Stiller CA, Murphy MF, Botting BJ, Wallace WH, et al. Cancer risk among children born after assisted conception. *N Engl J Med*. 2013; 369(19): 1819-27.
[21] Spector LG, Brown MB, Wantman E, Letterie GS, Toner JP, Doody K, et al. Association of in vitro fertilization with childhood cancer in the United States. *Jama Pediatr*. 2019;173(6).
[22] Melamed I, Bujanover Y, Hammer J, Spirer Z. Hepatoblastoma in an infant born to a mother after hormonal treatment for sterility. *N Engl J Med*. 1982;307(13):820.
[23] Mandel M, Toren A, Rechavi G, Dor J, Ben-Bassat I, Neumann Y. Hormonal treatment in pregnancy: A possible risk factor for neuroblastoma. *Med Pediatr Oncol*. 1994;23(2):133-5.
[24] Toren A, Sharon N, Mandel M, Neumann Y, Kenet G, Kaplinsky C, et al. Two embryonal cancers after in vitro fertilization. *Cancer*. 1995;76(11):2372-4.
[25] Moll AC, Imhof SM, Cruysberg JR, Schouten-van Meeteren AY, Boers M, van Leeuwen FE. Incidence of retinoblastoma in children born after in-vitro fertilisation. *Lancet*. 2003; 361(9354):309-10.
[26] Odone-Filho V, Cristofani LM, Bonassa EA, Braga PE, Eluf-Neto J. In vitro fertilization and childhood cancer. *J Pediatr Hematol Oncol*. 2002;24(5):421-2.
[27] Rizk T, Nabbout R, Koussa S, Akatcherian C. Congenital brain tumor in a neonate conceived by in vitro fertilization. *Childs Nerv Syst*. 2000;16(8):501-2.
[28] Doyle P, Bunch KJ, Beral V, Draper GJ. Cancer incidence in children conceived with assisted reproduction technology. *Lancet*. 1998;352(9126):452-3.
[29] Bruinsma F, Venn A, Lancaster P, Speirs A, Healy D. Incidence of cancer in children born after in-vitro fertilization. *Hum Reprod*. 2000;15(3):604-7.
[30] Klip H, Burger CW, de Kraker J, van Leeuwen FE, group OM-p. Risk of cancer in the offspring of women who underwent ovarian stimulation for IVF. *Hum Reprod*. 2001;16(11):2451-8.
[31] Bergh T, Ericson A, Hillensjo T, Nygren KG, Wennerholm UB. Deliveries and children born after invitro fertilisation in Sweden 1982-95: A retrospective cohort study. *Lancet*. 1999;354(9190):1579-85.
[32] Lidegaard O, Pinborg A, Andersen AN. Imprinting diseases and IVF: Danish National IVF cohort study. *Hum Reprod*. 2005;20(4):950-4.
[33] Lerner-Geva L, Boyko V, Ehrlich S, Mashiach S, Hourvitz A, Haas J, et al. Possible risk for cancer among children born following assisted reproductive technology in Israel. *Pediatr Blood Cancer*. 2017;64(4).
[34] Breslow NE, Day NE. *Statistical methods in cancer research: Volume II - the design and analysis of cohort studies*. Oxford: Oxford University Press; 1987.
[35] Kallen B, Finnstrom O, Lindam A, Nilsson E, Nygren KG, Olausson PO. Cancer risk in children and young adults conceived by in vitro fertilization. *Pediatrics*. 2010;126(2):270-6.
[36] Sundh KJ, Henningsen AK, Kallen K, Bergh C, Romundstad LB, Gissler M, et al. Cancer in children and young adults born after assisted reproductive technology: A Nordic cohort study from the Committee of Nordic ART and Safety (CoNARTaS). *Hum Reprod*. 2014;29(9):2050-7.
[37] Reigstad MM, Larsen IK, Myklebust TA, Robsahm TE, Oldereid NB, Brinton LA, et al. Risk of cancer in children conceived by assisted reproductive technology. *Pediatrics*. 2016;137(3):e20152061.
[38] Gilboa D, Koren G, Barer Y, Katz R, Rotem R, Lunenfeld E, et al. Assisted reproductive technology and the risk of pediatric cancer: A population based study and a systematic review and meta analysis. *Cancer Epidemiol*. 2019;63.
[39] Spaan M, van den Belt-Dusebout AW, van den Heuvel-Eibrink MM, Hauptmann M, Lambalk CB, Burger CW, et al. Risk of cancer in children and young adults conceived by assisted reproductive technology. *Hum Reprod*. 2019; 34(4): 740-50.
[40] Science Media Centre. Expert reaction to study looking at association between IVF and risk of childhood cancers 2019. Available from: www.sciencemediacentre.org/expert-reaction-to-studylooking-at-association-between-ivf-and-risk-of-childhood-cancers/.
[41] Wang TT, Chen LZ, Yang TB, Wang LS, Zhao LJ, Zhang SM, et al. Cancer risk among children conceived by fertility treatment. *Int J Cancer*. 2019;144(12):3001-13.
[42] Kramer S, Ward E, Meadows AT, Malone KE. Medical and drug risk factors associated with neuroblastoma: A case-control study. *J Natl Cancer Inst*. 1987;78(5):797-804.
[43] Marees T, Dommering CJ, Imhof SM, Kors WA, Ringens PJ, van Leeuwen FE, et al. Incidence of retinoblastoma in Dutch children conceived by IVF: An expanded study. *Hum Reprod*. 2009;24(12):3220-4.
[44] Hargreave M, Jensen A, Toender A, Andersen KK, Kjaer SK. Fertility treatment and childhood cancer risk: A systematic meta-analysis. *Fertil Steril*. 2013;100(1):150-61.
[45] Kallen B, Finnstrom O, Nygren KG, Olausson PO. In vitro fertilization in Sweden: Child morbidity including cancer risk. *Fertil Steril*. 2005;84(3):605-10.
[46] Williams CL, Bunch KJ, Sutcliffe AG. Cancer risk among children born after assisted conception. *N Engl J Med*. 2014;370(10):975-6.
[47] Hargreave M, Jensen A, Hansen MK, Dehlendorff C, Winther JF, Schmiegelow K, et al. Association between fertility treatment and cancer risk in children. *JAMA: J Am Med Assoc*. 2019;322(22):2203-10.

第 14 章　妊娠载体治疗的产科和围产期结局

Obstetric and perinatal outcomes using a gestational carrier

Marieke O. Verhoeven　Henrike E. Peters　Cornelis B. Lambalk　著

范　晶　译　　覃春容　校

体外受精（IVF）技术结合“妊娠载体治疗（代孕）”最早报道于 1985 年的美国。该治疗方法中，通常在卵巢刺激后从“预期母亲”体内获得卵母细胞，并在体外与“预期父亲”的精子进行受精[1]，再将获得的胚胎移植到代孕者的子宫中，由其代孕一个与她没有遗传关系的子代。这种治疗可以使夫妇在无法妊娠的情况下拥有自己的遗传后代。“传统意义的代孕”是捐赠卵母细胞加代孕，一般采用代孕者自己的卵母细胞与“预期父亲”的精子受精，代孕妈妈孕育着的是一个与她有遗传关系的子代。本章将着重讨论 IVF 与妊娠载体治疗结合的相关情况。

导致不孕的病因多种多样。其中最明确的情况是，“预期父母”均为男性，或者女性伴侣没有子宫。后者可能是由于先天性子宫缺如或其他医学原因（如癌症或产后出血）导致的子宫切除。女性不孕的另外一个原因是母体疾病无法妊娠。此外，妊娠载体治疗还涉及复发性流产、反复种植失败，以及单身父亲或男性夫妇等患者获得子代的需求。因此，妊娠载体治疗还可能涉及卵母细胞捐赠，以及精子捐赠。

妊娠载体治疗目前仍存在争议。在欧洲的一些国家，该治疗为法律所禁止[2]。但在世界范围内，如美国、澳大利亚、加拿大和以色列的一些州或地区，该治疗的实施非常普遍[3–14]。在英国、比利时、荷兰和希腊，该治疗的开展须遵循严格的规定[15–18]。不同国家 / 地区的相关法规大相径庭，主要体现在妊娠载体治疗机构的商业化准入、治疗程序等方面。

一、妊娠载体治疗后的活产率

许多国家已经报道了妊娠载体治疗的相关临床数据[3–20]。其中，一些作者特别报道了预期父母活产率以体现他们治疗的成功率[6, 10, 11, 14, 16–18, 20]；一些研究还发表了围产期和产科的临床数据（表 14–1）[3–5, 7–9, 12, 13, 15, 19]。这些数据对于解答来自预期父母和代孕者（及其伴侣）的咨询都具有重要的参考价值，并让相关人员对妊娠载体治疗和可能的子代风险有一个清晰的认识，以管理患者期望值。在发表的研究中可以看到，活产率从早期的 15% 提高到当前的约 60%[3–7, 9–11, 13–18, 20]。不同适应证人群的活产率有所不同，例如，子宫缺如的情况下活产率为最高（59.3%～66.7%）[9, 15]。一些作者报道，妊娠载体治疗与常规 IVF 治疗的活产率无显著差异[15, 16]，而另外有作者报道妊娠载体治疗可获得更高的活产率[3, 9]，这些结果表明妊娠载体治疗具有较高的成功率，甚至更有希望为患者夫妇带来他们渴望的后代。

表 14-1 妊娠载体治疗的妊娠结局

妊娠结局		文献报道
活产率		15%～60%
流产		3%～49%
异位妊娠		未见报道
高血压和胎盘功能障碍	妊娠诱发的高血压	4%～14%
	先兆子痫	1.9%～2.9%
	溶血、肝酶水平升高和血小板水平降低	2.9%
与胎龄相关的低出生体重		与多胎妊娠相关
妊娠期糖尿病		1.6%～18%
胎盘疾病		0.8%～4.9%
剖宫产		8.8%～70%
产后出血		2%～9%
严重并发症		3 例
产后抑郁症		5%～11%
早产		10%
出生缺陷		未增加

二、流产

不同研究报道的妊娠载体治疗流产率差异很大，为 3%～49%[3, 5, 7, 9, 11, 13, 15, 16, 18]。一些研究发现，相较于自然受孕，妊娠载体治疗流产率更高[7, 9, 13, 16, 18]。这表明相比于有血缘关系的胎儿，无血缘关系的胎儿与母体在妊娠期的相互作用可能有所不同。但也有一些其他的研究报道未发现流产率升高[3, 5, 11, 15]。

在与预期父母和代孕者沟通时，应该告知流产造成的不利影响。代孕者在流产时往往感到相当内疚，她们根据自己以往相对简单的妊娠经历，想要帮助受助父母，但当她们失去腹中胎儿时，他们会对自己的身体产生挫败感。预期父母则为没有获得期望的孩子而悲伤，并且可能对刚经历流产的代孕者产生内疚感。

三、异位妊娠

目前，关于妊娠载体治疗异位妊娠数据未见报道。没有迹象表明异位妊娠的发生在妊娠载体治疗与常规 IVF 治疗或自然受孕之间有任何差异。代孕者与正常孕妇异位妊娠发生率不同也尚未见报道。

四、高血压和胎盘功能障碍

有妊娠载体治疗过程中发生妊娠期高血压及几种并发症的相关报道。妊娠诱发的高血压在妊娠载体治疗中的发生率为 4.9%～14.7%，与一般 IVF 人群大致相同或略高[3, 8, 15, 20, 21]。研究表明，有既往妊娠史的女性，其担任代孕过程中发生高血压的风险更高[3]。1.9%～2.9% 的代孕者会发生先兆子痫[3, 15]。在 2.9% 的代孕者中发现了溶血、肝酶升高和血小板降低（hemolysis，elevated liver enzymes，and low platelets syndrome，HELLP）症状[15]。代孕者的妊娠期高血压发病率似乎高于常规辅助生殖技术妊娠的女性或自然受孕的经产妇[22]。然而，应该认识到的是，在供卵周期中，高血压发生率甚至更高（16%～40%）[23]。

通过对供卵妊娠的胎盘进行组织学和免疫组织化学研究，可以观察到宿主抗移植物排斥反应现象[24]。据推测，“具有正常生育背景的健康代孕者，可能会以某种方式补偿与外源胚胎相关的非典型性免疫反应”[25]。此外，还有报道称，如果一个卵母细胞供体在遗传上与受体完全无关，该受体的妊娠期高血压发病率会更高（20% vs. 8%）[23]。

经妊娠载体治疗后出生的低体重儿与多胎妊娠有关[4, 7, 8, 13]。一些研究者发现，与常规 IVF 周期相比，妊娠载体治疗后出生的单胎的平均出生体重更高[5, 9, 12, 19]；但也有研究者报道，妊娠载体治疗的单胎低体重儿发生率高于一般人群[13]。Woo 等将代孕者的妊娠载体治疗妊娠期与其既往妊娠期进行比较，发现妊娠载体治疗后新生儿出生体重普遍低于同一代孕者的既往妊娠期[3]。

五、妊娠期糖尿病

妊娠载体治疗的妊娠期糖尿病发病率为1.6%～18%[3, 8, 13, 20]，其中18%的发病率见于最小队列研究[20]。一项研究报道称，与既往自然妊娠相比，代孕者的妊娠期糖尿病发病率显著升高。但截至目前，已有的数据尚不能获得明确的结论。

六、胎盘疾病

Parkinson等报道了妊娠载体治疗中前置胎盘与胎盘早剥的发生率为4.9%[8]。其他研究尚未见胎盘早剥发生率的报道。Dar等报道了前置胎盘的发生率为0.8%[13]。Woo等则报道妊娠载体治疗中前置胎盘的发生率为4.9%[3]。截至目前，已有的数据尚不能获得妊娠载体治疗中胎盘疾病发生的确切结论。而在自然受孕妊娠中，0.56%的孕妇会发生前置胎盘，0.4%～1%并发胎盘早剥[26]。

七、剖宫产

妊娠载体治疗中剖宫产的发生率为8.8%～70%[3, 8, 13, 15, 20]。Parkinson等报道，妊娠载体治疗与总体分娩周期间剖宫产率无显著差异[8]。Woo等研究表明，自然妊娠周期中剖宫产的发生率为8.7%，而妊娠载体治疗中剖宫产的发生率为19.8%[3]。Peters等的研究也表明，代孕者的剖宫产率显著高于普通经产母亲[15]。需要注意的是，不同研究报道的代孕剖宫产率可能受当地的临床治疗策略、患者偏好及对剖宫产的态度等因素的影响。

八、产后出血

妊娠载体治疗中产后出血的发生率为2%～9%[3, 15]。据报道，该数据高于其他正常经产妇或代孕者既往妊娠时的发生率[3, 15, 27]。目前一般认为，供卵妊娠与产后出血相关，发生率为0%～17.3%[28]。

九、严重并发症

在妊娠载体治疗的文献中，报道了一些严重并发症的发生[15, 29]。例如，1例患者在移植了3个胚胎行剖宫产后发生了严重而持续的产后出血，不得不在产后16天进行子宫切除术[29]。

另1例曾有3次阴道分娩史的代孕者在引产期间出现了子宫破裂，需行大量输血、产后子宫切除术和左侧输卵管卵巢切除术[29]。

在一篇报道中，1例产后出血患者损失了4L血液，需要大量输血；由于胎盘组织的残留，还在手术室内对其进行了清宫术[15]。

十、早产

大多数代孕者的早产与多胎妊娠相关[4, 8]。一些研究指出，妊娠载体治疗后子代胎龄低于常规IVF治疗出生的婴儿[12]。但Sunkara等研究显示，与常规IVF妊娠相比，代孕者的早产率却明显降低[19]。Woo等将妊娠载体治疗中的妊娠情况与本人以前的妊娠情况进行了比较，发现妊娠载体治疗的早产发生率较高[3]。尚未见荷兰的妊娠载体治疗中早产的报道[15]。

十一、出生缺陷

从出生缺陷相关研究报道看，与一般人群相比，妊娠载体治疗的患病风险似乎并没有增加[8, 13, 15, 17, 19, 29]。

十二、产后抑郁症

有两项研究报道了妊娠载体治疗的产后抑郁症发生情况[8, 20]。第一项研究调查了95例代孕者，发现其中有5例出现轻度产后抑郁症状；第二项研究报道了17例代孕者中有2例出现产后抑郁，其中一个病例需要服用抗抑郁药物和心理治疗[20]。从这些研究结果可以看出，对代孕者进行产后特别护理是必要的。在妊娠期间，代孕者会受到来自预期父母或社交网络的持续关注。分娩后，这种注意力会转移到预期父母和他们的子代身上。在无法照顾新生儿的情况下独自经历产后的困难，可能会使代孕者产生凄凉的感觉。

十三、降低风险

虽然妊娠过程对任何女性都存在风险，但代孕者面临的风险似乎高于她们自己早前经历的普通妊娠。而与常规 IVF 的妊娠相比，她们的妊娠风险并不一定会增加。大多数计划只选择女性作为妊娠携带者，这些女性在其历史上没有发生过复杂的妊娠和分娩，而对代孕者的选择也会影响不同的治疗过程中发生风险的可能。这里面如何界定非复杂情况下的妊娠和分娩是需要讨论的，例如，采用臀位剖宫产是否属于非复杂情况的分娩？因为剖宫产经历会增加下一次分娩时发生破裂的风险，这种风险是否高到足以拒绝这些女性参加妊娠载体治疗？或者通过广泛的咨询后是否让代孕者接受并愿意承担这个风险？这其中存在伦理困境，即代孕者的自主权与医生的“避免伤害”的价值观发生冲突。为了尽可能降低此类风险，制订代孕者选择的纳入和排除标准非常重要。然而，过于严苛的标准可能会使预期父母难以找到合适的代孕者。

此外，许多风险的发生概率在多胎妊娠的情况下会增高。由于多胚胎移植会增加多胎妊娠的概率，因此在妊娠载体治疗中应建议只采用单胚胎移植的策略。

一个非常重要的关键点是，参与妊娠载体治疗的各方都要就代孕者和治疗后可能出生的子代的结局进行广泛的讨论与咨询，以便做出充分的知情决定。

十四、结论

- 妊娠载体治疗意味着心理、法律和医疗风险。
- 随访妊娠载体治疗的临床结局是重要的，包括活产率、治疗风险和并发症。这些数据应与其他妊娠载体治疗和其他经产女性的先前妊娠结果进行比较，而不是与接受常规 IVF 治疗的人群进行比较。这将更真实地展示一个女性作为代孕者可能面对的额外风险。
- 在妊娠载体治疗计划中，应该认真而仔细地设计代孕者的纳入标准。放宽该标准会增加妊娠和分娩过程中的风险，而采用过于严苛的标准可能会导致预期父母无法找到合适的代孕者。
- 由于多胎妊娠会增加额外的风险，为避免此类风险，妊娠载体治疗中应只允许进行单胚胎移植。
- 在治疗前、妊娠期间和产后，与妊娠载体治疗所涉及的各方进行广泛的咨询讨论，并定期联系回访应作为强制性条款实施。

参考文献

[1] Utian WH, Sheean L, Goldfarb JM, Kiwi R. Successful pregnancy after in vitro fertilization and embryo transfer from an infertile woman to a surrogate. *N Engl J Med*. 1985; 313(21):1351-2.

[2] Gianaroli L, Ferraretti AP, Magli MC, Sgargi S. Current regulatory arrangements for assisted conception treatment in European countries. *Eur J Obstet Gynecol Reprod Biol*. 2016;207:211-3.

[3] Woo I, Hindoyan R, Landay M, Ho J, Ingles SA, McGinnis LK, et al. Perinatal outcomes after natural conception versus In Vitro Fertilization (IVF) in gestational surrogates: A model to evaluate IVF treatment versus maternal effects. *Fertil Steril*. 2017;108(6):993-8.

[4] Wang AY, Dill SK, Bowman M, Sullivan EA. Gestational surrogacy in Australia 2004-2011: Treatment, pregnancy and birth outcomes. *Aust N Z J Obstet Gynaecol*. 2016;56(3):255-9.

[5] Segal TR, Kim K, Mumford SL, Goldfarb JM, Weinerman RS. How much does the uterus matter? Perinatal outcomes are improved when donor oocyte embryos are transferred to gestational carriers compared to intended parent recipients. *Fertil Steril*. 2018;110(5):888-95.

[6] Raziel A, Schachter M, Strassburger D, Komarovsky D, Ron-El R, Friedler S. Eight years' experience with an IVF surrogate gestational pregnancy programme. *Reprod Biomed*

Online. 2005;11(2):254-8.

[7] Perkins KM, Boulet SL, Jamieson DJ, Kissin DM, National Assisted Reproductive Technology Surveillance System G. Trends and outcomes of gestational surrogacy in the United States. *Fertil Steril*. 2016;106(2):435-42 e2.

[8] Parkinson J, Tran C, Tan T, Nelson J, Batzofin J, Serafini P. Perinatal outcome after in-vitro fertilizationsurrogacy. *Hum Reprod*. 1999;14(3):671-6.

[9] Murugappan G, Farland LV, Missmer SA, Correia KF, Anchan RM, Ginsburg ES. Gestational carrier in assisted reproductive technology. *Fertil Steril*. 2018;109(3):420-8.

[10] Grover SA, Shmorgun Z, Moskovtsev SI, Baratz A, Librach CL. Assisted reproduction in a cohort of same-sex male couples and single men. *Reprod Biomed Online*. 2013;27(2):217-21.

[11] Goldfarb JM, Austin C, Peskin B, Lisbona H, Desai N, de Mola JR. Fifteen years experience with an in-vitro fertilization surrogate gestational pregnancy programme. *Hum Reprod*. 2000;15(5):1075-8.

[12] Gibbons WE, Cedars M, Ness RB, Society for Assisted Reproductive Technologies Writing G. Toward understanding obstetrical outcome in advanced assisted reproduction: Varying sperm, oocyte, and uterine source and diagnosis. *Fertil Steril*. 2011;95(5):1645-9 e1.

[13] Dar S, Lazer T, Swanson S, Silverman J, Wasser C, Moskovtsev SI, et al. Assisted reproduction involving gestational surrogacy: An analysis of the medical, psychosocial and legal issues: Experience from a large surrogacy program. *Hum Reprod*. 2015;30(2):345-52.

[14] Corson SL, Kelly M, Braverman AM, English ME. Gestational carrier pregnancy. *Fertil Steril*. 1998;69(4):670-4.

[15] Peters HE, Schats R, Verhoeven MO, Mijatovic V, de Groot CJM, Sandberg JL, et al. Gestational surrogacy: Results of 10 years of experience in the Netherlands. *Reprod Biomed Online*. 2018;37(6):725-31.

[16] Meniru GI, Craft IL. Experience with gestational surrogacy as a treatment for sterility resulting from hysterectomy. *Hum Reprod*. 1997;12(1):51-4.

[17] Dermout S, van de Wiel H, Heintz P, Jansen K, Ankum W. Non-commercial surrogacy: An account of patient management in the first Dutch Centre for IVF Surrogacy, from 1997 to 2004. *Hum Reprod*. 2010;25(2):443-9.

[18] Brinsden PR, Appleton TC, Murray E, Hussein M, Akagbosu F, Marcus SF. Treatment by in vitro fertilisation with surrogacy: Experience of one British centre. *BMJ*. 2000;320(7239):924-8.

[19] Sunkara SK, Antonisamy B, Selliah HY, Kamath MS. Perinatal outcomes after gestational surrogacy versus autologous IVF: Analysis of national data. *Reprod Biomed Online*. 2017;35(6):708-14.

[20] Soderstrom-Anttila V, Blomqvist T, Foudila T, Hippelainen M, Kurunmaki H, Siegberg R, et al. Experience of in vitro fertilization surrogacy in Finland. *Acta Obstet Gynecol Scand*. 2002;81(8):747-52.

[21] Reame NE, Parker PJ. Surrogate pregnancy: Clinical features of forty-four cases. *Am J Obstet Gynecol*. 1990;162(5):1220-5.

[22] Masoudian P, Nasr A, de Nanassy J, Fung-Kee-Fung K, Bainbridge SA, El Demellawy D. Oocyte donation pregnancies and the risk of preeclampsia or gestational hypertension: A systematic review and metaanalysis. *Am J Obstet Gynecol*. 2016;214(3):328-39.

[23] van der Hoorn ML, Lashley EE, Bianchi DW, Claas FH, Schonkeren CM, Scherjon SA. Clinical and immunologic aspects of egg donation pregnancies: A systematic review. *Hum Reprod Update*. 2010;16(6):704-12.

[24] Gundogan F, Bianchi DW, Scherjon SA, Roberts DJ. Placental pathology in egg donor pregnancies. *Fertil Steril*. 2010;93(2):397-404.

[25] Soderstrom-Anttila V, Wennerholm UB, Loft A, Pinborg A, Aittomaki K, Romundstad LB, et al. Surrogacy: Outcomes for surrogate mothers, children and the resulting families-a systematic review. *Hum Reprod Update*. 2016;22(2):260-76.

[26] Jauniaux E, Gronbeck L, Bunce C, Langhoff-Roos J, Collins SL. Epidemiology of placenta previa accreta: A systematic review and meta-analysis. *BMJ Open*. 2019;9(11):e031193.

[27] Bolten N, de Jonge A, Zwagerman E, Zwagerman P, Klomp T, Zwart JJ, et al. Effect of planned place of birth on obstetric interventions and maternal outcomes among low-risk women: A cohort study in the Netherlands. *BMC Pregnancy Childbirth*. 2016;16(1):329.

[28] Storgaard M, Loft A, Bergh C, Wennerholm UB, Soderstrom-Anttila V, Romundstad LB, et al. Obstetric and neonatal complications in pregnancies conceived after oocyte donation: A systematic review and meta-analysis. *BJOG*. 2017;124(4):561-72.

[29] Duffy DA, Nulsen JC, Maier DB, Engmann L, Schmidt D, Benadiva CA. Obstetrical complications in gestational carrier pregnancies. *Fertil Steril*. 2005;83(3):749-54.

第 15 章 卵母细胞体外成熟的新生儿结局

Birth outcomes of children born after treatments still considered innovative In vitro oocyte maturation

Julie Labrosse Daniela Nogueira Christophe Sifer 著

郭鲁燕 译 覃春容 校

一、概述

（一）历史

1935 年，Pincus 和 Enzmann 首次将取自小窦卵泡的不成熟卵丘 – 卵母细胞复合体在体外培养 24～48h 的技术命名为卵母细胞体外成熟（IVM）[1]，其后 Edwards 等于 1965 年也有定义 IVM[2]。1991 年，1 例早发性卵巢功能不全的患者通过 IVM 成功获得了第 1 例活产[3]。后来，Trounson 等报道了第 1 例多囊卵巢综合征（PCOS）患者借助超声引导下取卵和 IVM 获得妊娠[4]。自此，IVM 似乎成为一项具有光明前景和更广阔临床应用潜力的技术，医学辅助生殖中心将其列入日常常规操作[5, 6]。目前，世界范围内已有 5000 例儿童是借助 IVM 技术出生的[7]。

（二）适应证和方案

IVM 是指将获得的生发泡（germinal vesicle，GV）阶段不成熟卵丘 – 卵母细胞复合体在体外培养至成熟的中期 MⅡ 阶段[5]。最初的 IVM 流程不包括任何卵巢激素刺激或最终的体内成熟[8]。一些辅助生殖技术团队尝试改变最初的 IVM 方案以提高 IVM 后的妊娠率和活产率，如使用低剂量卵泡刺激素（FSH）启动[9, 10]，由人绒毛膜促性腺激素或促性腺激素释放激素激动剂触发排卵[11-13]。然而，目前为止，这些方案的改变对结局还没有十分明确的优势[14]。

2015 年，欧洲的一项研究包含 265 个 IVM 周期和 154 个 IVM 应用后获得胚胎的移植周期，最终有 45 例妊娠和 33 例活产[15]。总之，ART 中心的 IVM 周期数仍低于常规体外受精（IVF）或卵胞质内单精子注射（ICSI）周期数。虽然 IVM 最初被用于 PCOS 患者以避免卵巢过度刺激综合征的风险[16]，但目前 IVM 的适应证远不止于此，特别是当卵巢刺激难以实施或有禁忌证时，IVM 成为生育力保存的主要选择[17, 18]。IVM 的最大优势之一就是可以在月经周期的任何阶段进行，特别适用于肿瘤治疗前急需生育力保存的患者[19]。事实上，回顾性分析 164 例肿瘤患者实施的 192 个 IVM 周期发现早卵泡期、晚卵泡期和黄体期进行 IVM，在获卵数、卵母细胞成熟率、冷冻保存的卵母细胞和胚胎数、受精率方面没有明显差异[20]。一项前瞻性研究分析了 248 例在新辅助化疗前实施生育力保存的乳腺癌患者，发现在月经周期的卵泡期或黄体期取卵的结局是类似的[21]。IVM 的一个应用指征是卵巢抵抗综合征，这些患者对促性腺激素抵抗表现出血清 FSH 和黄体生成素水平升高，抗米勒管激素和窦卵泡数正常[22, 23]。虽然卵巢抵抗综合征可能与遗传或免疫相关，但多数病因还是未知的。那些对常规卵巢刺激无反应的患者，IVM 似乎是除供卵以外的唯一选择。对控制性卵巢刺激反应不良的患者通常是 IVM 的适用者[24]，也包括那些仅仅不愿实施激素刺激而无特殊风险的女性。子宫内膜异位症患者可在手术前选择 IVM[25]。此外，以卵母细胞捐赠为目的的 IVM 也有报道[26]。

尽可能优先选择获取成熟卵母细胞的卵巢刺激方案，因为普通 IVF 周期比 IVM 周期具有更高的种植率、临床妊娠率、可移植胚胎数和活产率[27]。总之，IVM 的优势包括可在月经周期的任何时间取卵，治疗方案简单，治疗时间短，更少的干预增加了患者的便利，未进行卵巢刺激降低了患者的花费，避免了使用促性腺激素刺激卵巢引起的不良反应[28]。

二、通过控制性卵巢刺激等辅助生殖技术出生的儿童的健康

据报道，与自然妊娠后出生的儿童相比，经历卵巢刺激和医学辅助生殖技术（MAR）出生的儿童具有较差的围产期结局[29-34]。一项系统性综述和 Meta 分析描述了同一位母亲，通过 MAR 生育的子女比自然妊娠后生育的子女具有更差的结局，早产的风险也明显升高[29]。同样，另一项系统性综述和 Meta 分析纳入了借助 IVF 或 ICSI 出生的 2112 例儿童和自然受孕出生的 4096 例儿童，该研究表明，借助 IVF 或 ICSI 出生的儿童血压更高，具有统计学意义[30]。有研究报道 MAR 增加先天异常和出生并发症的风险，如低体重儿、极低出生体重、小于胎龄儿、早产、先天性心脏畸形、中枢神经系统异常、泌尿生殖系统异常和肌肉骨骼疾病等[31-33]。一项研究发现，与自然受孕者相比，IVF 后新鲜或冷冻胚胎移植获得妊娠患者的胎盘体积和妊娠早期的一些指标发生改变，他们进一步发现激素治疗本身可通过改变胎盘的侵袭性对妊娠结局产生影响[35]。有关恶性肿瘤风险的可用数据似乎是令人放心的[36]。

总之，MAR 与自然受孕相比产科和新生儿结局更差，对于其潜在机制仍然知之甚少[37-42]。主要的困难是需区分该情况是生育力低下相关的女方或男方内在因素引起的，还是 MAR 治疗本身导致的。借助 MAR 出生的儿童的表观遗传学特征可能发生改变，这些改变可能是新生儿结局较差发生的原因。胚胎发育的细胞学特征和植入前的表观遗传调控仍然是未知的[43]。胚胎早期冷冻和解冻过程中表观遗传学变化可能会影响宫内发育潜能[44]。MAR 中的培养条件可能也有一定的影响。

与使用高剂量促性腺激素的卵巢刺激方案相比，使用低剂量促性腺激素的方案，如人工授精，围产期风险更低。然而，使用相对低剂量促性腺激素的方案仍比自然受孕具有更高的风险，这表明不孕和 MAR 对围产期结局都有影响。

三、IVM 出生儿童的健康

不成熟卵母细胞的 IVM 是指将减数分裂早期的卵母细胞进行体外培养。因此，有人提出质疑，长时间的体外培养和卵母细胞的成熟这种人工条件可能对新生儿结局产生负面影响。已有报道，IVM 后受精的胚胎具有较高的染色体异常率，体外培养成熟的时间越长，胚胎染色体异常的比率越高[45]。这可能在一定程度上解释了 IVM 后妊娠者具有较高的流产率。IVM 可能诱导了印记基因表达的永久改变（表观遗传学改变）[45]。然而，关于在培养的卵母细胞中印记基因的表达，来自动物模型的数据令人放心[46]。由于 IVM 对卵母细胞发育潜能、后续的胚胎发育和胎盘形成的潜在影响，与卵巢刺激后妊娠或自然受孕相比，IVM 可能影响妊娠结局、新生儿结局和子代的长期发育。因此，越来越多的研究开始关注获得妊娠的 IVM 周期的母婴结局和子代的健康问题。

（一）早产

与卵巢刺激方案相比，IVM 似乎并没有增加早产的风险[47-51]。一项研究报道早产的最高发生率是 19%[48]。但由于研究数据和研究人群的异质

性，故很难达成统一的结论。进行 IVM 的 PCOS 患者，与对照组相比，早产的风险似乎没有增加[49, 51]。与 IVF 相比，通过 IVM 后获得的多胎妊娠没有差异[47, 48, 50, 51]。总之，没有足够的证据支持 IVM 会增加早产的风险。

（二）出生体重

与卵巢刺激周期相比，IVM 后出生的单胎出生体重似乎没有差异[52]。目前，仅有一项研究表明，即使在调整了母亲的年龄、孕周和新生儿性别后，IVM 后足月儿的出生体重显著高于 ICSI 周期新生儿[47]。PCOS 患者的 IVM 周期和 IVF 周期新生儿的出生体重没有明显差异[49, 51]。而且，进行扳机与否也没有影响 IVM 周期的新生儿出生体重[49, 51]。与多胎妊娠的 IVF 周期相比，IVM 周期多胎妊娠新生儿的出生体重没有显著增加[47, 48, 50, 51]。这些结果与之前的研究相同，表明 IVM 周期新生儿的出生体重在总体人群新生儿的正常范围内[53]。

（三）Apgar 评分和新生儿重症监护病房住院率

IVM周期新生儿的Apgar评分在正常范围内，不到 3% 的新生儿 Apgar 评分＜ 7 分。IVM 周期新生儿的重症监护病房住院率没有增加[52]。

（四）畸形率

与 IVF 周期[52]或自然受孕[54]出生的新生儿相比，IVM 周期的畸形率没有明显升高。仅对进行了 IVM 周期的 PCOS 患者进行分析，是否使用人绒毛膜促性腺激素进行扳机均没有增加新生儿的畸形率[49]。目前关于畸形率的研究缺乏明确和统一的定义，即哪些畸形属于轻微的，哪些畸形属于主要的。此外，他们都没有将这些畸形基于先天异常的疾病代码分类[55]。因此，需要更大的队列和同质性的研究，因为畸形的风险可能被低估了。

（五）短期发育

关于 IVM 周期出生儿童的短期发育数据是比较少的。目前，仅有 6 个研究随访了 2 岁以下 IVM 周期儿童的健康[50, 53, 56–59]。基于这些研究，我们发现在 2 岁时，IVM 周期出生儿的平均身高和体重与卵巢刺激周期[50, 57]或自然受孕[56]的儿童是类似的。有趣的是，母亲患有 PCOS 的 IVM 周期出生的儿童在 2 岁时的腰围明显高于一般人群。这可能归因于儿童母亲患有 PCOS，更易于合并代谢综合征，从而影响总的糖代谢和脂代谢[56]。

关于智力发育，与控制性卵巢刺激周期相比，IVM 周期出生的儿童在 2 岁时没有表现出明显的智力发育延迟[50]。然而，通过贝利量表评估，我们发现 IVM、IVF 和 ICSI 等 MAR 技术出生的儿童的智力发育显著低于自然受孕出生的儿童[52]。不过，评分仍然在正常范围内。关于这方面的数据还是偏少的，不能得出明确的结论，似乎 MAR 出生的儿童的发育是正常的。

（六）长期结局

目前，仅有一项研究报道了 IVM 周期出生的儿童的远期结局，随访到平均年龄 7.5 ± 2.3 岁，还包括 7 例儿童随访到 19 岁[51]。不同年龄的 IVM 周期和卵巢刺激周期出生的儿童的平均身高和体重是类似的，都在总体人群的正常范围内。IVM 与儿童期较高的住院率无关。在 4 岁时，3 例 IVM 周期出生的儿童（2 例是单胎妊娠和 1 例是双胎妊娠）和 2 例卵巢刺激周期出生的儿童有轻微的语言和精细运动发育延迟（IVM 周期发生率：单胎为 1.7%，多胎为 1.4%；控制性卵巢刺激周期发生率：单胎为 0.4%，多胎为 0.7%）。单胎和双胎之间没有观察到明显的差异。这些儿童有 2/3 在 6 岁时就不再存在发育延迟。

四、特殊病例：肿瘤患者的 IVM

肿瘤患者 IVM 周期的产科和新生儿结局数据比较少，因为目前的病例数是少的，还处于起步阶段。事实上，已有报道肿瘤患者首次通过 IVM 抽吸未成熟卵母细胞治疗后活产[60, 61]。卵母细胞受精形成的胚胎进行玻璃化冷冻，在数年后肿瘤患者处于无病状态时再进行移植。作者在文中没有特殊注明每个患者的肿瘤类型，出生的儿童是健康的。最近，对玻璃化冷冻卵母细胞进行IVM的第1例活产已有报道[62]。患者在29岁时诊断为浸润性乳腺癌。该患者存在淋巴结转移，因此卵巢刺激是禁忌的。患者在新辅助化疗前进行生育力保存，有2个可能的选择［IVM和（或）卵巢组织冷冻保存］，患者选择仅接受IVM。前期的卵巢参数评估后，IVM在月经周期的第22天进行。通过经阴道超声引导下穿刺，获得了7枚未成熟卵母细胞。卵母细胞–卵丘复合体在体外成熟。IVM 48h后，一共有6枚MⅡ期卵母细胞进行玻璃化冷冻。在IVM后的5年，患者完成全部肿瘤治疗，采用激素替代方案准备内膜后进行IVM卵母细胞来源的胚胎移植，仅移植了1枚卵裂期胚胎即获得妊娠。患者足月产下了一个健康的男孩。

最近，1例乳腺癌患者的IVM来源受精卵在冷冻保存9年后获得活产[62]。4枚未成熟卵母细胞有2枚达到成熟，经过显微注射，获得2枚受精卵并冷冻保存。9年后将它们解冻培养至第3天，最终产下1名健康的足月婴儿。患者移植时已经42岁，并已经尝试自然受孕5年都未孕。随后，又有1例肿瘤患者是通过玻璃化冷冻的IVM卵母细胞获得妊娠的（个人数据）。该患者在35岁时被诊断为乳腺癌，在新辅助化疗前进行了IVM。获得了8枚未成熟卵母细胞，其中5枚在IVM后24h成熟。患者在4年后处于无病状态复诊时，已存在卵巢功能不全。4枚卵母细胞在复苏后授精，我们采用人工周期准备内膜后给患者移植了1枚5细胞胚胎。患者在2021年11月产下1名健康的男婴（个人数据）。

总之，肿瘤患者IVM后获得妊娠的病例都是近年的，数据仍是比较少的。玻璃化冷冻IVM卵母细胞的结局数据比较少的原因是该技术相对还不常见和返回移植的肿瘤患者比例较低。另外一个数据少的原因是开展该技术的中心很少。目前现有的数据支持通过IVM进行生育力保存对肿瘤患者是相对安全的选择。

五、结论

• 从新生儿结局角度，IVM似乎是一项安全和可靠的技术。

• 目前，尚未确定IVM对子代的健康有重大不利影响，特别是在早产、出生体重、畸形、短期和长期发育方面。

• 大量关于控制性卵巢刺激后出生的新生儿结局的高质量研究已经发表，但类似的关于IVM的研究仍是缺乏的。

• 大多数关于IVM的研究在样本量和设计方面存在局限性，很少能够在IVM出生儿、其他类型ART出生儿和自然受孕的儿童之间有一个非常明确的对比。

• 还需要对IVM、IVF和自然受孕的儿童的长期发育进行对照分析。鉴于这些原因，我们必须更加谨慎地对现有文献中数据得出结论。

• 随着IVM在临床领域的重要性日益增加，关于这些出生儿短期和长期健康的更大规模和更有力的研究是IVM临床应用的保证。

参考文献

[1] Pincus G, Enzmann EV. The comparative behavior of mammalian eggs in vivo and in vitro : I. the activation of ovarian eggs. *J Exp Med*. 1935 Oct 31;62(5):665-75.

[2] Edwards RG. Maturation in vitro of human ovarian oocyte. *The Lancet*. 1965 Nov 6;286(7419):926-9.

[3] Cha KY, Koo JJ, Ko JJ, Choi DH, Han SY, Yoon TK. Pregnancy after in vitro fertilization of human follicular oocytes collected from nonstimulated cycles, their culture in vitro and their transfer in a donor oocyte program. *Fertil Steril*. 1991 Jan;55(1):109-13.

[4] Trounson A, Wood C, Kausche A. In vitro maturation and the fertilization and developmental competence of oocytes recovered from untreated polycystic ovarian patients. *Fertil Steril*. 1994 Aug;62(2):353-62.

[5] In vitro maturation: A committee opinion. *Fertil Steril.* 2021 Feb 1;115(2):298-304. Practice Committees of the American Society for Reproductive Medicine, the Society of Reproductive Biologists and Technologists, and the Society for Assisted Reproductive Technology.

[6] Yang Z-Y, Chian R-C. Development of in vitro maturation techniques for clinical applications. *Fertil Steril.* 2017 Oct 1;108(4):577-84.

[7] Sauerbrun-Cutler M-T, Vega M, Keltz M, McGovern PG. In vitro maturation and its role in clinical assisted reproductive technology. *Obstet Gynecol Surv.* 2015 Jan;70(1):45-57.

[8] De Vos M, Smitz J, Thompson JG, Gilchrist RB. The definition of IVM is clear-variations need defi ning. *Hum Reprod Oxf Engl.* 2016 Nov;31(11):2411-15.

[9] Suikkari AM, Tulppala M, Tuuri T, Hovatta O, Barnes F. Luteal phase start of low-dose FSH priming of follicles results in an efficient recovery, maturation and fertilization of immature human oocytes. *Hum Reprod Oxf Engl.* 2000 Apr;15(4):747-51.

[10] Mikkelsen AL, Lindenberg S. Benefit of FSH priming of women with PCOS to the in vitro maturation procedure and the outcome: A randomized prospective study. *Reprod Camb Engl.* 2001 Oct;122(4):587-92.

[11] Chian RC, Buckett WM, Tulandi T, Tan SL. Prospective randomized study of human chorionic gonadotrophin priming before immature oocyte retrieval from unstimulated women with polycystic ovarian syndrome. *Hum Reprod.* 2000 Jan 1;15(1):165-70.

[12] Son W-Y, Chung J-T, Chian R-C, Herrero B, Demirtas E, Elizur S, et al. A 38 h interval between hCG priming and oocyte retrieval increases in vivo and in vitro oocyte maturation rate in programmed IVM cycles. *Hum Reprod Oxf Engl.* 2008 Sep;23(9):2010-6.

[13] Sonigo C, Le Conte G, Boubaya M, Ohanyan H, Pressé M, El Hachem H, et al. Priming before in vitro maturation cycles in cancer patients undergoing urgent fertility preservation: A randomized controlled study. *Reprod Sci Thousand Oaks Calif.* 2020 Dec;27(12):2247-56.

[14] Reavey J, Vincent K, Child T, Granne IE. Human chorionic gonadotrophin priming for fertility treatment with in vitro maturation. *Cochrane Database Syst Rev.* 2016 Nov 16;11:CD008720.

[15] De Geyter C, Calhaz-Jorge C, Kupka MS, Wyns C, Mocanu E, Motrenko T, et al. ART in Europe, 2015: Results generated from European registries by ESHRE. *Hum Reprod Open.* 2020;2020(1):hoz038.

[16] Siristatidis CS, Maheshwari A, Vaidakis D, Bhattacharya S. In vitro maturation in subfertile women with polycystic ovarian syndrome undergoing assisted reproduction. *Cochrane Database Syst Rev* [Internet]. 2018 Nov 15 [cited 2021 May 9];2018(11). Available from: www.ncbi.nlm.nih.gov/pmc/ articles/PMC6517219/.

[17] Donnez J, Dolmans M-M. Fertility preservation in women. *N Engl J Med.* 2018 Jan 25;378(4):400-1.

[18] Grynberg M, Sonigo C, Santulli P. Fertility preservation in women. *N Engl J Med.* 2018 Jan 25;378(4): 400.

[19] De Vos M, Smitz J, Woodruff TK. Fertility preservation in women with cancer. *Lancet Lond Engl.* 2014 Oct 4; 384 (9950):1302-10.

[20] Creux H, Monnier P, Son W-Y, Tulandi T, Buckett W. Immature oocyte retrieval and in vitro oocyte maturation at different phases of the menstrual cycle in women with cancer who require urgent gonadotoxic treatment. *Fertil Steril.* 2017 Jan;107(1):198-204.

[21] Grynberg M, Poulain M, le Parco S, Sifer C, Fanchin R, Frydman N. Similar in vitro maturation rates of oocytes retrieved during the follicular or luteal phase offer fl exible options for urgent fertility preservation in breast cancer patients. *Hum Reprod Oxf Engl.* 2016 Mar;31(3):623-9.

[22] Galvão A, Segers I, Smitz J, Tournaye H, De Vos M. In Vitro Maturation (IVM) of oocytes in patients with resistant ovary syndrome and in patients with repeated deficient oocyte maturation. *J Assist Reprod Genet.* 2018 Dec;35(12): 2161-71.

[23] Grynberg M, Peltoketo H, Christin-Maître S, Poulain M, Bouchard P, Fanchin R. First birth achieved after in vitro maturation of oocytes from a woman endowed with multiple antral follicles unresponsive to follicle-stimulating hormone. *J Clin Endocrinol Metab.* 2013 Nov;98(11):4493-8.

[24] Child TJ, Abdul-Jalil AK, Gulekli B, Tan SL. In vitro maturation and fertilization of oocytes from unstimulated normal ovaries, polycystic ovaries, and women with polycystic ovary syndrome. *Fertil Steril.* 2001 Nov;76(5):936-42.

[25] Grynberg M, El Hachem H, de Bantel A, Benard J, le Parco S, Fanchin R. In vitro maturation of oocytes: Uncommon indications. *Fertil Steril.* 2013 Apr;99(5):1182-8.

[26] Holzer H, Scharf E, Chian R-C, Demirtas E, Buckett W, Tan SL. In vitro maturation of oocytes collected from unstimulated ovaries for oocyte donation. *Fertil Steril.* 2007 Jul;88(1):62-7.

[27] Gremeau A-S, Andreadis N, Fatum M, Craig J, Turner K, McVeigh E, et al. In vitro maturation or in vitro fertilization for women with polycystic ovaries? A case-control study of 194 treatment cycles. *Fertil Steril.* 2012 Aug;98(2):355-60.

[28] Vuong LN, Le AH, Ho VNA, Pham TD, Sanchez F, Romero S, et al. Live births after oocyte in vitro maturation with a prematuration step in women with polycystic ovary syndrome. *J Assist Reprod Genet.* 2020 Feb;37(2):347-57.

[29] Pinborg A, Wennerholm UB, Romundstad LB, Loft A, Aittomaki K, Söderström-Anttila V, et al. Why do singletons conceived after assisted reproduction technology have adverse perinatal outcome? Systematic review and meta-analysis. *Hum Reprod Update.* 2013 Apr;19(2):87-104.

[30] Guo X-Y, Liu X-M, Jin L, Wang T-T, Ullah K, Sheng J-Z, et al. Cardiovascular and metabolic profiles of offspring conceived by assisted reproductive technologies: A systematic review and meta-analysis. *Fertil Steril.* 2017 Mar;107(3):622-631.e5.

[31] Hoorsan H, Mirmiran P, Chaichian S, Moradi Y, Hoorsan R, Jesmi F. Congenital malformations in infants of mothers undergoing assisted reproductive technologies: A systematic review and meta-analysis study. *J Prev Med Pub Health*. 2017 Nov;50(6):347-60.

[32] Qin J, Sheng X, Wu D, Gao S, You Y, Yang T, et al. Adverse obstetric outcomes associated with in vitro fertilization in singleton pregnancies. *Reprod Sci Thousand Oaks Calif*. 2017;24(4):595-608.

[33] Giorgione V, Parazzini F, Fesslova V, Cipriani S, Candiani M, Inversetti A, et al. Congenital heart defects in IVF/ICSI pregnancy: Systematic review and meta-analysis. *Ultrasound Obstet Gynecol Off J Int Soc Ultrasound Obstet Gynecol*. 2018 Jan;51(1):33-42.

[34] Maheshwari A, Pandey S, Amalraj Raja E, Shetty A, Hamilton M, Bhattacharya S. Is frozen embryo transfer better for mothers and babies? Can cumulative meta-analysis provide a defi nitive answer? *Hum Reprod Update*. 2018 Jan 1;24(1):35-58.

[35] Choux C, Ginod P, Barberet J, Rousseau T, Bruno C, Sagot P, et al. Placental volume and other first trimester outcomes: Are there differences between fresh embryo transfer, frozen-thawed embryo transfer and natural conception? *Reprod Biomed Online*. 2019 Apr;38(4):538-48.

[36] Berntsen S, Söderström-Anttila V, Wennerholm U-B, Laivuori H, Loft A, Oldereid NB, et al. The health of children conceived by ART: "The chicken or the egg?" *Hum Reprod Update*. 2019 Mar 1; 25(2):137-58.

[37] Pinborg A, Loft A, Aaris Henningsen A-K, Rasmussen S, Andersen AN. Infant outcome of 957 singletons born after frozen embryo replacement: The Danish National Cohort Study 1995-2006. *Fertil Steril*. 2010 Sep;94(4):1320-7.

[38] Kondapalli LA, Perales-Puchalt A. Low birth weight: Is it related to assisted reproductive technology or underlying infertility? *Fertil Steril*. 2013 Feb;99(2):303-10.

[39] Nakashima A, Araki R, Tani H, Ishihara O, Kuwahara A, Irahara M, et al. Implications of assisted reproductive technologies on term singleton birth weight: An analysis of 25,777 children in the national assisted reproduction registry of Japan. *Fertil Steril*. 2013 Feb 1;99(2):450-5.

[40] Kalra SK, Ratcliffe SJ, Barnhart KT, Coutifaris C. Extended embryo culture and an increased risk of preterm delivery. *Obstet Gynecol*. 2012 Jul;120(1):69-75.

[41] Cooper AR, O'Neill KE, Allsworth JE, Jungheim ES, Odibo AO, Gray DL, et al. Smaller fetal size in singletons after infertility therapies: The infl uence of technology and the underlying infertility. *Fertil Steril*. 2011 Nov;96(5):1100-6.

[42] Litzky JF, Boulet SL, Esfandiari N, Zhang Y, Kissin DM, Theiler RN, et al. Effect of frozen/thawed embryo transfer on birthweight, macrosomia, and low birthweight rates in US singleton infants. *Am J Obstet Gynecol*. 2018 Apr 1;218(4):433.e1-e10.

[43] Nelissen ECM, van Montfoort APA, Dumoulin JCM, Evers JLH. Epigenetics and the placenta. *Hum Reprod Update*. 2011 Jun;17(3):397-417.

[44] Pinborg A, Wennerholm UB, Romundstad LB, Loft A, Aittomaki K, Söderström-Anttila V, et al. Why do singletons conceived after assisted reproduction technology have adverse perinatal outcome? Systematic review and meta-analysis. *Hum Reprod Update*. 2013 Apr;19(2):87-104.

[45] Basatemur E, Sutcliffe A. Health of IVM children. *J Assist Reprod Genet*. 2011 Jun;28(6):489-93.

[46] Anckaert E, De Rycke M, Smitz J. Culture of oocytes and risk of imprinting defects. *Hum Reprod Update*. 2013 Feb;19(1):52-66.

[47] Fadini R, Mignini Renzini M, Guarnieri T, Dal Canto M, De Ponti E, Sutcliffe A, et al. Comparison of the obstetric and perinatal outcomes of children conceived from in vitro or in vivo matured oocytes in in vitro maturation treatments with births from conventional ICSI cycles. *Hum Reprod Oxf Engl*. 2012 Dec;27(12):3601-8.

[48] Ho VNA, Braam SC, Pham TD, Mol BW, Vuong LN. The effectiveness and safety of in vitro maturation of oocytes versus in vitro fertilization in women with a high antral follicle count. *Hum Reprod Oxf Engl*. 2019 Jun 4;34(6):1055-64.

[49] Mostinckx L, Segers I, Belva F, Buyl R, Santos-Ribeiro S, Blockeel C, et al. Obstetric and neonatal outcome of ART in patients with polycystic ovary syndrome: IVM of oocytes versus controlled ovarian stimulation. *Hum Reprod*. 2019 Aug 1;34(8):1595-607.

[50] Roesner S, von Wolff M, Elsaesser M, Roesner K, Reuner G, Pietz J, et al. Two-year development of children conceived by IVM: A prospective controlled single-blinded study. *Hum Reprod Oxf Engl*. 2017 Jun 1;32(6):1341-50.

[51] Yu EJ, Yoon TK, Lee WS, Park EA, Heo JY, Ko YK, et al. Obstetrical, neonatal, and long-term outcomes of children conceived from in vitro matured oocytes. *Fertil Steril*. 2019 Oct;112(4):691-9.

[52] Strowitzki T, Bruckner T, Roesner S. Maternal and neonatal outcome and children's development after medically assisted reproduction with in-vitro matured oocytes-a systematic review and meta-analysis. *Hum Reprod Update*. 2021 Apr 21;27(3):460-73.

[53] Söderström-Anttila V, Salokorpi T, Pihlaja M, Serenius-Sirve S, Suikkari A-M. Obstetric and perinatal outcome and preliminary results of development of children born after in vitro maturation of oocytes. *Hum Reprod*. 2006 Jun 1;21(6):1508-13.

[54] Buckett WM, Chian R-C, Holzer H, Dean N, Usher R, Tan SL. Obstetric outcomes and congenital abnormalities after in vitro maturation, in vitro fertilization, and intracytoplasmic sperm injection. *Obstet Gynecol*. 2007 Oct;110(4):885-91.

[55] 10cmguidelines-FY2020_fi nal.pdf [Internet]. [cited 2021 May 28]. Available from: www.cdc.gov/nchs/ data/icd/10cmguidelines-FY2020_fi nal.pdf.

[56] Belva F, Roelants M, Vermaning S, Desmyttere S, De Schepper J, Bonduelle M, et al. Growth and other health

outcomes of 2-year-old singletons born after IVM versus controlled ovarian stimulation in mothers with polycystic ovary syndrome. *Hum Reprod Open*. 2020;2020(1):hoz043.

[57] Foix-L'hélias L, Grynberg M, Ducot B, Frydman N, Kerbrat V, Bouyer J, et al. Growth development of French children born after in vitro maturation. *PloS One*. 2014 Feb 26;9:e89713.

[58] Shu-Chi M, Jiann-Loung H, Yu-Hung L, Tseng-Chen S, Ming-I L, Tsu-Fuh Y. Growth and development of children conceived by in-vitro maturation of human oocytes. *Early Hum Dev*. 2006 Oct;82(10): 677-82.

[59] Yoshida H, Abe H, Arima T. Quality evaluation of IVM embryo and imprinting genes of IVM babies. *J Assist Reprod Genet*. 2013 Feb;30(2):221-5.

[60] Creux H, Monnier P, Son W-Y, Buckett W. Thirteen years' experience in fertility preservation for cancer patients after in vitro fertilization and in vitro maturation treatments. *J Assist Reprod Genet*. 2018 Apr;35(4):583-92.

[61] Kedem A. Outcome of immature oocytes collection of 119 cancer patients during ovarian tissue harvesting for fertility preservation. *J Assist Reprod Genet*. 2018;6.

[62] Rodrigues P, Marques M, Pimentel S, Rato M, Carvalho P, Correia SC, et al. Oncofertility case report: Live birth 10 years after oocyte in vitro maturation and zygote cryopreservation. *J Assist Reprod Genet*. 2020 Dec;37(12):3089-94.

第 16 章 卵巢组织冷冻的临床结局

An overview on the clinical outcomes from ovarian tissue cryopreservation

Daniela Nogueira　Isabelle Demeestere　著
王　萍　译　　覃春容　校

卵泡是卵巢的基本功能组成部分，包括两个功能池：静息卵泡池和生长卵泡池。静息卵泡池位于卵巢皮质区域，代表“卵巢储备”，女性一生中不断从静息卵泡池中招募原始卵泡发育成生长卵泡。通过卵巢皮质活检或取出部分卵巢组织，然后进行卵巢组织冷冻保存（ovarian tissue cryopreservation，OTC），这是早发性卵巢功能不全（POI）患者生育力保存的一种替代方法。Turner 综合征、半乳糖血症等遗传性因素可能引起 POI，烷化剂治疗自身免疫性疾病或造血干细胞移植（hematopoietic stem cell transplantation，HSCT）前的预处理方案等可能引起医源性 POI，在性腺毒性治疗前进行生育力保存，预防医源性 POI 是必要的。80% 以上癌症患者包括血液病（淋巴瘤或白血病）和实体恶性肿瘤（乳腺癌、肉瘤），计划接受性腺毒素治疗（即癌症的化疗或放疗）前接受 OTC[1]。由于治疗方法和早期诊断的进步，大多数癌症患者的预期寿命增加，生育力保存的可能性对患者治疗后的生活质量至关重要。

在青春期后的女性中，OTC 可作为单独替代策略，或者与卵巢刺激后卵母细胞冷冻保存联合处理，但 OTC 目前是青春期前女孩唯一可靠的选择。青春期前女孩 OTC 的替代方法，如未成熟卵母细胞抽吸和卵巢刺激收集成熟卵母细胞，已有个别报道[3, 4]。这些策略引起了伦理上的担忧，因为这些回收的青春期前卵母细胞的质量还没有得到充分的评估，未知的益处不能抵消手术的风险。因此，收集 OTC 后卵巢组织移植（ovarian tissue transplantation，OTT）[4] 的治疗结局信息至关重要，在青春期前女孩中，这是医学上应遵循的合理行为。有研究报道，使用慢速程序化冷冻保存卵巢组织并储存 14 年以上已获得成功移植[1]，长达 18 年的冷冻储存并未影响卵泡形态和存活[5]。对于因年龄相关的生育力丧失或推迟绝经而要求生育力保存的女性，OTC 也是一种选择[6]，但这个建议值得商榷，目前仍有争议。

有关生育力保存的研究结果显示，选择标准包括年龄＜ 35 岁和 POI 风险＞50% 的预后相对较好的患者[7, 8]。也有研究对于 42 岁甚至 49 岁的女性推荐使用 OTC[9–12]。然而，尚无 38 岁后 OTC 妊娠的报道[1]，35 岁以上的女性妊娠也很少，进行卵母细胞冷冻保存是最好的选择[13]。

青春期后患者恢复生育力的 OTC 是有效的[2, 18]；然而，关于有效性和安全性的数据仍然有限。尽管美国生殖医学学会建议将其作为特定患者的既定选择[15]，但 ESHRE 生育力保存指南委员会将其归类为一种“创新”技术，因为尚未获得足够的患者及其子女的长期安全性数据[16, 17]。

一、卵巢组织移植的风险和结局

目前通过冷冻保存的卵巢组织来恢复生育力的唯一选择仍然是OTT。OTT后，患者可以尝试自然受孕或标准ART治疗，并可重复进行卵巢组织再植[1]。研究报道首次异位OTT后卵巢功能和卵泡发育恢复[14, 15]，以及原位OTT后首次分娩[20]，随后有许多其他活产病例报道。如今，这项技术有40%的成功率，即每次移植手术有一个活产的概率为40%[1]。但总的来说，OTC的使用率仍然很低[13, 17]。一般在癌症患者中，化疗完成后至少间隔1年再尝试妊娠，以降低妊娠并发症的风险。

除了考虑与疾病本身及其治疗相关的可能的孕产妇风险外，还应考虑与OTT本身相关的其他安全问题。从理论上讲，应该考虑两个主要的安全方面。第一个方面考虑的是手术本身的侵入性和可能需要重复再植手术。移植的平均寿命约为24个月，但差异很大，不同患者为4～144个月，一些患者似乎需要两次再植入手术才能实现妊娠[14]，而只有不到1%的患者进行了第三次OTT[1]。无论组织再植技术如何，是原位还是异位移植，与OTT相关的并发症很少报道。在770例OTC病例中，报道了5例轻微并发症和2例严重并发症[10, 21]。超过60%的妊娠在原位自体移植后自发发生，但在腹膜部位移植后获得的妊娠是体外受精后成功的[1]。前臂或腹壁皮下异位移植侵入性较小，可有效恢复内分泌功能[22]。然而，到目前为止，只有1例在移植到前腹壁后活产的报道[23]。对于具有特定卵巢癌风险的患者，如*BRCA*突变携带者，选择移植部位时应考虑到妊娠后切除移植卵巢的需要[24]。

单卵双胞胎当其中一人患上POI时，双胞胎之间新鲜或冷冻卵巢组织的同种异体移植也有成功妊娠的报道[25]。然而，鉴于有其他成熟的替代方法，如卵母细胞捐赠，通常不建议这种同种异体移植，因为其风险大于收益。

在OTT中要考虑的第二个方面，是恶性肿瘤病例移植后疾病传播的风险。这是因为在非妇科恶性肿瘤（包括血液肿瘤和实体瘤）的女性尸检中，发现了超过20%的卵巢转移。因此，建议在OTT[26]之前对移植组织进行筛查更安全，包括免疫组织学、分子标记或可用的异种移植模型。然而，在300多例OTT病例中，除了1例颗粒细胞瘤在移植后发展为新的癌症外[23]，尚无与OTT相关的原发癌症复发的报道[1, 23]。对于卵巢受累于恶性肿瘤的患者，专家不建议OTT，因为重新引入癌细胞的假定风险似乎超过了OTT手术的好处[17]。另外，可以考虑从卵巢组织中体外收集未成熟的卵母细胞用于体外成熟，因为已经有5例活产报道，并且新生儿中没有出现先天畸形[27-29]。这种选择也用于青春期前卵巢，因为在准备卵巢冷冻保存时，有可能获得未成熟的卵母细胞用于体外成熟，否则这些卵母细胞将被丢弃。这些卵母细胞可以用于科学研究，它可能在未来使用[30]。

二、新生儿结局

评估移植解冻冷冻卵巢组织对卵泡闭锁的影响，卵母细胞发育能力的关键参数是活产的结果。每次卵巢组织移植的出生率在20%～40%。在最新发表的一系列世界范围内的数据中，超过400例患者接受了OTT，140多例妊娠，100多个儿童出生[1, 14, 31-33]。报道了超过90例活产，但仅对其中一半的新生儿数据进行了评估[1]。单胎胎龄的中位数为38周，双胎胎龄的中位数为37周，婴儿出生体重中位数分别为3168g和2650g。男女性别比为1 ∶ 1[34]。

这些儿童出生时，除了一个儿童患有关节挛缩症，其他的都很健康[35]。在法国，最近一项关于22例在OTC前接受一线化疗的患者OTT后生育结果的研究中，7例患者报告了13次妊娠，出生了8个健康的儿童[4]。

总的来说，没有证据表明OTT后存在先天异常或患有遗传疾病的额外风险[1, 32, 35, 36]。儿童先天畸形的概率估计为1.2%，这与一般人群中发生主要畸形的概率相当[14]。

自体OTT后首次活产的患者是在14岁月经初潮前冷冻保存的，再次显示了在儿童时期进行手术的可行性[37]。

然而，这些手术的活产数量仍然很低，可能不足以得出可靠的结论。仍然有必要收集婴儿长期随访数据，包括后代先天性和其他可能异常的数据进行大型队列研究。

三、结论

• 需要接受中/高风险性腺毒素治疗的患者是OTC/OTT的适用人群。

• OTC/OTT可有效恢复生育力，并有活产机会。

• 如果不存在手术禁忌证，OTC和OTT在成人和儿童中应用是安全的。

• 没有证据表明存在与原发癌症相关的复发风险；然而，强烈建议恶性肿瘤患者在移植前进行组织评估。

• 对青春期后患者，OTC可有效恢复生育力；然而，对于36岁以上和(或)卵巢储备低的患者，其实现活产的疗效尚不确定。

• 原位移植是目前最常用的方法，可以自然受孕。

• 出生的儿童先天异常的风险没有增加，但由于长期随访数据仍然不充分，OTC/OTT仍应被归类为“创新”。

参考文献

[1] Gellert SE, Pors SE, Kristensen SG, Bay-Bjørn AM, Ernst E, Yding Andersen C. Transplantation of frozen-thawed ovarian tissue: An update on worldwide activity published in peer-reviewed papers and on the Danish cohort. *J Assist Reprod Genet*. 2018 Apr;35(4):561-70.

[2] Azem F, Brener A, Malinger G, Reches A, Many A, Yogev Y, et al. Bypassing physiological puberty, a novel procedure of oocyte cryopreservation at age 7: A case report and review of the literature. *Fertility and Sterility*. 2020 Aug 1;114(2):374-8.

[3] Hanson BM, Franasiak JM. Ovarian tissue cryopreservation is standard of care in prepubertal patients, but does it have to be? *Fertility and Sterility*. 2020 Aug 1;114(2):277-8.

[4] Poirot C, Fortin A, Lacorte JM, Akakpo JP, Genestie C, Vernant JP, et al. Impact of cancer chemotherapy before ovarian cortex cryopreservation on ovarian tissue transplantation. *Human Reproduction*. 2019 Jun 4;34(6):1083-94.

[5] Fabbri R, Macciocca M, Vicenti R, Pasquinelli G, Caprara G, Valente S, et al. Long-term storage does not impact the quality of cryopreserved human ovarian tissue. *J Ovarian Res*. 2016 Aug 24;9(1):50.

[6] Anderson RA, Baird DT. The development of ovarian tissue cryopreservation in Edinburgh: Translation from a rodent model through validation in a large mammal and then into clinical practice. *Acta Obstetricia et Gynecologica Scandinavica*. 2019;98(5):545-9.

[7] Wallace WHB, Smith AG, Kelsey TW, Edgar AE, Anderson RA. Fertility preservation for girls and young women with cancer: Population-based validation of criteria for ovarian tissue cryopreservation. *Lancet Oncol*. 2014 Sep; 15(10): 1129-36.

[8] Donnez J, Dolmans M-M. Fertility preservation in women [Internet]. http://dx.doi.org/10.1056/ NEJMra1614676. Massachusetts Medical Society; 2017 [cited 2021 May 28]. Available from: www. nejm.org/doi/10.1056/NEJMra1614676.

[9] Backhus LE, Kondapalli LA, Chang RJ, Coutifaris C, Kazer R, Woodruff TK. Oncofertility consortium consensus statement: Guidelines for Ovarian Tissue Cryopreservation. In: Woodruff TK, Snyder KA, editors. *Oncofertility fertility preservation for cancer survivors* [Internet]. Boston, MA: Springer US; 2007 [cited 2021 May 28]. pp. 235-9. (Cancer Treatment and Research). Available from: https://doi.org/10.1007/978-0-387-72293-1_17.

[10] Jadoul P, Guilmain A, Squifflet J, Luyckx M, Votino R, Wyns C, et al. Effi cacy of ovarian tissue cryopreservation for fertility preservation: Lessons learned from 545 cases. *Human Reproduction*. 2017 May;32(5):1046-54.

[11] Karavani G, Schachter-Safrai N, Chill HH, Mordechai Daniel T, Bauman D, Revel A. Singleincision laparoscopic surgery for Ovarian Tissue Cryopreservation. *J Minim Invasive Gynecol*. 2018 Apr;25(3):474-9.

[12] Lotz L, Maktabi A, Hoffmann I, Findeklee S, Beckmann MW, Dittrich R. Ovarian tissue cryopreservation and retransplantation-what do patients think about it? *Reproductive BioMedicine Online*. 2016 Apr 1;32(4):394-400.

[13] Diaz-Garcia C, Domingo J, Garcia-Velasco JA, Herraiz S, Mirabet V, Iniesta I, et al. Oocyte vitrification versus ovarian cortex transplantation in fertility preservation for adult women undergoing gonadotoxic treatments: A prospective cohort study. *Fertil Steril*. 2018 Mar;109(3):478-85.e2.

[14] Pacheco F, Oktay K. Current Success and efficiency of autologous ovarian transplantation: A metaanalysis. *Reprod*

Sci. 2017 Aug;24(8):1111-20.
[15] Fertility preservation in patients undergoing gonadotoxic therapy or gonadectomy: A committee opinion. *Fertility and Sterility*. 2019 Dec;112(6):1022-33.
[16] Provoost V, Tilleman K, D'Angelo A, De Sutter P, de Wert G, Nelen W, et al. Beyond the dichotomy: A tool for distinguishing between experimental, innovative and established treatment. *Hum Reprod*. 2014 Mar;29(3): 413-17.
[17] ESHRE Guideline Group on Female Fertility Preservation, Anderson RA, Amant F, Braat D, D'Angelo A, Chuva de Sousa Lopes SM, et al. ESHRE guideline: Female fertility preservation. *Hum Reprod Open*. 2020;2020(4):hoaa052.
[18] Oktay K, Buyuk E, Veeck L, Zaninovic N, Xu K, Takeuchi T, et al. Embryo development after heterotopic transplantation of cryopreserved ovarian tissue. *The Lancet*. 2004 Mar 13;363(9412):837-40.
[19] Oktay K, Karlikaya G. Ovarian function after transplantation of frozen, banked autologous ovarian tissue. *New England Journal of Medicine*. 2000 Jun 22;342(25):1919.
[20] Donnez J, Dolmans MM, Demylle D, Jadoul P, Pirard C, Squiffl et J, et al. Livebirth after orthotopic transplantation of cryopreserved ovarian tissue. *The Lancet*. 2004 Oct 16;364(9443):1405-10.
[21] Hoekman EJ, Louwe LA, Rooijers M, van der Westerlaken LAJ, Klijn NF, Pilgram GSK, et al. Ovarian tissue cryopreservation: Low usage rates and high live-birth rate after transplantation. *Acta Obstet Gynecol Scand*. 2020 Feb;99(2):213-21.
[22] Bystrova O, Lapina E, Kalugina A, Lisyanskaya A, Tapilskaya N, Manikhas G. Heterotopic transplantation of cryopreserved ovarian tissue in cancer patients: A case series. *Gynecological Endocrinology*. 2019 Dec 2;35(12):1043-9.
[23] Stern CJ, Gook D, Hale LG, Agresta F, Oldham J, Rozen G, et al. Delivery of twins following heterotopic grafting of frozen-thawed ovarian tissue. *Human Reproduction*. 2014 Aug 1;29(8):1828.
[24] Lambertini M, Goldrat O, Ferreira AR, Dechene J, Azim Jr HA, Desir J, et al. Reproductive potential and performance of fertility preservation strategies in BRCA-mutated breast cancer patients. *Annals of Oncology*. 2018 Jan;29(1): 237-43.
[25] Silber S, Kagawa N, Kuwayama M, Gosden R. Duration of fertility after fresh and frozen ovary transplantation. *Fertility and Sterility*. 2010 Nov;94(6):2191-6.
[26] Bastings L, Beerendonk CCM, Westphal JR, Massuger LFAG, Kaal SEJ, van Leeuwen FE, et al. Autotransplantation of cryopreserved ovarian tissue in cancer survivors and the risk of reintroducing malignancy: A systematic review. *Human Reproduction Update*. 2013 Sep 1;19(5):483-506.
[27] Prasath EB, Chan MLH, Wong WHW, Lim CJW, Tharmalingam MD, Hendricks M, et al. First pregnancy and live birth resulting from cryopreserved embryos obtained from in vitro matured oocytes after oophorectomy in an ovarian cancer patient. 3.
[28] Segers I, Bardhi E, Mateizel I, Van Moer E, Schots R, Verheyen G, et al. Live births following fertility preservation using in-vitro maturation of ovarian tissue oocytes. *Human Reproduction*. 2020 Sep 1;35(9):2026-36.
[29] Uzelac PS, Nakajima ST. Live birth following in vitro maturation of oocytes retrieved from extracorporeal ovarian tissue aspiration and embryo cryopreservation for 5 years. 2015;104(5):3.
[30] Segers I, Mateizel I, Van Moer E, Smitz J, Tournaye H, Verheyen G, et al. In Vitro Maturation (IVM) of oocytes recovered from ovariectomy specimens in the laboratory: A promising "ex vivo" method of oocyte cryopreservation resulting in the first report of an ongoing pregnancy in Europe. *J Assist Reprod Genet*. 2015 Aug;32(8):1221-31.
[31] Silber SJ, DeRosa M, Goldsmith S, Fan Y, Castleman L, Melnick J. Cryopreservation and transplantation of ovarian tissue: Results from one center in the USA. *J Assist Reprod Genet*. 2018 Dec;35(12):2205-13.
[32] Shapira M, Dolmans M-M, Silber S, Meirow D. Evaluation of ovarian tissue transplantation: Results from three clinical centers. *Fertility and Sterility*. 2020 Aug 1;114(2):388-97.
[33] Dolmans M-M, von Wolff M, Poirot C, Diaz-Garcia C, Cacciottola L, Boissel N, et al. Transplantation of cryopreserved ovarian tissue in a series of 285 women: A review of fi ve leading European centers. *Fertil Steril*. 2021 May;115(5):1102-15.
[34] Jensen AK, Macklon KT, Fedder J, Ernst E, Humaidan P, Andersen CY. 86 successful births and 9 ongoing pregnancies worldwide in women transplanted with frozen-thawed ovarian tissue: Focus on birth and perinatal outcome in 40 of these children. *J Assist Reprod Genet*. 2017 Mar;34(3):325-36.
[35] Meirow D, Ra'anani H, Shapira M, Brenghausen M, Derech Chaim S, Aviel-Ronen S, et al. Transplantations of frozen-thawed ovarian tissue demonstrate high reproductive performance and the need to revise restrictive criteria. *Fertility and Sterility*. 2016 Aug;106(2):467-74.
[36] Imbert R, Moffa F, Tsepelidis S, Simon P, Delbaere A, Devreker F, et al. Safety and usefulness of cryopreservation of ovarian tissue to preserve fertility: A 12-year retrospective analysis. *Human Reproduction*. 2014 Sep 1;29(9):1931-40.
[37] Demeestere I, Simon P, Dedeken L, Moffa F, Tsépélidis S, Brachet C, et al. Live birth after autograft of ovarian tissue cryopreserved during childhood. *Hum Reprod*. 2015 Sep;30(9):2107-9.

第 17 章　体外胚胎培养对表观遗传调控的影响

In vitro embryo development Implications for epigenetic regulation

Giovanni Coticchio　Andrea Borini　著
徐惠玲　译　　覃春容　校

基因、环境、生活方式和饮食习惯与成人的健康和疾病发生相关。然而，越来越多来自动物和人类的研究证据表明，亲代因素（如新陈代谢、压力、饮食）可以对子代的健康造成影响。这种亲代的影响不是通过 DNA 序列改变后向子代传递实现的，而是干扰了胚胎及胎儿时期涉及发育和代谢基因表达重编程的表观遗传机制[1]。

这一概念被称为“DoHaD 理论”（developmental origins of health and disease，DoHaD），即“健康与疾病的发育起源”学说。这一学说让人们更多地关注到，亲代在妊娠期甚至受孕前后就能对子代健康的产生影响[2]。它也使人们间接注意到了辅助生殖技术（ART）可能带来的影响。事实上，体外受精本身就意味着受孕是在配子及胚胎暴露在激素刺激、培养条件、侵入性操作等多种非生理因素时发生。而这些因素同样可能干扰其表观遗传机制。因此，DoHaD 理论可能与 ART 出生子代健康相关[3]。本章中，我们将介绍 ART 尤其是胚胎培养中的表观遗传学影响。

一、胚胎植入前发育过程：受精、卵裂、致密化、囊胚形成

理论上人类胚胎在体外会于 110～120h 发育成囊胚[4]。这一过程始于漫长、复杂的受精环节，通常在受精后 24h 以第一次有丝分裂结束。在接下来的 54～58h，胚胎以 12～15h 的细胞周期不断重复有丝分裂过程，形成一个以 12～16 个卵裂球组成的桑葚胚。受精后约 80h，胚胎发生致密化[5]。胚胎形态从球形转变成扁平上皮样形状，细胞间的界限模糊，卵裂球分布于胚胎内部或外部，两种迥然不同的细胞定位奠定了第一次细胞命运的走向。小鼠实验研究表明，位于桑葚胚内部的细胞将形成内细胞团（inner cell mass，ICM），而暴露在外部环境的细胞大部分会形成滋养外胚层（trophectoderm，TE）。胚胎致密化阶段，胚胎外层细胞间形成缝隙连接，细胞间裂隙减少，在胚胎内部空间和外部环境形成了一个细胞屏障[6]。之后，细胞间隙中不断产生高浓度离子，促使水从胚胎外环境顺着浓度梯度进入胚胎内，从而形成充满液体的囊胚腔[7]。囊胚腔扩大的同时，出现细胞极化形成 ICM，以及上皮样 TE 细胞直径会增加。

（一）胚胎基因组的激活

胚胎发育早期阶段主要是受母系遗传的信使 RNA（messenger RNA，mRNA）和卵母细胞储存的调节蛋白下的分子调控。这种最初由母体控制的发育，随着胚胎的基因表达逐渐被取代。早期针对人类的研究报道认为胚胎基因组的激活（embryonic genome activation，EGA）始于 4～8 细胞阶段[8]。在很长一段时间内，植入前发育过

程中基因表达的具体细节并不为人所知。近期研究揭示了一个更详细和复杂的EGA面貌，并且认为这一过程与桑葚胚时期相关。目前，在2细胞阶段就可以检测到人类胚胎基因组转录的生命活动，比之前认为的要早得多。值得注意的是，通过对整个植入前时期的分析表明，EGA在特定阶段以多种形式进行，这种模式在一系列哺乳动物的胚胎中都能观察到[9]。4～6细胞阶段会发生一次主要的转录激活，主要涉及在翻译机制中发挥作用的基因。这为接下来的两次更大规模的转录爆发奠定了基础，这两次转录爆发发生在胚胎发育第3天结束的时候（8～10细胞阶段），即桑葚胚致密化前不久[10]。

（二）代谢转变

不管是在动物模型还是在人类中，胚胎代谢也会发生重要的阶段性变化以满足发育的特定需求[11]。在卵裂胚早期阶段，胚胎代谢是相对静止的，细胞分裂以适当的速度进行而总体积不增加，通过丙酮酸和乳酸低水平氧化产生三磷酸腺苷（adenosine triphosphate，ATP）满足能量需求[12]。但是这种情况在胚胎发育后半阶段由桑葚胚开始发生变化，细胞分裂速度和胚胎体积增加，离子通过主动运输的方式从外部环境转移至胚胎内部[13]。这种生命活动的能量需求引发新陈代谢的显著增加[14-16]。有氧酵解也增加了葡萄糖的消耗[17-18]。重要的是，从桑葚胚阶段开始，参与这种代谢转变的基因会在转录水平上受到调节，需要时及时表达。

（三）表观遗传调控

回顾历史，表观遗传学的预成论和后生论作为胚胎学的假说最早可以追溯到亚里士多德时代。他们猜想从受精卵发育成胚胎的过程有两种可能性，一种是胚胎中新的结构是逐渐形成的；另一种是胚胎中的一切都是从一开始就形成的，仅仅是在发育过程中逐渐长大。现代表观遗传学观点则涉及种系特异性，通过有丝分裂传递DNA碱基或染色质的修饰改变可以影响基因表达[19]。值得注意的是，这种基因表达调控方式不同于基因转录的瞬时变化，基因转录的持续时间完全由暴露于特定调控因子的时间决定。因此，表观遗传学是在发育过程中建立和维持细胞系基本基因表达谱的一个关键环节。在哺乳动物的发育过程中，有两次主要的表观遗传学变化：从受精开始的第一轮卵裂和原始生殖细胞（primordial germ cells，PGC）的形成期间。这两个阶段可能都是为了消除原有的表观遗传学印记，以便通过有丝分裂传递新的表观遗传信息产生不同的细胞系[20]。

（四）主要的表观遗传学机制

DNA甲基化是哺乳动物中发现的一个典型的表观遗传改变的例子。它指在DNA甲基化转移酶（DNA methyl transferase，DNMT）的作用下，在二核苷酸的胞嘧啶5号碳位共价结合一个甲基基团（CH_3）[21]。这种二核苷酸往往存在于转录调控区域的DNA序列区域中（CpG岛）。这表明胞嘧啶甲基化可能以可遗传的方式影响DNA转录。与这一假设一致，增加一个甲基可以产生一个新的DNA双螺旋拓扑结构。新的构象可供DNA和蛋白质之间产生新的结合，导致染色质结构和（或）调控序列的活性发生变化，从而阻止了相邻序列的转录[22]。DNA甲基化被认为在等位基因的表观遗传调控中起着重要作用，导致等位基因因不同的亲本来源而发生表达量上的变化[23]。相反，胞嘧啶的甲基化也会受到调控。TET蛋白可以以5'–甲基胞嘧啶为底物，产生各种氧化的胞嘧啶形式，包括5'–羟甲基胞嘧啶[24]。这种经过修饰的胞嘧啶碱基很难被对甲基胞嘧啶有高亲和力的因子识别，同时它也常出现于常染色质区域。因此，5'–甲基胞嘧啶的氧化可能是一种解除染色质凝结和转录抑制的状态的机制。

许多转录后组蛋白的共价修饰可以影响染色质的凝聚，并最终影响基因的表达[25]。组蛋白3（Histone 3，H3）中特定位置的赖氨酸的乙酰化和甲基化是这方面的典型例子。H3组蛋白的第9位赖氨酸的乙酰化（H3K9ac）、H3组蛋白的第 4 位赖氨酸的三甲基化（H3K4me）是常染色质区域的特征，具有促进转录的作用。相反，异染色质区域中富含 H3 组蛋白的第 27 位和第 9 位赖氨酸三甲基化（H3K27me3 和 H3K9me3）则会导致转录抑制[26]。在发育过程中具有潜在作用的基因可能是位于有不同组蛋白修饰类型组合的染色质中。例如，胚胎干细胞（embryonic stem cell，ESC）中关键基因的染色质同时存在 2 种抑制和激活转录的组蛋白修饰类型（H3K4me3 和 H3K27me3）。这种双重调控机制使得基因不会直接开放表达，而是处于“待机状态”，在有需要的时候启动转录程序。相反，那些染色质仅富含 H3K27me3 修饰的基因则被永久转录沉默。

DNA 甲基化和组蛋白修饰之间密切而复杂的相互作用在很大程度上实现了表观遗传的调控作用。DNA 甲基化可以触发一个蛋白结合级联反应，最终实现异染色质蛋白的招募、H3 的甲基化、DNMT 的进一步结合。这就形成了一个正反馈回路，促进了胞嘧啶的甲基化、染色质凝结和基因沉默[27-29]。它还可以通过从一个“核”的位置开始在整个区域扩散，产生一系列表观遗传学变化[30]。

最后一种不太普遍的表观遗传修饰机制，其依赖于组蛋白变体。在卵母细胞成长中，组蛋白变体 H3.3 分布于整个与转录活性相关的基因组区域，维持核糖体的稳定性。在早期小鼠胚胎发育中，H3.3 合成保持恒定，但往往富集于 H3K4me3 修饰较多的染色质中（转录活跃），而在 H3K27me3 数量较多（转录抑制）的区域则分布较少。因此，总体而言，DNA 甲基化、组蛋白乙酰化 / 甲基化和组蛋白变体之间相互作用，形成了一个更大、更复杂的表观遗传调控机制。

二、基因组印记、印记疾病、ART 和不孕不育

在哺乳动物中，部分等位基因（在人类中大约有 200 个）表达与否取决于它们所在染色体的来源（父系或母系）。只表达父系等位基因的胰岛素样生长因子Ⅱ就是其中一个典型的例子。与之相反的是，H19 为母源表达。使来自母系和父系等位基因差异性或选择性表达，主要是通过 DNA 甲基化表观遗传机制实现的。表观遗传标记是在生殖系中建立的，并在植入前的发育过程中不断维持。目的是为了在胎儿发育过程中，甚至成年后的某些生命活动中，实现基因的正确表达[31]。表观遗传标记建立和维持的过程称为基因组印记，它可能是妊娠期间为了平衡胎儿生长和母亲营养代谢供给能力进化而来的。印记疾病为罕见病，印记疾病的发生可能和 ART 使用有关，有 Meta 分析数据表明，与自然受孕相比，通过 ART 受孕的后代 Beckwith-Wiedemann 综合征（BWS）的发病风险增加了 5 倍，不过两者绝对值比例非常低（1/2700 和 1/13700）。有学者指出，Silver-Russell 综合征（SRS）的发生与 ART 相关，但是受累儿童数量极少[32]。

除了特定疾病的表现外，特定组织和细胞的表观遗传标记的变化可能也提示着印记疾病的发生。一项研究将自然妊娠（53 例）及通过常规 IVF（34 例）或 ICSI 妊娠（89 例）的胎儿脐带血样本进行了全基因组 CpG 岛甲基化对比分析，结果表明，尽管在 ART 组中大约 0.1% 目标检测位点有观察到边缘性差异，但总体而言，三组样本的 DNA 甲基化程度相似且处于正常的变异范围[33]。另一项研究对 ART（51 例，IVF 或 ICSI 受精）、自然妊娠后代的脐带血和胎盘组织进行了分析，与自然妊娠组相比，ART 后代胎盘组织中 DNA 甲基化和转座子表达、脐带血中转座子表达发生了表观遗传的变化[34]。还有一项纳入 101 例 IVF、81 例 ICSI 和 82 例自然受孕子代研究表明，ART 与脐带血中的 DNA 甲基化、印记基因网络调控改变相关[35]。

这种 ART 子代胎盘中 DNA 甲基化、转座子表达、印记基因的改变临床意义难以评估。但值得注意的是，印记基因通过代谢调节、胎儿营养交换起着调节胎盘生长的作用。在胎盘中发现的基因印记的改变可能是导致目前 ART 子代不良影

响的原因。一些 Mate 分析对 ART 和自然妊娠后代进行了比较，这些分析都调整了混杂因素并重点关注围产期结局 [36-40]。其中的一些研究纳入范围非常广，共收集了数十万例 IVF/ICSI 子代分娩数据。总的来说，这些研究趋于得出的结论是，ART 会对子代出生时生长发育造成影响，导致早产、极早早产（very preterm birth，VPTB）、低出生体重、极低出生体重（very low birth weight，VLBW）和小于胎龄儿出生风险增加。

然而，一些研究指出，除 ART 以外，某些不孕症本身也会影响胎儿出生参数 [41]。也有研究证据表明，男性不育症、表观遗传学修饰和发育结果之间存在关联。在患有少精症或无精症的男性中，印记基因的特定 GpG 位点甲基化发生了改变导致精子成熟障碍 [42]。在不明原因不育症患者的精子中，DNA 甲基化模式和 microRNA 表达谱的改变与卵母细胞捐献周期中囊胚发育不良呈正相关 [43]。早期研究还强调，精子中低水平的 5'- 甲基胞嘧啶（5'-methylcytosine，m5C）虽然与受精情况不相关，但是与妊娠率呈负相关 [44]。因此，生育治疗可能产生的表观遗传学效应仍然不清楚且难以评估。

三、表观遗传学风险：关注胚胎培养和培养基

多种因素可能与 ART 的表观遗传风险相关，包括控制性超促排卵治疗、配子 / 胚胎冷冻和胚胎移植的子宫内膜准备 [45]。其中，配子和胚胎培养引起了人们的特别关注。这样的关注也不无道理，正如 DoHaD 假说的核心观点，认为胚胎在人工培养环境中发育的同时，关键的表观遗传学过程也正在进行。在绵羊中的动物研究发现，将血清作为培养基的大分子物质补充时，胚胎移植后出现了羊胎儿的异常生长及母羊分娩异常大的羔羊 [46]。这种现象称为“巨大后代综合征”（large offspring syndrome，LOS）。在分子水平上，我们并不知道胚胎植入前发育阶段暴露于血清是如何影响后代发生巨大生长效应的，但可能与表观遗传改变有关。但在绵羊中，血清与甲基化缺失和参与器官发生的 M6P/IGF- Ⅱ R 表达减少有关 [47]。血清还影响线粒体的超微结构和新陈代谢，导致线粒体嵴发育异常，氧化活性降低，以及大量乳酸的异常产生 [46]。因此，血清已经不再使用于生物技术行业的动物培养基中，这一措施根除了 LOS 的发生。在 ART 领域，在 20 世纪 90 年代末已经停止将血清作为培养基的大分子补充。

许多关于胚胎培养影响表观遗传学改变的研究都是利用小鼠动物模型进行的。早期的小鼠研究表明，血清培养下的胚胎出现由于上游调控区甲基化水平增强，*Grb7* 基因、*H19* 印记基因、胰岛素样生长因子Ⅱ（insulin-like growth factor 2 genes，IGF2）基因表达减少。相反，*Grb10* 印记基因过度表达 [48]。

除血清培养基外，普通培养基的小鼠研究也受到关注。有研究比较了 5 种商品化培养基培养的胚胎和体内生长胚胎其 *H19*、*Peg3* 和 *Snrpn* 印记基因的 DNA 甲基化情况。与体内对照组相比，所有培养基组都发生了甲基化缺失，尤其是 *H19* 基因上 [49]。最近运用更先进技术进行的小鼠研究表明，IVF 技术与印记疾病之间存在关联。例如，一项针对全基因组表观遗传改变的研究指出，IVF 导致了 3% 的甲基化区域的改变，293 个染色质结构域的异染色质化，以及参与应激信号、发育和心脏功能通路的 DNA 序列广泛转录组学变化 [50]。

然而，小鼠并非是人类一个理想的动物模型。事实上，两个物种的新陈代谢、体型、卵巢周期、着床机制和妊娠都有很大的不同 [51]，无法从动物数据中直接推断出对人的影响。因此，针对胚胎培养和表观遗传学的研究，人们逐渐将目光转向利用人类的数据。其中第一项报道比较了两种商业化的培养基（Vitrolife 和 Cook）对围产期的影响 [52]。每位患者的胚胎被随机分配到两种培养基进行培养，在对性别和胎龄因素进行校正后，Vitrolife 组的 110 例活产单胎出生体

重（3453±53g），比使用Cook培养基的78例活产单胎的出生体重（3208±61g）要高。在对其他可能影响出生体重的潜在因素进行多元回归分析后，培养基的类型仍与出生体重差异显著相关。作者得出的结论是不同类型培养基用于胚胎培养2～3天后可能会影响出生体重，并解释为什么ART子代出生体重比自然妊娠的子代低。该研究提出的问题和结论引起了科学界和公众的极大兴趣。然而，该研究存在一定的局限性，包括研究纳入人数和出生子代数量少，虽然是前瞻性研究，但并不符合随机对照试验的标准。几年后，该作者发表了另外一项同样针对这两种培养基研究，指出使用Cook培养基与低体重儿出生率增加有关[53]。此外，有研究报道使用Vitrolife和Cook培养基培养造成的子代生长差异，在妊娠中期就能被观察到[54]。也有文章报道使用Cook培养基出生的子代在出生后两年[55]和9岁时[56]体重偏低。同年，一项纳入新鲜胚胎移植（*n*=358）和冷冻胚胎移植（*n*=159）的研究比较了Sage和HTF两种培养基单胎活产的出生体重和平均出生体重情况。在校正了孕龄、性别、胎次因素后，尽管冷冻胚胎移植子代平均出生体重较高，但是两类型培养基组之间在子代出生体重方面没有显著差异[57]。另一项更大规模的研究纳入了1201个单胎和445对双胎ART子代，比较了Vitrolife G5、Global和Quinn三种培养基。结果显示，所有观察组中出生体重和身长无差异。多重线性回归分析表明，有几个因素与出生体重有明显关联，但是与培养基的类型无关[58]。丹麦的一项研究指出，Cook培养基（*n*=974）与Medicult培养基出生子代出生体重并无差异，无论后者有（*n*=204）无（*n*=147）补充粒细胞－巨噬细胞集落刺激因子（granulocyte macrophage colony stimulation factor hormone，GM-CSF）[59]。另一项研究比较了使用Vitrolife G5、Global和Quinn培养基培养3天、5天胚胎出生后的子代体重，结果发现三组培养基出生子代体重相似，移植第5天囊胚（*n*=2833）出生子代体重高于移植第3天胚胎（*n*=96），但这两组研究例数相差很大，其结果可靠性有待探究[60]。

四、结论

• 表观遗传学涉及有丝分裂的DNA甲基化或染色质修饰，可以影响基因表达。

• 在哺乳动物植入前的发育过程中，表观遗传调控对参与形态发生和代谢的基因表达进行了重编程。

• 父代因素可以通过干扰围产期的表观遗传机制来影响后代的健康，被称为DoHaD现象。

• 体外培养可能影响胚胎表观遗传重编程。

• DoHaD理论可能与ART出生子代的健康相关。

• 许多证据表明，ART会影响子代出生时的生长发育。然而，某些不孕症本身也会影响胎儿出生参数。

• 总体而言，针对ART的研究并没有最终确定，培养基可以影响印记机制及对胎儿发育产生表观遗传改变。

参考文献

[1] Fleming TP, Watkins AJ, Velazquez MA, Mathers JC, Prentice AM, Stephenson J, et al. Origins of lifetime health around the time of conception: Causes and consequences. *Lancet*. 2018;391:1842-52.

[2] Sinclair KD, Watkins AJ. Parental diet, pregnancy outcomes and offspring health: Metabolic determinants in developing oocytes and embryos. *Reprod Fertil Dev*. 2013;26:99-114.

[3] Velazquez MA, Fleming TP, Watkins AJ. Periconceptional environment and the developmental origins of disease. *J Endocrinol*. 2019;242:T33-T49.

[4] Balaban B, Brison D, Calderon G, et al. The Istanbul consensus workshop on embryo assessment: Proceedings of an expert

meeting. *Human Reproduction* [Internet]. 2011 Apr; 26(6): 1270-83.

[5] Coticchio G, Lagalla C, Sturmey R, Pennetta F, Borini A. The enigmatic morula: Mechanisms of development, cell fate determination, self-correction and implications for ART. *Hum Reprod Update*. 2019;25:422-38.

[6] Zenker J, White MD, Gasnier M, et al. Expanding actin rings zipper the mouse embryo for blastocyst formation. *Cell*. 2018;173:776-91.e17.

[7] Watson AJ, Barcroft LC. Regulation of blastocyst formation. *Front Biosci*. 2001;6:D708-30.

[8] Braude P, Bolton V, Moore S. Human gene expression first occurs between the four- and eight-cell stages of preimplantation development. *Nature*. 1988;332:459-61.

[9] Svoboda P, Franke V, Schultz RM. Sculpting the transcriptome during the oocyte-to-embryo transition in mouse. *Curr Top Dev Biol*. 2015;113:305-49.

[10] Vassena R, Boué S, González-Roca E, et al. Waves of early transcriptional activation and pluripotency program initiation during human preimplantation development. *Development*. 2011;138:3699-709.

[11] Leese HJ. Metabolism of the preimplantation embryo: 40 years on. *Reproduction*. 2012;143:417-27.

[12] Smith DG, Sturmey RG. Parallels between embryo and cancer cell metabolism. *Biochem Soc Trans*. 2013;41:664-9.

[13] Martin KL, Leese HJ. Role of developmental factors in the switch from pyruvate to glucose as the major exogenous energy substrate in the preimplantation mouse embryo. *Reprod Fertil Dev*. 1999;11:425-33.

[14] Houghton FD, Sheth B, Moran B, et al. Expression and activity of hexokinase in the early mouse embryo. *Mol Hum Reprod*. 1996;2:793-8.

[15] Houghton FD, Humpherson PG, Hawkhead JA, Hall CJ, Leese HJ. Na^+, K^+, ATPase activity in the human and bovine preimplantation embryo. *Dev Biol*. 2003;263:360-6.

[16] Sturmey RG, Leese HJ. Energy metabolism in pig oocytes and early embryos. *Reproduction*. 2003; 126:197-204.

[17] Gardner DK, Lane M, Stevens J, Schoolcraft WB. Noninvasive assessment of human embryo nutrient consumption as a measure of developmental potential. *Fertil Steril*. 2001; 76: 1175-80.

[18] Krisher RL, Prather RS. A role for the Warburg effect in preimplantation embryo development: Metabolic modifi cation to support rapid cell proliferation. *Mol Reprod Dev*. 2012;79:311-20.

[19] Stäubli A, Peters AH. Mechanisms of maternal intergenerational epigenetic inheritance. *Curr Opin Genet Dev*. 2021;67: 151-62.

[20] Xu R, Li C, Liu X, Gao S. Insights into epigenetic patterns in mammalian early embryos. *Protein Cell*. 2021;12:7-28.

[21] Bird A. DNA methylation patterns and epigenetic memory. *Genes Dev*. 2002;16:6-21.

[22] Bogdanović O, Veenstra GJ. DNA methylation and methyl-CpG binding proteins: Developmental requirements and function. *Chromosoma*. 2009;118:549-65.

[23] Wilkins JF. Genomic imprinting and methylation: Epigenetic canalization and conflict. *Trends Genet*. 2005;21:356-65.

[24] Véron N, Peters AH. Epigenetics: Tet proteins in the limelight. *Nature*. 2011;473:293-4.

[25] Lunyak VV, Rosenfeld MG. Epigenetic regulation of stem cell fate. *Hum Mol Genet*. 2008;17:R28-36.

[26] Ringrose L, Paro R. Epigenetic regulation of cellular memory by the Polycomb and Trithorax group proteins. *Annu Rev Genet*. 2004;38:413-43.

[27] Fuks F, Hurd PJ, Deplus R, Kouzarides T. The DNA methyltransferases associate with HP1 and the SUV39H1 histone methyltransferase. *Nucleic Acids Res*. 2003;31:2305-12.

[28] Stewart MD, Li J, Wong J. Relationship between histone H3 lysine 9 methylation, transcription repression, and heterochromatin protein 1 recruitment. *Mol Cell Biol*. 2005;25:2525-38.

[29] Sarraf SA, Stancheva I. Methyl-CpG binding protein MBD1 couples histone H3 methylation at lysine 9 by SETDB1 to DNA replication and chromatin assembly. *Mol Cell*. 2004;15:595-605.

[30] Rountree MR, Bachman KE, Herman JG, Baylin SB. DNA methylation, chromatin inheritance, and cancer. *Oncogene*. 2001;20:3156-65.

[31] Xu R, Li C, Liu X, Gao S. Insights into epigenetic patterns in mammalian early embryos. *Protein & Cell* [Internet]. 2020 July;12(1):7-28. https://doi.org/10.1007%2Fs13238-020-00757-z.

[32] Vermeiden JP, Bernardus RE. Are imprinting disorders more prevalent after human in vitro fertilisation or intracytoplasmic sperm injection? *Fertil Steril*. 2013;99:642-51.

[33] El HN, Haertle L, Dittrich M, et al. DNA methylation signatures in cord blood of ICSI children. *Hum Reprod*. 2017;32:1761-9.

[34] Choux C, Binquet C, Carmignac V, et al. The epigenetic control of transposable elements and imprinted genes in newborns is affected by the mode of conception: ART versus spontaneous conception without underlying infertility. *Hum Reprod*. 2018;33:331-40.

[35] Vincent RN, Gooding LD, Louie K, et al. Altered DNA methylation and expression of PLAGL1 in cord blood from assisted reproductive technology pregnancies compared with natural conceptions. *Fertil Steril*. 2016;106:739-48 e3.

[36] Helmerhorst FM, Perquin DA, Donker D, Keirse MJ. Perinatal outcome of singletons and twins after assisted conception: A systematic review of controlled studies. *BMJ*. 2004;328:261.

[37] Jackson RA, Gibson KA, Wu YW, Croughan MS. Perinatal outcomes in singletons following in vitro fertilisation: A meta-analysis. *Obstet Gynecol*. 2004;103:551-63.

[38] McGovern PG, Llorens AJ, Skurnick JH, et al. Increased risk of preterm birth in singleton pregnancies resulting from in vitro fertilisation-embryo transfer or gamete intrafallopian transfer: A meta-analysis. *Fertil Steril*. 2004;82:1514-20.

[39] Marino JL, Moore VM, Willson KJ, et al. Perinatal outcomes by mode of assisted conception and subfertility in an Australian data linkage cohort. *PLoS One*. 2014;9:e80398.

[40] Qin JB, Sheng XQ, Wu D et al. Worldwide prevalence of adverse pregnancy outcomes among singleton pregnancies after in vitro fertilisation/intracytoplasmic sperm injection: A systematic review and metaanalysis. *Arch Gynecol Obstet*. 2017;295:285-301.

[41] Davies MJ, Moore VM, Willson KJ, et al. Reproductive technologies and the risk of birth defects. *N Engl J Med*. 2012;366:1803-13.

[42] Marques PI, Fernandes S, Carvalho F, et al. DNA methylation imprinting errors in spermatogenic cells from maturation arrest azoospermic patients. *Andrology*. 2017;5:451-9.

[43] Denomme MM, McCallie BR, Parks JC, et al. Alterations in the sperm histone-retained epigenome are associated with unexplained male factor infertility and poor blastocyst development in donor oocyte IVF cycles. *Hum Reprod*. 2017;32:2443-55.

[44] Benchaib M, Braun V, Ressnikof D, et al. Influence of global sperm DNA methylation on IVF results. *Hum Reprod*. 2005;20:768-73.

[45] Berntsen S, Söderström-Anttila V, Wennerholm UB, et al. The health of children conceived by ART: "The chicken or the egg?" *Hum Reprod Update*. 2019;25:137-58.

[46] Thompson JG, Gardner DK, Pugh PA, et al. Lamb birth weight is affected by culture system utilized during in vitro pre-elongation development of ovine embryos. *Biol Reprod*. 1995;53:1385-91.

[47] Young LE, Fernandes K, McEvoy TG, et al. Epigenetic change in IGF2R is associated with fetal overgrowth after sheep embryo culture. *Nat Genet*. 2001;27:153.

[48] Khosla S, Dean W, Brown D, Reik W, Feil R. Culture of preimplantation mouse embryos affects fetal development and the expression of imprinted genes. *Biol Reprod*. 2001;64:918-26.

[49] Market-Velker BA, Fernandes AD, Mann MR. Side-by-side comparison of five commercial media systems in a mouse model: Suboptimal in vitro culture interferes with imprint maintenance. *Biol Reprod*. 2010;83:938-50.

[50] Ruggeri E, Lira-Albarrán S, Grow EJ, et al. Sex-specific epigenetic profi le of inner cell mass of mice conceived in vivo or by IVF. *Mol Hum Reprod*. 2020;26:866-78.

[51] Hanna CW, Demond H, Kelsey G. Epigenetic regulation in development: Is the mouse a good model for the human? *Hum Reprod Update*. 2018;24:556-76.

[52] Dumoulin JC, Land JA, Van MAP, et al. Effect of in vitro culture of human embryos on birthweight of newborns. *Hum Reprod*. 2010;25:605-12.

[53] Nelissen EC, Van MAP, Coonen E, et al. Further evidence that culture media affect perinatal outcome: Findings after transfer of fresh and cryopreserved embryos. *Hum Reprod*. 2012;27:1966-76.

[54] Nelissen EC, Van MAP, Smits LJ, et al. IVF culture medium affects human intrauterine growth as early as the second trimester of pregnancy. *Hum Reprod*. 2013;28:2067-74.

[55] Kleijkers SHM, van Montfoort APA, Smits LJM, et al. IVF culture medium affects post-natal weight in humans during the first 2 years of life. *Hum Reprod*. 2014;29:661-9.

[56] Zandstra H, Brentjens LBPM, Spauwen B, Touwslager RNH, Bons JAP, Mulder AL, Smits LJM, van der Hoeven MAHBM, van Golde RJT, Evers JLH, et al. Association of culture medium with growth, weight and cardiovascular development of IVF children at the age of 9 years. *Hum Reprod*. 2018;33: 1645-56.

[57] Vergouw CG, Kostelijk EH, Doejaaren E, Hompes PG, Lambalk CB, Schats R. The infl uence of the type of embryo culture medium on neonatal birthweight after single embryo transfer in IVF. *Hum Reprod*. 2012;27:2619-26.

[58] Lin S, Li M, Lian Y, Chen L, Liu P. No effect of embryo culture media on birthweight and length of newborns. *Hum Reprod*. 2013;28:1762-7.

[59] Lemmen JG, Pinborg A, Rasmussen S, Ziebe S. Birthweight distribution in ART singletons resulting from embryo culture in two different culture media compared with the national population. *Hum Reprod*. 2014;29:2326-32.

[60] Zhu J, Lin S, Li M, Chen L, Lian Y, Liu P, et al. Effect of in vitro culture period on birthweight of singleton newborns. *Hum Reprod*. 2014;29:448-54.

第 18 章　辅助生殖技术的社会心理影响

Psychosocial effects of undergoing assisted reproductive technologies

Sofia Gameiro　Bethan Rowbottom　著
艾细雄　译　　付志红　校

接受辅助生殖技术（ART）治疗的患者会经历一系列社会心理问题，并影响其之后的诊疗。本章采用 ESHRE 撰写的不孕及 ART 心理护理指南中的概念，按治疗阶段及体验感受来描述这类影响[1]。通过这种方法，我们全面描述了大多数患者在 ART 治疗过程中的典型经历。ESHRE 和 HFEA 建议所有生殖中心的员工（医生、护士、助产士、心理咨询师、社工、心理学家、胚胎学家及行政管理人员）了解患者的治疗经历，并在常规的诊疗过程中提供足够的心理关怀[1, 2]。这样可以满足 80% 的患者最常见的需求[1–3]。读者可参考 ESHRE 指南以获得基于循证医学的最佳实践操作建议[1]。

小部分患者会存在严重的情绪问题，因而需要转诊到专业的心理门诊。此外，部分患者会有一些特殊需求，如生育力保存、赠卵 / 供精、植入前遗传学检测等，此类需求较复杂，本章未能涉及，但有许多专业书籍和文献可供参考。

与 ESHRE 指南类似，我们将描述患者在三个治疗阶段的体验。治疗前期是指患者首次就诊于生殖中心至第一个治疗周期开始前的咨询期。治疗期包括所有治疗周期及不同周期中的间隔时期，无论一线治疗方案是宫腔内人工授精（IUI）还是 ART。治疗后期指最后一个治疗周期后的一段时期，无论患者是否妊娠，妊娠患者包括妊娠期及产后初期。世界卫生组织（World Health Organization，WHO）将健康定义为生理、心理和社会适应良好，我们采用 ESHRE 的概念将治疗效果分为行为（如生活方式、营养、依从性等）、社会关系（伴侣、家人、朋友、邻居及工作）、情感（心理健康、幸福感和生活质量）和认知（如知识、担忧、动机等）。表 18–1 按时间顺序（治疗前、中、后）及体验类型（行为、关系、社会和认知）汇总了患者的体验。

一、治疗前期：第一次就诊至第一个治疗周期开始前

在生殖中心就诊前，患者很可能为达生育目的耗费较多时间。需要注意的是，获得资助的 ART 治疗往往需要转诊。转诊可以来自不同的临床医生（如全科医生、妇产科医生等）[4]，并且在没有明确的生育问题时，需要规律性生活且无避孕措施一段时间才能转诊。在英国，对于不明原因不孕的育龄女性，在 2 年规律、无保护的性生活后，才建议行体外受精（IVF）[3]。此外，在建议的“期待治疗”期以外，患者可能遇到其他阻碍而推迟转诊，如保健医生缺乏足够的知识或不愿意及时转诊患者[4–6]、公立或私立生殖中心的等候名单太长等。考虑到这些潜在阻碍，患者第一次到生殖中心就诊时，他们可能会认为这是

向前迈出的重要一步，并感到有能力为实现生育目的做实事的想法，这就不足为奇了[7]。

约6%的咨询者在诊断性检查前放弃治疗，略高于3%的患者在诊断性检查期间退出[8]。当她们完成诊断检查后，不孕症诊断可能会影响她们的心理状况。一项横断面研究表明，男方因素不孕女性的焦虑水平高于其他不孕因素的女性，如女方因素、双方因素或不明原因[9]。而另一项研究表明治疗前女性的焦虑及压力水平普遍较高，诊断为女方因素时更高[10]。男性在诊断后也有较高的痛苦和精神疾病发病率，特别是男性因素或双方因素[11]。总体而言，证据表明不孕症诊断会产生负面的心理效应，尽管性别和不孕原因与这种效应之间的相互作用尚无定论。

建议接受生育治疗时，由患者自行决定是否继续。约1/3的患者在诊断不孕后拒绝ART治疗[8]，原因包括反对治疗（如伦理顾虑）、关系问题、预期的生理和心理负担[8, 12]、女性心理脆弱等[13]。

在接受治疗的女性中，超过80%女性的生活方式可能对身体和生育健康有害[14, 15]。在这一阶段，医生通常会针对不健康的生活方式提出建议[16]。例如，降低体重指数可以提高治疗成功率[17, 18]。患者通常会说准备做一些改变，但一项纳入250例女性的横断面研究显示，大多数女性并没有改变生活习惯。更具体地说，79.6%经常饮酒的女性没有减少饮酒量[15]。一些患者认为初次就诊时收到的改变生活方式的建议是无关紧要的，因为她们已经意识到这些因素，而且采取足够的措施来解决这些问题[19]，这可以解释为什么没有实施进一步的改变。

据报道，开始接受生育治疗的夫妇的婚姻满意度与普通人群相似[20, 21]。然而，满意度受相互关系的影响，如果对生育的重要性或不孕不育的社会影响（与不孕不育相关的孤立）的看法不同，会导致婚姻满意度下降[22]。部分患者可能有回避行为，如回避孕妇，这与较高的特定生育婚姻和社会压力有关[23]。

在治疗开始时，与普通人群相比，患者不太可能表现出抑郁症状，但可能会经历与正常对照组相似或更严重的焦虑水平，尽管关于焦虑水平的研究结果尚无定论[24]。研究结果的差异可能是由于患者担心出现心理问题会被拒绝治疗，提供了更符合社会期望的答案[25, 26]。心理压力也存在性别差异，女性更容易在治疗前出现不孕相关的压力、焦虑和抑郁，而男性更容易出现抑郁[23, 25, 27]。这可能与ART给男性和女性带来的挑战不同有关。例如，女性通常会经历更多侵入性检查和治疗，而男性对伴侣的经历可能会感到无助。在这种背景下，配偶的支持与反馈、以目标为导向的解决问题的积极应对策略已被证明具有保护作用[28, 29]。相反，心理脆弱性（如自己或伴侣的抑郁症状）和消极应对策略（如沉默）会加剧不孕不育特有的痛苦[27]。

女性在进行不孕治疗时有三个主要的担心：失去工作或经济来源、医疗措施和实现活产[30, 31]。许多患者在治疗开始前从互联网（如社交媒体、谷歌网站）、杂志和书籍寻找相关信息。生殖中心的网站可以说是患者寻找信息的首选，但一些研究表明这些网站可能缺乏全面又准确的信息[32]。互联网能够使患者获得支持并了解其他患者的经历，但信息的可信度、准确性和导航的便利性差异很大[33]。越痛苦的患者越有可能在互联网上搜索信息，也越可能找不到有用的信息[34]，提示互联网的资源可能不适合每个人。

综上所述，治疗前期患者的抑郁水平和婚姻满意度与普通人群相似。然而，不孕因素可能与女性/男性更高的焦虑水平有关。应对策略在这一阶段发挥着重要作用，由于夫妇可能是第一次共同面对同种压力源，分享价值观和相互反馈是保护性因素。在这个阶段获取信息也十分重要，对那些更痛苦的人来说，生殖中心医务工作者提供的准确、全面的信息可能比互联网上的信息更有用。

二、治疗期：接受助孕治疗

每个治疗周期都是患者的情绪高涨期。女性

和男性在整个周期中倾向于出现相似的情绪模式，但情绪反应（焦虑、抑郁、压力及其他心理疾病）在女性中更常见且略严重[35–37]。女性及其伴侣应对治疗的策略也趋于一致，这解释了情绪反应的相似性[22, 38]。

在周期开始时，即使稍有焦虑，患者的心态也是乐观的。一个周期的开始能够赋予患者力量，他们的行动与生育梦想保持一致，他们对发生的事情有一定的掌控力，能积极主动地参与到治疗中（如自行注射激素类药物）[7, 39]。此时，患者通常对周期结局有过于乐观的预期。与 IVF 预后模型相比，女性和男性高估他们的成功率分别为 46% 和 51%[40]。矛盾的是患者的主要担心还是失败率，这种担心在后续的重复周期中仍然存在[31]。

随着周期的进展，患者在等待结果时会表现出较高水平的焦虑和痛苦，尤其是在取卵、受精和验孕时。胚胎移植后的 2 周等待期也极具挑战。事实上，患者对周期结果的焦虑与日俱增且越来越悲观，而这些情绪可能很难控制[41]。鉴于患者对周期结局的控制力较低，最佳应对策略是注重情绪管理而不是试图改变结局。以情绪表达为例，向自己或重要的人倾诉自己的感受，或者积极的重新评估，同时关注事情的积极面和消极面。回避应对策略，如避免与有孩子的人在一起，因为与较高的压力有关[42, 43]。

必须面对的各种各样的挑战似乎让夫妇更团结。事实上，夫妇之间的关系在治疗周期中比正常月经周期中更亲密。然而，他们也感知到来自另一半的支持更少[35]。男性尤其会在社交上感到孤立，这种感觉在卵巢刺激开始时、取卵时和验孕后更强烈[44]。因此，患者希望医务人员能让夫妇双方都参与治疗过程[45]。

在周期结束时患者的情绪反应会根据结局不同而不同。未妊娠者抑郁症状严重，症状可持续 6 个月[46]。对于 1/4 的女性和 1/10 的男性来说，这些抑郁症状属于抑郁症范畴[46]。治疗参与度低也是这一时期一个特征，无论结果如何，患者比周期开始时更沮丧，更不愿意继续治疗。这类反应在那些未妊娠患者中尤为突出，这意味着那些最需要继续参与治疗以实现生育的患者，最有可能停止治疗[7]。

因此，周期失败后的一段时期是患者努力重建成功希望的时期。这意味着初步评估他们是否能够继续治疗。如果不是这样的话，患者会暂停治疗以反省自己，重拾希望及个人资源以便再次尝试。这个过程包括重建支持网络；寻找能更好掌控治疗的方法（如驳回医生的治疗决策）；以更积极的方式重新审视失败，如当作一个学习机会，了解新的方式，从而增加成功的机会[47, 48]。然而，研究表明许多患者无法重拾信心，最终停止治疗[49]。

治疗相关的因素对患者的反应影响重大。与一线治疗（如 IUI）相比，IVF/ICSI 周期给患者带来更大的生理和精神压力。研究表明，IVF/ICSI 周期进行微刺激的患者在取卵时更容易有负面情绪，而在促排卵期间、周期失败或取消后较少出现负面情绪[50]。虽然情绪反应在不同周期中没有差异[51]，但研究表明，多个治疗周期会消耗患者的个人资源[49]。

患者个人情况各不相同，某些个人特征会使治疗更困难[52]。心理脆弱或神经质的患者在治疗过程中更容易出现抑郁、焦虑或其他精神疾病[52]。一般来说，不能应付医疗措施的患者更容易受到治疗的负面影响，而高度重视生育或不能接受丁克生活的患者在治疗失败后更容易出现焦虑和抑郁[53, 54]。最后，一些研究认为不孕女性倾向于自我批判，这些消极的自我评价对她们的健康有负面影响[55]。

由于每个周期都极具挑战性，毫无意外很多患者在妊娠前就终止治疗。更确切地说，约 1/12 的患者停止一线治疗[56]，主要原因是延期（停止治疗至少 1 年）、通勤和现实原因（如到诊所的距离、更换住所等）、拒绝治疗、认为预后不良和心理负担[49]。ART 周期的停药率更高，即使经济状况及预后良好，1/5 的患者在连续 3 个周期前停止治疗[12]。患者的依从性随着周期的进行而下降（从第一周期的82%下降至第二周期的75%），原因也大致相同，包括经济问题、治疗的生理和心理负担、延期（1年以上）和关系问题。对护理不满意的患者通常在首次尝试后立即停止治疗，要么更换诊所，要么终止治疗[49]。

许多女性认为自己的情绪问题会导致治疗失败，这会增加压力，加剧挫败感和自我批评。对文献系统评价得到相互矛盾的结果，Boivin和Nicoloro-SantaBarbara团队发现压力与治疗结果之间没有关联[57, 58]，但Matthiesen和Purewal团队发现压力与治疗结果显著相关[59, 60]。不同的治疗周期数及评估情绪反应的时间可能导致上述矛盾结果。现有数据表明，患者在周期开始时的感受似乎不能预测周期结果。周期内的情绪变化可以预测周期结局，这源于患者对不良周期结局（如获卵数少、胚胎质量差等）的反应。数据还表明，情绪困扰会降低多个周期的累积妊娠率[61]。例如，更痛苦的人更容易暴饮暴食、吸烟和饮酒。大量证据表明，肥胖[62, 63]、吸烟[64]和饮酒[65]会降低治疗成功率。即使是预后良好患者，压力会使治疗中断而间接影响治疗结局[49, 61]。

综上所述，生育治疗会给患者带来压力及心理负担，尤其是等待重要的治疗结果时。心理承受能力强、良好的人际关系、接受丁克的生活方式、有能力在多个周期中保持乐观的患者能更好地调整心态。值得注意的是，接受生育治疗的人往往有良好的背景（如教育、收入等）和人际关系，这些是面对压力的保护因素。事实上，大多数患者能够应对治疗的挑战，只有10%～20%的患者有严重的心理障碍[1]。接受生育治疗可以让人们追求为人父母的梦想，但即便是那些未能妊娠的人也认识到，努力尝试过治疗能达到内心平静的好处，而不是因为没有尝试而后悔[66]。患者也意识到不孕和治疗经历对他们的伴侣关系有正面影响[67]，一项研究指出，ART患者的离婚率低于普通人群[68]。

三、治疗后期：ART治疗失败及ART后妊娠

（一）ART治疗失败的后果

最新的HFEA数据提示至多有57%的患者在三个IVF周期后实现生育[69]。尽管有的患者最终自然受孕，有的患者通过其他方式实现生育（如收养），仍有13%～30%的患者[70, 71]无子女或子女数量达不到预期。有研究表明，将收养与拒绝收养和自然妊娠的患者一起比较，领养失败的患者因额外的挫败感而调节能力更差[72]。总的来说，很多失败患者放弃了亲自生育的目标，或者更笼统地说是生育目标，继而影响了他们经历的所有领域。

在这个阶段，患者可能会恢复治疗过程中减少或停止的行为，如吸烟、饮酒等。例如，治疗后5年未妊娠的女性比生育的女性更可能使用安眠药、吸烟和喝酒[73]。然而，这可能只是反映了他们的生活方式不受为人父母责任的约束。随着时间的推移，大多数人放下对孩子的渴望，将生活重心重新放在其他有意义的事情上，如关心他人或宠物、倡导不育者的权利或旅行等[74, 75]。而一项研究表明，6%的女性在治疗17年后仍未放弃生育目标[54]。追求其他有意义的目标需要积极努力面对一个没有孩子的未来[74, 76]；然而，定性研究表明重新制订目标会带来成就感和满足感[74]，继而社会心理调节能力更佳[77, 78]。

不孕患者可能因无法与同龄人分享为人父母的经历而被孤立[76]，这种经历在同龄人成为祖父母时可能重演[74]。女性也可能主动回避有孩子的人[79]，尽管在短期内具有保护作用，但从长远来看，逃避策略与较差的调节能力相关。如前所述，ART治疗本身不太可能对患者的伴侣关系产生负面影响，夫妇一起参与治疗，在治疗结束后通常对他们的关系感到满意[73, 80]。然而，治疗确实对性关系产生了影响，这种影响可以持续很长时间[74, 81]，患者希望通过心理咨询来解决这一问题。

一些研究探讨了治疗失败对情绪调节的长期影响，但多是横断面研究。最近的一项关于治疗失败的长期影响的Meta分析显示，未妊娠患者的心理健康和幸福感更差，分析显示与调节能力较差和无法完成生育目标相关，而不是生育状态本身[54]。虽然治疗后依旧不孕需要一段时间调整情绪，研究表明，与生育患者相比，这并不增加精神疾病的发生率[82, 83]。

文献表明，结束失败的ART治疗及失去为人父母的目标会诱发强烈而持久的悲伤反应[46, 75, 84]。随着时间的推移，大多数患者会适应没有孩子的状态[24, 71, 78, 85, 86]，但这是一个缓慢的过程，治疗2年后50%的患者仍然坚持要孩子的梦想，11～17年后仅有6%的患者仍在坚持，而10%的患者出现心理失调[54]。许多因素有助于调节，包括能够忍受未实现生孩子愿望相关的不舒服的情绪和想法，参与并积极追求其他有意义的目标[81, 87]，构建一个人寻找人生的积极意义，有一个支持的伙伴[70]和社交网络[81]，以及时间流逝[85, 86]。积极的调节常常转化为恢复与社会和平相处和对未来充满希望。相反，心理脆弱[70, 81]、缺乏足够支持[86, 88, 89]、逃避面对自己的处境[81]都会妨碍调节，导致不能接受无子女状态和较差的心理健康状况。

在认知层面，患者会有一种失落感和分裂感，她们认为世界不是公平合理的。让既往经历更有意义的尝试包括回顾过去为妊娠所做的努力和（或）没有妊娠而结束治疗的决定和背景。当患者得到很好的咨询、参与治疗决策并能自主决定停止治疗时，他们会更容易积极重塑自己的治疗经历[54]。积极重建的例子包括让患者感觉已竭尽全力[90]，或者结束治疗可以让其他人可以追求它。对现状的思考会使人们重新评估价值观、生活重心[75, 76]、在社会中的角色。在这个过程中，患者可能会质疑自己的社会角色(男性或女性)[79]，或者家人的意义[75]，使患者摆脱对现状无益的保守观点。

综上所述，文献表明，在没有实现生育目标的情况下结束ART治疗会引发一种强烈的失落感，这种失落感会破坏一个人的信念和信仰，并要求对一个人的生活和未来的样子进行深刻的重新定义。克服这些挑战需要时间，大多数患者可以做到，只有少数人无法克服。

（二）ART后的妊娠和早期育儿

大多数研究表明，ART后的妊娠总体上与自然受孕相似[91]。第一，患者的心理健康或生活质量没有更差，也不会更消极地看待自己[92]。第二，她们以类似的方式与胎儿相处[92]。第三，伴侣关系与得到的支持也相似[93]。第四，两组妊娠期的生活方式健康且相似[94]。始终存在的一个差异是，与自然妊娠比，IVF妊娠女性妊娠期更担忧和焦虑[92]。妊娠期心理健康较差的危险因素包括心理脆弱（在治疗期间表现为较高的压力水平），以及在治疗和妊娠期间面临额外的挑战，如反复周期失败和多胎妊娠[92, 95]。

对不孕不育的患者来说，生育似乎是一个长久的梦想却奇迹般地实现了。多项研究表明，治疗不孕不育会增加生活满意度和自尊[96]，但并不能预防产后早期发生的心理疾病。

四、结论

• ART的心理影响是多方面的，并且在不同治疗阶段都不同。无论生殖中心的治疗是否成功，都需要量身定制方案以解决治疗期间和治疗后的影响。

• ESHRE社会心理护理指南描述了生殖中心应努力实现的最低护理标准，以及如何实现该标准[1]。

• 医务人员可以在治疗期间使用基于循证的社会心理干预措施，以及基于移动及网络应用程序来支持患者[97, 98]。

• 对于接受过不成功治疗的患者，缺乏基于研究的支持，只有一个研究评估了干预措施[99]，myjourney.pt网站应用程序可以利用[100]。

表 18–1　ART 的心理影响：按体验领域（纵向）和治疗阶段（横向）进行总结

	治疗前	治疗中	治疗后	
			妊娠及产后早期	治疗失败
行为	• 1/10 例患者未开始 ART • 许多患者有不健康的生活方式，在治疗开始前没有做出改变 • 越抑郁的患者开始治疗的可能性越小	• 许多患者在治疗期间有不健康的生活方式 • 每 12 例患者中有 1 例中断一线治疗 • 每 5 例患者中有 1 例中断 ART 治疗	ART 妊娠患者与自然妊娠者拥有相似的生活方式	• 没有孩子的女性比已育女性更可能有不健康的生活方式 • 随着时间的推移，约 90% 的患者放弃了生育愿望
关系和社交	• 患者的婚姻关系和性关系与一般人群相似 • 夫妇中一人处理不孕不育的方式影响另一个人 • 夫妇价值观的差异，如生育的重要性，可能导致婚姻满意度较差	• 治疗开始和结束时关系的满意度相似 • 夫妇在治疗周期中比在月经周期中体验到更高的亲密度和社会支持 • 男性在 ART 周期中比女性更感到孤独 • 治疗对伴侣关系有利	ART 妊娠者与自然妊娠者的伴侣关系质量和支持相似	• 没有孩子的人感觉被有孩子的同龄人孤立，并且避免有孩子的社交场合 • 没有孩子的个体满意他们的伴侣关系
情绪	• 患者的抑郁水平与一般人群或匹配的对照组相似，但焦虑水平的研究结果是矛盾的 • 抑郁、焦虑、社会压力和不孕相关的压力具有性别差异 • 心理脆弱的和逃避的患者出现情绪问题的风险较高，而有配偶支持和积极应对的患者出现情绪问题的风险较低	• 患者在周期中有激烈的情绪反应 • 女性比男性更容易出现焦虑、抑郁和其他心理疾病 • 患者在等待结果（取卵、受精、胚胎移植、验孕）时的焦虑和压力更大 • 患者在得到坏消息时更抑郁，特别是治疗失败 • 治疗压力可以通过不健康的生活方式和中断治疗间接影响治疗结果	• ART 实现生育与较高的生活满意度和自尊相关 • ART 妊娠者比自然妊娠者对妊娠期和胎儿的健康更焦虑	• 患者可能存在强烈而持久的悲伤 • ART 失败与较差的心理和生理健康相关，但与精神疾病无关 • 能够忍受生育愿望未实现的痛苦，积极追求其他生活目标，重建经历的积极意义，拥有能支持的伴侣和社交网络的患者可能会调整心态 • 缺乏支持，回避且坚持生育梦想的心理脆弱的患者很可能出现调节困难
认知	• 女性在寻求生育治疗时存在主要的担忧 • 大多数患者在治疗开始前搜寻相关信息	• 患者对周期成功有过于乐观的期待 • 患者在周期结束时对治疗的参与度低 • 在周期失败后，患者专注于重拾成功的希望和个人资源以完成更多的周期	ART 妊娠者比自然妊娠者更容易出现妊娠相关的担忧	• 患者有失落感，在认知层面努力使自己的处境变得有意义 • 患者质疑他们的性别（女性、男性）及家庭意义的文化信仰 • 大多数患者能够以积极的方式重塑自己的经历

ART. 辅助生殖技术

参考文献

[1] Gameiro S, Boivin J, Dancet E, de Klerk C, Emery M, Lewis-Jones C, et al. ESHRE guideline: Routine psychosocial care in infertility and medically assisted reproduction-a guide for fertility staff. *Human Reproduction*. 2015;30(11):2476-85.

[2] HFEA. *Code of practice*. 9th ed. London, UK: Human Fertilisation and Embryology Authority; 2018.

[3] NICE. *Fertility: Assessment and treatment for people with fertility problems*. London, UK: National Collaborating Centre for Women's and Children's Health; 2013.

[4] Klitzman R. Gatekeepers for infertility treatment? Views of ART providers concerning referrals by nonART providers. *Reproductive Biomedicine & Society Online*. 2018;5:17-30.

[5] Revelli A, Razzano A, Delle Piane L, Casano S, Benedetto C. Awareness of the effects of postponing motherhood among hospital gynecologists: Is their knowledge sufficient to offer appropriate help to patients? *J Assist Reprod Genet*. 2016;33(2):215-20.

[6] Franklin S, Johnson MH. Are assisted reproduction health professionals still letting down their patients? *Reproductive Biomedicine Online*. 2013;27(5):451-2.

[7] Gameiro S, Mesquita da Silva S, Gordon U, Baccino G, Boivin J, editors. In-depth analysis of what influences wether patients commit to achieve parenthood and undergo fertility treatment before and after a treatment cycle. 36th Annual Meeting of the European Society of Human Reproduction and Embryology, Virtual: Huma Reproduction; 2020.

[8] Brandes M, Van Der Steen JOM, Bokdam SB, Hamilton C, De Bruin JP, Nelen W, et al. When and why do subfertile couples discontinue their fertility care? A longitudinal cohort study in a secondary care subfertility population. *Human Reproduction*. 2009;24(12):3127-35.

[9] Lykeridou K, Gourounti K, Deltsidou A, Loutradis D, Vaslamatzis G. The impact of infertility diagnosis on psychological status of women undergoing fertility treatment. *Journal of Reproductive and Infant Psychology*. 2009;27(3):223-37.

[10] Massarotti C, Gentile G, Ferreccio C, Scaruffi P, Remorgida V, Anserini P. Impact of infertility and infertility treatments on quality of life and levels of anxiety and depression in women undergoing in vitro fertilization. *Gynecological Endocrinology*. 2019;35(6):485-9.

[11] Warchol-Biedermann K. The risk of psychiatric morbidity and course of distress in males undergoing infertility evaluation is affected by their factor of infertility. *American Journal of Men's Health*. 2019;13(1):1557988318823904.

[12] Gameiro S, Verhaak CM, Kremer JAM, Boivin J. Why we should talk about compliance with Assisted Reproductive Technologies (ART): A systematic review and meta-analysis of ART compliance rates. *Human Reproduction Update*. 2013;19(2):124-35.

[13] Crawford NM, Hoff HS, Mersereau JE. Infertile women who screen positive for depression are less likely to initiate fertility treatments. *Human Reproduction*. 2017;32(3):582-7.

[14] Sharma R, Biedenharn KR, Fedor JM, Agarwal A. Lifestyle factors and reproductive health: Taking control of your fertility. *Reproductive Biology and Endocrinology*. 2013; 11(1):66.

[15] Gormack AA, Peek JC, Derraik JGB, Gluckman PD, Young NL, Cutfield WS. Many women undergoing fertility treatment make poor lifestyle choices that may affect treatment outcomes. *Human Reproduction*. 2015;30(7):1617-24.

[16] Anderson K, Nisenblat V, Norman R. Lifestyle factors in people seeking infertility treatment: A review. *Australian and New Zealand Journal of Obstetrics and Gynaecology*. 2010;50(1):8-20.

[17] Bellver J, Melo MAB, Bosch E, Serra V, Remohí J, Pellicer A. Obesity and poor reproductive outcome: The potential role of the endometrium. *Fertility and Sterility*. 2007;88(2):446-51.

[18] Moran L, Tsagareli V, Norman R, Noakes M. Diet and IVF pilot study: Short-term weight loss improves pregnancy rates in overweight/obese women undertaking IVF. *Australian and New Zealand Journal of Obstetrics and Gynaecology*. 2011;51(5):455-9.

[19] Porter M, Bhattacharya S. Helping themselves to get pregnant: A qualitative longitudinal study on the information-seeking behaviour of infertile couples. *Human Reproduction*. 2008; 23(3):567-72.

[20] Verhaak CM, Smeenk JMJ, Eugster A, Van Minnen A, Kremer JAM, Kraaimaat FW. Stress and marital satisfaction among women before and after their first cycle of in vitro fertilization and intracytoplasmic sperm injection. *Fertility and Sterility*. 2001;76(3):525-31.

[21] Verhaak CM, Smeenk JMJ, Van Minnen A, Kremer JAM, Kraaimaat FW. A longitudinal, prospective study on emotional adjustment before, during and after consecutive fertility treatment cycles. *Human Reproduction*. 2005;20(8):2253-60.

[22] Peterson BD, Newton CR, Rosen KH. Examining congruence between partners' perceived infertility-related stress and its relationship to marital adjustment and depression in infertile couples. *Family Process*. 2003;42:59-70.

[23] Peterson BD, Pirritano M, Christensen U, Schmidt L. The impact of partner coping in couples experiencing infertility. *Human Reproduction*. 2008;23(5):1128-37.

[24] Verhaak CM, Smeenk JM, Evers AWM, Kremer JAM, Kraaimaat FW, Braat DDM. Women's emotional adjustment to IVF: A systematic review of 25 years of research. *Human Reproduction Update*. 2006;13(1):27-36.

[25] Demyttenaere K, Bonte L, Gheldof M, Vervaeke M, Meuleman C, Vanderschuerem D, et al. Coping style and depression level infl uence outcome in in vitro fertilization.

Fertility and Sterility. 1998;69(6):1026-33.
[26] Galst JP. The elusive connection between stress and infertility: A research review with clinical implications. *Journal of Psychotherapy Integration*. 2018;28(1):1.
[27] Peterson BD, Sejbaek CS, Pirritano M, Schmidt L. Are severe depressive symptoms associated with infertility-related distress in individuals and their partners? *Human Reproduction*. 2014;29(1):76-82.
[28] Van den Broeck U, Emery M, Wischmann T, Thorn P. Counselling in infertility: Individual, couple and group interventions. *Patient Education and Counseling*. 2010;81(3):422-8.
[29] Donarelli Z, Lo Coco G, Gullo S, Marino A, Volpes A, Allegra A. Are attachment dimensions associated with infertility-related stress in couples undergoing their first IVF treatment? A study on the individual and cross-partner effect. *Human Reproduction*. 2012;27(11):3215-25.
[30] Klonoff-Cohen H, Natarajan L. The Concerns during Assisted Reproductive Technologies (CART) scale and pregnancy outcomes. *Fertility and Sterility*. 2004;81(4): 982-8.
[31] Klonoff-Cohen H, Natarajan L, Klonoff E. Validation of a new scale for measuring concerns of women undergoing assisted reproductive technologies (CART). *Journal of Health Psychology*. 2007;12:352-6.
[32] Hammarberg K, Prentice T, Purcell I, Johnson L. Quality of information about success rates provided on assisted reproductive technology clinic websites in Australia and New Zealand. *Australian and New Zealand Journal of Obstetrics and Gynaecology*. 2018;58(3):330-4.
[33] Marriott JV, Stec P, El-Toukhy T, Khalaf Y, Braude P, Coomarasamy A. Infertility information on the World Wide Web: A cross-sectional survey of quality of infertility information on the internet in the UK. *Human Reproduction*. 2008;23(7):1520-5.
[34] Brochu F, Robins S, Miner SA, Grunberg PH, Chan P, Lo K, et al. Searching the Internet for infertility information: A survey of patient needs and preferences. *Journal of Medical Internet Research*. 2019;21(12):e15132.
[35] Boivin J, Andersson L, Skoog-Svanberg A, Hjelmstedt A, Collins A, Bergh T. Psychological reactions during in-vitro fertilization: Similar response pattern in husbands and wives. *Human Reproduction*. 1998;13:3262-7.
[36] Montagnini HML, Blay SL, Novo NF, Freitas V, Cedenho AP. Estados emocionais de casais submetidos à fertilização in vitro [Emotional states of couples undergoing in vitro fertilization]. *Estudos de Psicologia*. 2009;26(4):475-81.
[37] Chiaffarino F, Baldini M, Scarduelli C, Bommarito F, Ambrosio S, D'Orsi C, et al. Prevalence and incidence of depressive and anxious symptoms in couples undergoing assisted reproductive treatment in an Italian infertility department. *European Journal of Obstetrics, Gynecology, and Reproductive Biology*. 2011;158:235-41.
[38] Knoll N, Schwarzer R, Pfuller B, Kienle R. Transmission of depressive symptoms: A study with couples undergoing assisted-reproduction treatment. *European Psychologist*. 2009;14(1):7-17.
[39] Leiblum SR, Kemmann E, Lane MK. The psychological concomitants of in-vitro fertilization. *Journal of Psychosomatics, Obstetrics and Gynaecology*. 1987;6:165-78.
[40] Peeraer K, Devroe J, D'Hooghe T, Boivin J, Vriens J, Dancet E. The realism of men and women's expected IVF live birth rates. 36th Annual Meeting of the European Society for Human Reproduction and Embryology: Human Reproduction; 2020. p. i81.
[41] Boivin J, Lancastle D. Medical waiting periods: Imminence, emotions and coping. *Women's Health*. 2010;6:59-69.
[42] Panagopoulou E, Vedhara K, Gaintarzti C, Tarlatzis B. Emotionally expressive coping reduces pregnancy rates in patients undergoing in vitro fertilization. *Fertility and Sterility*. 2006;86(3):672-7.
[43] Ockhuijsen HDL, van den Hoogen A, Eijkemans M, Macklon N, Boivin J. Clarifying the benefits of the positive reappraisal coping intervention for the women waiting for the outcome of IVF. *Human Reproduction*. 2014;29(12):2712-8.
[44] Agostini F, Monti F, De Pascalis L, Paterlini M, La Sala GB, Blickstein I. Psychosocial support for infertile couples during assisted reproductive technology treatment. *Fertility and Sterility*. 2011;95(2):707-10.
[45] Dancet EAF, Nelen WLDM, Sermeus W, De Leeuw L, Kremer JAM, D'Hooghe TM. The patients' perspective on fertility care: A systematic review. *Human Reproduction Update*. 2010;16:467-87.
[46] Verhaak CM, Smeenk JM, Evers AWM, Kremer JM, Kraaimaat FW, Braat DM. Women's emotional adjustment to IVF: A systematic review of 25 years of research. *Human Reproduction Update*. 2007;13(1):27-36.
[47] Bailey A, Ellis-Caird H, Croft C. Living through unsuccessful conception attempts: A grounded theory of resilience among women undergoing fertility treatment. *Journal of Reproductive and Infant Psychology*. 2017;35(4):324-33.
[48] Mesquita da Silva S, Place JM, Boivin J, Gameiro S. Failure after fertility treatment: Regulation strategies when facing a blocked parenthood goal. *Human Fertility*. 2020;23(3): 179-85.
[49] Gameiro S, Boivin J, Peronace LA, Verhaak CM. Why do patients discontinue fertility treatment? A systematic review of reasons and predictors of discontinuation in fertility treatment. *Human Reproduction Update*. 2012;18(6): 652-69.
[50] de Klerk C, Heijnen EMEW, Macklon NS, Duivenvoorden HJ, Fauser BCJM, Passchier J, et al. The psychological impact of mild ovarian stimulation combined with single embryo transfer compared with conventional IVF. *Human Reproduction*. 2006;21:721-7.
[51] Turner K, Reynolds-May MF, Zitek EM, Tisdale RL, Carlisle AB, Westphal LM. Stress and anxiety scores in first and repeated IVF cycles: A pilot study. *Plos One*.

2013;8(5):e63743.

[52] Rockliff HE, Lightman SL, Rhidian E, Buchanan H, Gordon U, Vedhara K. A systematic review of psychosocial factors associated with emotional adjustment in vitro fertilization patients. *Human Reproduction Update*. 2014;20(4):594-613.

[53] Verhaak CM, Smeenk JM, van Minnen A, Kremer JM, Kraaimaat FW. Predicting emotional response to unsuccessful fertility treatment: A prospective study. *Journal of Behavior Medicine*. 2005;28(2):181-90.

[54] Gameiro S, van den Belt-Dusebout AW, Smeenk J, Braat D, van Leeuwen FE, Verhaak CM. Women's adjustment trajectories during IVF and impact on mental health 11-17 years later. *Human Reproduction*. 2016;31(8):1788-98.

[55] Galhardo A, Cunha M, Pinto-Gouveia J, Matos M. The mediator role of emotion regulation processes on infertility-related stress. *Journal of Clinical Psychology in Medical Settings*. 2013;20:497-507.

[56] Brandes M, van der Steen JOM, Bokdam SB, Hamilton CJCM, de Bruin JP, Nelen WLDM, et al. When and why do subfertile couples discontinue their fertility care? A longitudinal cohort study in a secondary care subfertility population. *Human Reproduction*. 2009;24(12):3127-34.

[57] Boivin J, Griffiths E, Venetis CA. Emotional distress in infertile women and failure of assisted reproductive technologies: Meta-analysis of prospective psychosocial studies. *British Medical Journal*. 2011;342(d223).

[58] Nicoloro-SantaBarbara J, Busso C, Moyer A, Lobel M. Just relax and you'll get pregnant? Meta-analysis examing women's emotional distress and the outcome of assisted reproductive technology. *Social Science & Medicine*. 2018;213:54-62.

[59] Matthiesen SM, Frederiksen Y, Ingerlev HJ, Zachariae R. Stress, distress and outcome of Assisted Reproductive Technology (ART): A meta-analysis. *Human Reproduction*. 2011;2011(26):2763-76.

[60] Purewal S, Chapman SCE, van den Akker O. Depression and state anxiety scores during assisted reproductive treatment are associated with outcome: A meta-analysis. *Reproductive BioMedicine Online*. 2018;36(6):646-57.

[61] Boivin J, Domar AD, Shapiro DB, Wischmann T, Fauser BC, Verhaak CM. Tackling burden in ART: An integrated approach for medical staff. *Human Reproduction*. 2012;27(4):941-50.

[62] Pinborg A, Gaarslev C, Hougaard CO, Nyboe Anderson A, Kragh Anderson P, Boivin J, et al. The influence of female body weight on assisted reproductive technology (ART) procedures and live birth rates: A longitudinal multi-centre cohort study of 487 infertile couples. *Reproductive BioMedicine Online*. 2011;23(4):490-9.

[63] Campbell JM, Lane MK, Owens JA, Bakos HW. Paternal obesity negatively affects male fertility and assisted reproduction outcomes: A systematic review and meta-analysis. *Reproductive BioMedicine Online*. 2015;31(5):593-604.

[64] Waylen AL, Metwally M, Jones GL, Wilkinson AJ, Ledger WL. Effects of cigarette smoking upon clinical outcomes of assisted reproduction: A meta-analysis. *Human Reproduction Update*. 2009;15:31-44.

[65] Nicolau P, Miralpeix E, Solà I, Carreras R, Checa MA. Alcohol consumption and in vitro fertilization: A review of the literature. *Gynecological Endocrinology*. 2014; 30(11): 759-63.

[66] Mesquita da Silva S. *It's not over until it's over: Self and dyadic regulation and wellbeing when facing a blocked parenthood goal*. Cardiff: Cardiff University; 2016.

[67] Schmidt L, Holstein B, Christensen U, Boivin J. Does infertility cause marital benefit? An epidemiological study of 2250 women and men in infertility treatment. *Patient Education and Counselling*. 2005;59:244-51.

[68] Martins MV, Vassard D, Hougaard CO, Schimdt L. The impact of ART of union dissolution: A registerbased study in Denmark 1994-2010. *Human Reproduction*. 2018;23: 434-40.

[69] McLernon DJ, Maheshwari A, Lee AJ, Bhattacharya S. Cumulative live birth rates after one or more complete cycles of IVF: A population-based study of linked cycle data from 178,898 women. *Human Reproduction*. 2016;31(3):572-81.

[70] Fisher JRW, Baker GHW, Hammarberg K. Long-term health, well-being, life satisfaction, and attitudes toward parenthood in men diagnosed as infertile: Challenges to gender stereotypes and implications for practice. *Fertility and Sterility*. 2010;94(2):574-80.

[71] Wischmann T, Korge K, Scherg H, Strowitzki T, Verres R. A 10-year follow-up study of psychosocial factors affecting couples after infertility treatment. *Human Reproduction*. 2012;27(11):3226-32.

[72] Bryson CA, Sykes DH, Traub AI. In vitro fertilization: A long-term follow-up after treatment failure. *Human Fertility*. 2000;3(3):214-20.

[73] Johansson M, Adolfsson A, Berg M, Francis J, Hogström L, Olof Janson P, et al. Quality of life for couples 4-5.5 years after unsuccessful IVF treatment. *Acta obstetricia et gynecologica Scandinavica*. 2009;88(3):291-300.

[74] Wirtberg I, Möller A, Hogström L, Tronstad SE, Lalos A. Life 20 years after unsuccessful infertility treatment. *Human Reproduction*. 2007;22(2):598-604.

[75] Daniluk JC. Reconstructing their lives: A longitudinal, qualitative analysis of the transition to biological childlessness for infertile couples. *Journal of Counseling & Development*. 2001;79(4):439-49.

[76] McCarthy MP. Women's lived experience of infertility after unsuccessful medical intervention. *J Midwifery Women Health*. 2008;53(4):319-24.

[77] Heckhausen J, Wrosch C, Fleeson W. Developmental regulation before and after a developmental deadline: The sample case of "biological clock" for childbearing. *Psychology and Aging*. 2001; 16(3):400.

[78] Martins MV, Basto-Pereira M, Pedro J, Peterson B, Almeida V, Schmidt L, et al. Male psychological adaptation to

unsuccessful medically assisted reproduction treatments: A systematic review. *Human Reproduction Update*. 2016; 22(4):466-78.
[79] Johansson M, Berg M. Women's experiences of childlessness 2 years after the end of in vitro fertilization treatment. *Scand J Caring Sci*. 2005;19(1):58-63.
[80] Sydsjö G, Ekholm K, Wadsby M, Kjellberg S, Sydsjö A. Relationships in couples after failed IVF treatment: A prospective follow-up study. *Human Reproduction*. 2005;20(7):1952-7.
[81] Daniluk JC, Tench E. Long-term adjustment of infertile couples following unsuccessful medical intervention. *Journal of Counseling & Development*. 2007;85(1):89-100.
[82] Yli-Kuha AN, Gissler M, Klemetti R, Luoto R, Koivisto E, Hemminki E. Psychiatric disorders leading to hospitalization before and after infertility treatments. *Human Reproduction*. 2010;25(8):2018-23.
[83] Volgsten H, Schmidt L, Skoog Svanberg A, Ekselius L, Sundström Poromaa I. Psychiatric disorders in women and men up to five years after undergoing assisted reproductive technology treatment: A prospective cohort study. *Human Fertility*. 2019;22(4):277-82.
[84] Volgsten H, Svanberg A, Olsson P. Unresolved grief in women and men in Sweden three years after undergoing unsuccessful in vitro fertilization treatment. *Acta Obstet Gynecol Scand*. 2010;89(10):1290-7.
[85] Kuivasaari-Pirinen P, Koivumaa-Honkanen H, Hippeläinen M, Raatikainen K, Heinonen S. Outcome of Assisted Reproductive Technology (ART) and subsequent self-reported life satisfaction. *PloS One*. 2014;9(11):e112540.
[86] Gameiro S, Van Den Belt-dusebout AW, Smeenk JMJ, Braat DDM, Van Leeuwen FE, Verhaak CM. Women's adjustment trajectories during IVF and impact on mental health 11-17 years later. *Human Reproduction*. 2016;31(8):1788-98.
[87] Verhaak CM, Smeenk JMJ, Nahuis MJ, Kremer JAM, Braat DDM. Long-term psychological adjustment to IVF/ICSI treatment in women. *Human Reproduction*. 2007;22(1): 305-8.
[88] Sydsjö G, Vikström J, Bladh M, Jablonowska B, Svanberg AS. Men report good mental health 20 to 23 years after in vitro fertilisation treatment. *BMC Public Health*. 2015; 15(1): 1175.
[89] Vikström J, Josefsson A, Bladh M, Sydsjö G. Mental health in women 20-23 years after IVF treatment: A Swedish cross-sectional study. *BMJ Open*. 2015;5(10).
[90] Throsby K. "No-one will ever call me mummy": Making sense of the end of IVF treatment. London School of Economics, Gender Institute; 2001.
[91] Hammarberg K, Fisher JR, Wynter KH. Psychological and social aspects of pregnancy, childbirth and early parenting after assisted conception: A systematic review. *Human Reproduction Update*. 2008;14:395-414.
[92] Hammarberg K, Astbury J, Baker HWG. Women's experience of IVF: A follow-up study. *Human Reproduction*. 2001;16(2):374-83.
[93] Cebert M, Silva S, Stevenson EL. Are there differences in marital-role quality between women and their male partners who conceived via IVF and those who did not? *Journal of Best Practices in Health Professions Diversity: Research, Education and Policy*. 2019;11(2):135-49.
[94] Fisher J, Wynter KH, Hammarberg K, McBain J, Gibson F, Boivin J, et al. Age, model of conception, health service use and pregnancy health: A prospective cohort study of Australian women. *BMC Pregnancy and Childbirth*. 2013;13:88.
[95] García-Blanco A, Diago V, Hervás D, Ghosn F, Vento M, Chaáfer-Pericás C. Anxiety and depressive symptoms, and stress biomarkers in pregnant women after in vitro fertilization. *Human Reproduction*. 2018;33(7):1237-46.
[96] Shreffl er KM, Greil AL, Tiemeyer S, McQuillan J. In infertility resolution associated with a change in women's well-being? *Human Reproduction*. 2020;35(3):605-16.
[97] Frederiksen Y, Farver-Vestergaard I, Skovgård NG, Ingerslev HJ, Zachariae R. Effi cacy of psychosocial interventions for psychological and pregnancy outcomes in infertile women and men: A systematic review and meta-analysis. *BMJ Open*. 2015;5:e006592.
[98] Meyers AJ, Domar AD. Research-supported mobile applications and internet-based technologies to mediate the psychological effects of infertility: A review. *Reproductive BioMedicine Online*. 2020;42(3):679-85.
[99] Kraaij V, Garnefski N, Fles H, Brands A, van Tricht S. Effects of a self-help program on depressed mood for women with an unfulfi lled child wish. *Journal of Loss and Trauma*. 2016;21(4):275-85.
[100] Rowbottom B, Gameiro S, editors. Prospective acceptability study of a psychological online self-help intervention for individuals with an unmet parenthood goal. 36th Annual Meeting of the European Society for Human Reproduction and Embryology, European Society for Human Reproduction and Embryology; 2020.

第 19 章　辅助生殖技术子代的社会心理健康

Psychosocial adjustment in offspring conceived through assisted reproductive technologies Childhood, adolescence, and young adulthood

Catherine McMahon　Caitlin Macmillan　著
郭姝含　译　　姚吉龙　校

1969 年，第一篇关于人类体外受精的科学论文发表后，《生活》（*Life*）杂志 [1] 专门出了一期特刊，请读者猜测其对性和家庭关系的影响。父母是否能爱上以这种方式孕育的孩子？虽然读者对这场生殖革命提供的新机会持开放态度，但也有人担心会对儿童和家庭制度产生负面影响。20 年后，神学家 Anthony Fisher 警告说，“事实上，如果试管婴儿项目没有产生心理上的不良影响，那将是令人惊讶的” [2]。生理学家 Robert Edwards 持不同观点，“如果畸形风险没有比自然受孕增高，避免暴露孩子隐私，目前在辅助生殖技术（ART）这种形式的医疗帮助下出生的孩子没有更多异常，孩子们应该能够正常成长和发展” [3]。现在，自 1979 年第一个通过试管婴儿受孕的婴儿 Louise Brown 出生后 40 多年，全世界有超过 800 万名儿童是在 ART 治疗后出生的 [4]。本章回顾了 30 年来的经验证据，看看对通过 ART 孕育的儿童的心理健康的关注是否有道理。

我们首先简要概述一下，关于儿童和年轻人心理健康和复原力预测因素的发展理论和研究。Erik Erikson[5] 概述了儿童在一生中需要掌握的关键发展性任务：小婴儿需要学习信任，学步儿童需要认识自我，学龄儿童需要掌握学习和建立亲密关系。Erikson 最著名的可能是他对青春期身份认同斗争方面的开创性研究，特别是在 ART 实现的复杂家庭结构的背景下。

父母是心理发展的支撑，他们的任务是在儿童应对这些发展挑战的过程中提供有层次的支持。对父母的安全依恋为孩子提供了自我价值感和对他人的信任感，从而在整个生命期中保护他们免受精神疾病的影响 [6]。积极反应的和善解人意的养育方式是基本的；父母需要在孩子痛苦时安慰和支持他们，提供一个安全的避风港。他们还需要鼓励探索、学习和自主的活动，为孩子更广泛地接触世界提供一个安全的基础。家长需要在尊重孩子的观点和喜好与以适合发展的方式掌控、调节和监控风险之间取得平衡 [7]。当平衡点偏向于父母的控制时，缺乏温暖和换位思考（专制的养育方式），孩子会表现出难以调节的行为。如果未能规范和提供适合发展的家庭结构，也会导致依赖性和不成熟 [8]。最糟糕的情况是父母在生理上或心理上缺席；当父母的热情和掌控力低下时，孩子的表现最差 [9]。

为人父母的决定因素是什么？通过 ART 受

孕会如何影响为人父母的质量？Belsky[10] 提供了一个简单的模型：教养质量是由父母、孩子和环境的特征决定的。关于父母的特征，广泛的研究证实一个成年人在幼年期如何得到照顾，是一个关键的预测因素，可以预测以后是否有能力做温暖、有情感的父母[11]。抑郁和焦虑会损害育儿能力[12]，而年龄大、教育水平高和心理成熟则预示着育儿能力更理想[13]。亲子关系是交互的和互补的；有些孩子从出生起就缺乏调教，具有喜怒无常的风格和特殊需要，这使得照顾他们更具挑战性[14]。社会环境至关重要，社会劣势、低于标准的住房和不稳定的家庭结构使养育子女变得困难，并损害儿童的健康，而来自大家庭和资源充足的社区的支持则具有保护作用[15]。

在 ART 背景下有许多社会心理保护因素，特别是父母年龄较大、教育程度较高和经济保障，这可能是获得该技术的先决条件。另外，这个过程是有压力的，会导致情绪上的困扰，而且 ART 所带来的新的家庭结构可能会导致与大家庭的关系出现问题，与捐赠者的关系复杂，以及来自更广泛的舆论，这些都会影响父母和孩子的健康[16, 17]。

早年心理情感的缺陷和非典型的心理发展，是日后行为和心理问题的前因[18]。我们研究了在 ART 背景下关于养育子女、亲子关系、儿童心理健康和行为适应的研究证据。在本章第一部分，我们研究了孩子刚出生后，向父母身份的过渡和亲子关系。随着孩子的成长，注意力和情绪调节是学习和心理健康的关键基础。良好的自尊心和一致的身份认同，对儿童中期和青春期的心理健康至关重要[5]。本章第二部分侧重于 ART 孕育的子代，在青春期及成年后的研究，特别是涉及捐赠配子和更复杂的家庭组成的情况。

一、与 ART 有关的儿童早期发育风险

ART 特有的各个方面可以影响父母在妊娠期间的适应性，这对不断发展的亲子关系有影响。这包括不孕不育治疗带来的情感损失和对妊娠期间投入的大量情感，可能导致对孩子和父母身份的不切实际的期望，以及在这些期望背景下采取的对妊娠结果焦虑的防御策略。使用捐赠的配子（精子、卵细胞、胚胎）组成的家庭，在形成亲子关系时遇到了额外的挑战。他们需要协调与父母一方或双方没有遗传关系的情况，建立一个不符合传统核心家庭模式的家庭。

（一）情感枯竭的父母

不孕症和相应治疗中，身体、情感和经济需求会对准父母和夫妻关系产生负面影响。一些夫妇因不孕不育和以前的妊娠丢失而苦苦挣扎[19]。当一方被诊断患有不孕症，而另一方与孩子有遗传关系时，家庭关系可能会变得复杂。父母的心理健康保障了良好的亲子互动和亲子关系。有大量的证据证实，产前抑郁和焦虑与较差的育儿和儿童发育有关[20]。ART 治疗过程压力很大（见第 18 章）。虽然对以妊娠为中心的焦虑已得到充分证实[21, 22]，但对通过 ART 受孕的大样本女性（n=592）的研究表明，没有证据表明妊娠期间[22]、分娩后 4 个月[23] 和 18 个月[24] 的抑郁症患病率升高。关于使用捐赠的卵细胞或胚胎受孕后，如何适应妊娠的研究非常少。受孕的过程更复杂，成本更高，健康风险更大[25, 26]。

（二）被高估的妊娠体验和不切实际的期望

ART 后的妊娠是以高情感（和经济）投资与高风险（真实或想象）为特征，描述为价值被高估[27]。这有很大的利害关系，这对夫妇可能年纪大了，这次妊娠可能是他们生孩子的唯一机会。对风险的认知可以改变妊娠的主观体验，导致对结果的焦虑和防御性的“情感缓冲”，因为父母要努力控制他们的期望，并抑制对孩子的幻想[28]。对期待已久的孩子（“救世主”一词在试管婴儿的早期被使用）[2] 和为人父母抱有不切实际的高期望[19] 可能会加剧这种情况，当幻想必须与现实相协调时，不可避免地会失望。有证据表明，通过 ART 受孕的父母倾向于将他们的婴儿视为“特殊”和“易受伤害”[29]，这可能会导致过度保护的养育方式。对于用捐赠的卵细胞受孕的

女性来说，这些感觉可能会更加强烈[30]。

（三）影响儿童调节的生理通路

越来越多的证据表明，母亲在妊娠期间的压力会对发育中的胎儿下丘脑－垂体－肾上腺（hypothalamic-pituitary-adrenal axis，HPA）轴和中枢神经系统产生负面影响，导致婴儿和儿童期的情绪和行为调节问题[31]。最近一致的证据表明，通过ART妊娠的女性与妊娠有关的焦虑加剧，压力生物标志物升高[21]，因此子代可能容易受到这些胎儿编程效应的影响。

（四）围产期风险：双胞胎和三胞胎

多胎妊娠在ART后（尤其是移植多个胚胎时）更常见，与早产和低出生体重的可能性增加有关。低出生体重在单胎分娩中也更为常见[32]。这些围产期的危险因素与婴儿期性情暴躁和不良行为有关。早产是社会情绪问题的一个有据可查的预测因素，也是儿童期精神障碍的独立风险因素[18]。照顾双胞胎涉及额外的育儿要求和可能较少的一对一互动[16]；然而，通过单胚胎移植可以避免ART后与多胎相关的风险。

二、研究证据：父母和孩子的健康

已经采用了三种方法，包括自我报告的问卷调查（由父母完成，在一些研究中也包括年龄较大的儿童），对研究更有说服力的叙述性访谈（父母、年龄较大的儿童），以及观察亲子互动，可以对受孕方式进行盲编码。一些研究还包括儿童对依恋和家庭关系的心理测试。叙述性访谈和观察提供了最有说服力的证据，但它们是劳动密集型的，很难在大样本中进行管理和编码。

（一）ART后的育儿和亲子关系

1. 妊娠和婴儿期

在治疗阶段，接受生育治疗的父母培养出对矛盾和强烈情绪的适应性的容忍[33]，这可能在他们过渡到为人父母的过程中发挥很好的作用，这也是情绪起伏的时期。有关ART后胎儿依恋的研究结果支持这一解释。虽然可以预期妊娠期间的焦虑升高会影响对胎儿的依恋，但与自然妊娠的母亲相比，通过ART受孕的母亲通常表现更强烈和积极的胎儿依恋[34]。关于卵母细胞和胚胎捐赠后的胎儿依恋问题，证据很少。两项定性研究表明，形成依恋的过程是复杂和个性化的。遗传关系的缺失让人感触颇深；然而，通过卵母细胞捐赠受孕的女性强调了妊娠关系的重要性，通过脐带滋养婴儿[30, 35]。然而，一些人报告说，他们感到自己是一个冒牌货，不是一个“真正”的母亲[36]。

这些强烈、往往充满矛盾的情感在出生后是如何表现的？研究结果显示，在产后前两年，通过ART受孕的父母和自然受孕的父母在产后抑郁症[23, 24]和育儿压力[24, 37]方面没有差异，包括当母亲使用捐赠卵母细胞受孕[30]。观察亲子互动提供了最有说服力的证据，研究表明，当母亲与后代有遗传关系时，澳大利亚[38]和比利时[39]的样本中，父母的敏感性没有差异。事实上，在一个希腊小样本中进行了详细分析[40]表明，通过ART受孕的父母对婴儿的痛苦更关注，并采取更多的安抚行为。Gibson及其同事[38]发现，将一组通过ART（有遗传关系）孕育幼儿的母亲与通过人口统计学匹配的未进行医疗干预孕育幼儿的母亲相比，观察到的依恋安全性和情感可用性没有差异，这些研究涉及单亲家庭。研究显示，通过ART受孕后，双胞胎和三胞胎的父母与单胞胎父母相比，焦虑和抑郁程度更高[41, 42]，但很少有研究将通过ART受孕的双胞胎与自然受孕的双胞胎进行比较。总之，有证据表明，在妊娠和为人父母的早期有积极的心理调整；然而，大多数研究只考察了与单胎婴儿有遗传关系的父母。

2. 儿童和青少年时期

Susan Golombok的研究团队在英国和欧洲进行了一项全面的研究计划，报道了自然受孕的父母，通过试管婴儿受孕并与孩子有遗传关系的父母，以及涉及捐赠精子、卵母细胞、胚胎和代孕的更复杂的家庭情况之间的横断面和纵向比较。一些研究还包括养父母。Golombok[16, 17]综合了这些研究的结果发现，通过ART受孕的父母（不管是否涉及捐赠配子和家庭形式）与自然受孕的父母相比，在整个童年中期和青春期的心理健康、幸福感（情绪、养育压力）、养育子女和亲子关系方面表现出更多的相似性而非差异性。事实上，在ART助孕家庭中，包括那些使用捐赠的精子或卵母细胞来妊娠的家庭，从童年中期到青春期，育儿时常常更温暖和更感性[16, 43]。

研究发现，在使用ART的女同性恋家庭中，亲子关系的质量与异性恋捐赠受孕家庭相似[44]。在一些研究中，女同性恋母亲表现出更多的育儿技能[45]。有证据表明，女同性恋家庭中，与孩子没有遗传或妊娠关系的母亲（非生物学母亲）比捐献受孕家庭中的非生物学父亲，对孩子的参与度更高[46, 47]，并且比自然受孕家庭中的生物学（遗传关系）父亲表现出更多的父母关怀[48]。虽然使用ART受孕（精子捐赠）的单身母亲报告说，与异性夫妇家庭的母亲相比，她们与年幼的婴儿互动的频率较低[49]，但随后对样本的跟踪调查显示，这些差异仅限于婴儿期。随着孩子在蹒跚学步的成长过程中，单身母亲在与孩子的互动中有更多的快乐、更多的喜悦和更少的愤怒[50]。

关于通过卵母细胞和胚胎捐赠受孕后的育儿和儿童结果的研究仍然有限（数量少，孩子还小）；然而，新出现的证据表明，在孩子的早期生活中几乎没有什么差异。在不同的发育时期，与精子捐赠家庭相比，卵母细胞捐赠的父母反应更为敏感（父母报告）[51, 52]。迄今为止的研究结果表明，与有遗传关系的ART助孕家庭相比，通过胚胎捐赠受孕的家庭的母子关系质量没有差异[53, 54]。

“双父亲”家庭是最近通过ART实现的家庭形式；通常一个父亲与孩子有遗传关系，有一个卵母细胞捐赠者和一个代孕者妊娠并分娩。成为父亲的男同性恋者在追求父亲身份时无视社会和传统性别规范，这可能会引起歧视和消极态度[17]。目前研究数量有限。最近对同性恋父亲的孩子的社会心理进行了审查（通过各种途径成为父母，包括收养），结论是同性恋父亲与女同性恋和异性恋父母在温暖、敏感和培养孩子的安全依恋方面没有什么不同，他们的孩子适应良好[55]。第一项深入研究比较了40个同性恋父亲代孕家庭与55个女同性恋母亲家庭的研究结果表明，与女同性恋母亲相比，同性恋父亲与他们的孩子的关系相对积极，他们的孩子表现出较低的情绪问题，这一发现得到了老师的验证。然而，两组的孩子都受到来自同龄人的侮辱，而更大的侮辱与更多的行为问题有关[56]。

深入访谈（包括对通过ART受孕出生的儿童的访谈）证实了父母的报告。捐献者妊娠和自然受孕家庭的孩子通常报告说，他们得到了相对温暖和深情的养育[57]。通过ART受孕的父母表现出对父母身份的高度投入，意识到细心养育的重要性，以及对ART所带来的养育机会的持久感激，他们倾向于享受每一个时刻，不认为任何事情是理所当然的[17]。虽然大部分研究报道在ART助孕家庭没有差异或更积极的适应，但在一些研究中发现，捐赠者妊娠的父母认为他们的孩子是脆弱的，需要保护[50, 58]（也许是来自耻辱的负面影响），这种关系变化有可能导致过度介入的育儿，包括婴儿化和沉浸式教育[59]，这可能阻碍自主和自我调节的发展[8, 60]。

（二）儿童的心理健康：行为调节

有两个主要的风险途径导致行为问题。第一条，即不良的养育方式和有问题的亲子关系，前面讨论的证据表明这在ART背景下不是一种风险。第二条涉及与ART受孕相关的围产期风险。

婴幼儿时期的性情和行为

鉴于持续的证据表明，通过ART受孕的女性存在以妊娠为中心的焦虑，令人惊讶的是，据我们所知，没有证据表明对后代的不利影响。关于婴儿性情（孩子的反应性和自我调节能力）的研究结果并不一致。虽然早期的跟踪研究发现父母在孩子的婴儿期和学步期性情比较糟糕[38]，这些并没有被在互动压力环境下的儿童行为差异所证实，这表明区分两组的是父母的关注，而不是真正的性情的好坏[38]。更多关于儿童性情的最新研究结果表明，虽然母亲在妊娠期间的高特质焦虑预示着ART和自然孕育的婴儿性情较差，但以妊娠为中心的焦虑（通过ART孕育的女性明显更高）与婴儿性情糟糕之间没有关联。事实上，与自然孕育的母亲相比，通过ART受孕的母亲报告说她们的婴儿的性情更佳，这与胎龄和出生体重有关[61]。

会不会有睡眠效果？对社区样本的研究表明，暴露于妊娠期焦虑的影响可以持续到整个童年[31]。最近的证据表明，通过ART受孕出生的儿童在童年和青春期早期的行为调节和心理适应与自然孕育儿童相当[62-65]，包括儿童的自我报告[66]。英国千禧年队列研究的结果表明，通过ART受孕的儿童总体上没有更多的社会心理或行为问题的风险[62]。这项研究和前面报道的关于婴儿性情的研究一样，从父母的角度注意到在儿童早期有一些轻微的行为困难（影响范围小），但这些在青春期早期就不再明显。需要进行更多的研究，并且考虑到保护性因素（父母相对富裕、高学历）和围产期风险变量的影响，对研究结果的解释是复杂的。大多数研究涉及单胞胎，而双胞胎的神经发育和行为结果可能会更复杂。有关儿科和神经发育结局更全面的概述见第5章。

（三）总结：父母和儿童的健康

研究结果表明，无论遗传关系如何，通过ART受孕出生的儿童都有像健康的儿童情感发展的基本基础（温暖的、参与性的养育方式和积极的亲子关系），而且总体而言，“孩子们都很好”[67]。这可能部分归因于这样一个事实，即养育子女是有计划的，而且父母非常想要孩子[17]，以及父母年龄较大、教育和经济保障等社会经济状况的保护。

然而，该研究存在局限性，包括使用志愿者和有目的的样本，以及使用配子捐赠妊娠的家庭的低响应率。由于生物来源的低披露率，意味着我们对是否披露在ART受孕者的心理健康和幸福的影响的理解仍然有限。不受监管的捐献者的激增可能会使今后获取捐献者身份成为问题，这对通过ART受孕的家庭和研究人员来说是一个挑战。有关披露的研究一般都是依靠父母的报告。随着捐赠受孕的后代年龄增长，他们有时间思考受孕的后果，他们开始参与研究，但是父母的观念和捐赠受孕者的个人经历之间出现了一些差异。

三、通过ART受孕的青少年和成年人心理健康状况

（一）青春期的发展：自主性和身份认同

无论受孕方式如何，青春期都是一个心理脆弱的时期，许多父母都在努力应对青春期的孩子逐渐过渡到更自主的行为，这个在青春期是典型和正常的。年轻人经历着与青春期有关的激素波动，不稳定的情绪波动，并与冲动控制和情绪调节方面做斗争。元认知和复杂思维的新能力需要重要的神经重构，这使得他们对诚实的沟通、真实和虚伪有敏锐的协调能力。青少年需要巩固完整的、一致的自我意识；一个独立于父母的自主身份，包括性别认同和性行为[5]。所有的青少年都在经历这一过程，但对于捐赠受孕的后代来说，这一过程可能更加复杂，更加突出。他们有一种将过去、现在和未来联系起来的内在动机，如果现有的信息无法整合，处于身份不明、杂乱无序或混乱的信息状态，这些对于他们来说可能特别具有挑战性[68, 69]。

身份和遗传关联性

与被收养者一样，捐献受孕的人发现自己在一个社会中处于不稳定的地位。在这个社会中，亲属关系和遗传相关性是社会所定义的身份的基础[68, 69]，那些通过单一捐献配子而受孕的人可能会寻求找到他们失踪的遗传学父母，而那些通过双重捐献和胚胎捐献而受孕的人与被收养者的处境相似。年轻人对捐献受孕和寻找遗传学父母的重视程度有很大差异。像被收养者一样，有些人会深入思考他们的遗传但非亲属关系及其意义，而有些人则不会[69-71]。有些人会因为没有遗传关系而感到极度悲伤和失落[72]，如果父母愿意提供有关遗传关系和孩子受孕情况的准确和完整的

信息，可以帮助他们减轻悲伤并巩固他们的遗传身份。由于各种原因，这些信息可能无法提供给捐赠受孕的年轻人。这些原因包括捐赠者是匿名的，捐赠者的信息有限（例如，如果捐赠者生活在另一个国家，在记录保存和对后代信息权的理念方面有不同的做法），父母不愿意或不能分享信息（例如，已经去世、不记得了），记录丢失或被毁，或者不依靠父母了解受孕历史，导致他们不愿与父母谈论此事。

经过几十年的研究，证实了身份追踪对被收养者心理健康的重要性[74]，以及来自无法获得捐赠者信息的捐赠者后代的倡导，现在许多（但不是所有）西方发达国家和司法管辖区的立法中都规定了后代获得身份信息的权利。一般来说，通常要到孩子18岁，即青春期这个关键的发育阶段即将结束时，才能获得这些信息[75]。

（二）披露和保密

对于使用捐献配子受孕的父母来说，披露孩子的遗传来源是最令人困扰和最具挑战性的问题。社会态度的积极转变和对披露重要性认识的提高似乎推动了有年幼的捐赠受孕孩子的家庭，披露信息的增长；同样，同性伴侣和单亲父母对ART的使用也在增加，他们无法隐瞒使用捐赠受孕[16, 76]。在异性夫妇中，如果捐赠受孕的孩子已经长大，披露情况仍然是例外而不是常规[52, 77]，尽管很难得出结论，因为不披露的家庭和有大孩子的家庭不太可能参与研究[77, 78]。大多数研究是基于父母的报告[78–82]，而当文献包括后代时，他们是通过父母招募的[43, 57]，倾向于公开的家庭。

关于披露或不披露对捐赠受孕的影响，一直有激烈的争论。有些人认为，有证据表明，向捐赠受孕的后代披露捐赠者的概念在心理上是有益的[80, 82]。认为不披露没有心理问题的观点并不承认越来越多的捐赠受孕者，独立于父母发现自己的受孕状态，这可能对家庭关系和信任产生影响。一些人报告，他们没有与父母沟通这一事实[71]。虽然这种现象的真实发生率尚不清楚，但由于不披露的父母经常向家人和朋友披露，估计这种现象会越来越多[83–85]。此外，社区对遗传学的兴趣和了解，越来越多地使用直接面向消费者的DNA测试[86, 87]，不断发展的立法为捐赠者提供了合法的途径，使他们可以独立于父母与后代联系，而不管之前是否签了匿名协议[88]。目前还不了解计划外或无意披露的影响，而要了解这些影响，需要对独立于父母招募的捐赠孕育的后代进行研究。

当披露较晚或意外披露时，捐赠孕育的后代报告说，被欺骗的感觉对他们与父母的关系产生了负面影响[70, 76, 89–91]。然而，在生活中较晚得知自己是捐献受孕的人，通常也会报告对亲子关系的积极影响，包括能够重新考虑和审视他们与父母的关系[92]，即使在以前混乱亲子关系中，这也可能是有益的[71]。

得知自己是捐献受孕的幼儿在情感或行为上似乎与其他儿童并无不同[58]。然而，在一个多国样本中，披露身份的家庭所经历的争吵不那么严重，也不那么频繁，孩子认定他们的母亲并不那么严格[58]。此外，与自然孕育家庭相比，不披露的家庭中亲子关系被发现不那么有利[93]。这挑战了不披露的父母的信念，他们报告说，保护家庭关系是他们保密的动机[83, 94]。当考虑到披露的年龄时，似乎和收养的情况一样，从幼年开始公开交流是最好的[43, 76]，减少意外披露和被认为是欺骗的可能性。早期披露还能让捐赠受孕者在发展身份认同感的过程中融入捐赠者的身份。

（三）捐赠者设想的成人视角

迄今为止，很少有研究直接招募捐赠受孕的成年人，他们已经达到了足够的自主性、成熟度和元认知能力，可以反思他们的受孕方式和对他们的影响。由于难以识别捐赠受孕的成年人，招募策略主要是通过在线社交网络、支持团体和登记处进行。这可能会导致有偏倚的研究样本，这些样本由努力调查其受孕方式的个人和受痛苦、不公正感驱使的个人组成[82]。因此，当他们的观点与主流叙述不一致时，往往被忽视[95]。尽管如此，在保密和不披露仍然如此普遍的情况下，以这种方式招募是目前最道德和最包容的选择。它提供了一个机会来了解那些可能受到最深刻影响的人是如何被他们的ART孕育、相关政策和实践所影响的。

捐赠受孕的成人报告包括了积极、中性和消极的经验[70, 89-92]，这些经验似乎是短暂的[72, 96]。好奇心很普遍[72, 76, 90, 97]。消极的经历包括担心没有完整的病史和有多个同父异母兄弟姐妹的独特情况，提高了近亲关系的风险[73]。许多地区试图通过限制可以使用某个捐赠者的家庭数量，允许父母选择公开身份捐赠或完全取消匿名捐赠来缓解这些担忧。一些捐赠受孕的人所表达的其他担忧涉及不兼容的亲子关系，感觉“不同”，以及身份被破坏的感觉[70, 72, 89, 90, 97]。

对一些人来说，由于复杂的身份重新评估和需要再确定，身份的形成被扰乱了[70, 92, 98]，这可能是令人痛苦的[73]。这是一个有据可查的被收养者的经历，他们报告说，为了改善缺失的遗传信息带来的混乱和不确定性，他们有强烈的好奇心，并专注于获取信息[99]。有一些证据表明，这种经历对于那些后来发现自己是捐献受孕的人来说可能特别突出[100]。可能是由于需要重新评估身份和早期对亲属关系的假设，披露的经历可能会破坏身份，并破坏连续性。当捐赠受孕者试图获得信息失败时，困惑、混乱和不确定性的症状似乎会加剧。

许多捐赠受孕的人，特别是那些在晚年才知道自己受孕历史的人，都试图与他们的捐赠者取得联系，即使他们因为匿名而无法联系到[71, 92, 97]。当捐赠受孕者联系向捐赠者或捐赠者的家人时，家庭关系可能会受到挑战[89]。一些捐赠受孕的后代选择不与他们的父母分享他们寻求捐赠者的信息[92]，可能是为了保护这些关系。另外一个可能的原因是学会了保密，不公开信息的家庭在情感上可能不那么容易接受，也不愿意进行更广泛的公开交流。这也可能是为了保护父母的身份、为人父母的感觉和家庭；然而，这些解释还需要通过实证来证实。

四、结论

• 总的来说，有一致的证据表明，在婴儿期和儿童期，通过ART受孕的后代与来自类似背景的自然孕育后代相比，在心理和行为适应能力相似。

• 涉及捐献配子的ART更加复杂，尽管后代对其生物（遗传）学身份信息的权利得到了更多的认可，但其复杂性取决于父母在信息披露方面的挣扎。

• 通过ART受孕的后代在生活中得知自己的受孕史后，可能会遇到困难、难以接受保密、被欺骗的感觉，以及在连贯的自我意识的发展方面遇到困难。

• 现有的证据主要是基于志愿者的样本，主要是儿童早期和中期的数据，缺少年龄较大的后代和不参与研究的家庭的后代的声音。

• 最新的研究揭示，在青少年期和青年期的ART后代会在整个生命周期中经历一系列复杂的心理过程。研究人员和专业人员需要做好准备，这些叙述和经历可能不完全符合主流是非问题的看法，在这种情况下，他们所处的实践、政策和社会环境可能需要调整。

参考文献

[1] *Time Life Magazine*. 1969 Feb.
[2] Fisher A. *IVF: The critical issues*. Victoria: Collins Dove; 1989.
[3] Edwards RG, Glass B. Fertilization of human eggs in vitro: Morals, ethics and the law. *Quarterly Review of Biology*. 1976 Jan 1;51:367-91.
[4] European IVF-monitoring Consortium (EIM)‡ for the European Society of Human Reproduction and Embryology

(ESHRE), Wyns C, Bergh C, Calhaz-Jorge C, De Geyter C, Kupka MS, Motrenko T, Rugescu I, Smeenk J, Tandler-Schneider A, Vidakovic S, Goossens V. ART in Europe, 2016: Results generated from European registries by ESHRE. *Hum Reprod Open*. 2020 Jul 31;2020(3):hoaa032. doi: 10.1093/hropen/hoaa032. PMID: 32760812; PMCID: PMC7394132.

[5] Erikson E. *Childhood and society*. New York: Norton; 1963.

[6] Bowlby J. *Attachment and loss (Vol. I: Attachment)*. London: Pimlico; 1969/1997.

[7] Powell B, Cooper G, Hoffman K, Marvin B. *The circle of security intervention: Enhancing attachment in early parent-child relationships*. New York: Guilford Publications; 2013 Sep 26.

[8] Baumrind D. Child care practices anteceding three patterns of preschool behavior. *Genetic Psychology Monographs*. 1967;75(1):43-88.

[9] Maccoby EE. The role of parents in the socialization of children: An historical overview. *Dev Psych*. 1992;28:1006-17.

[10] Belsky J. The determinants of parenting: A process model. *Child Dev*. 1984 Feb 1:83-96.

[11] Verhage ML, Schuengel C, Madigan S, Fearon R, Oosterman M, Cassibba R, et al. Narrowing the transmission gap: A synthesis of three decades of research on intergenerational transmission of attachment. *Psych Bull*. 2016;142(4):337-66.

[12] Murray L, Cooper P, Fearon P. Parenting difficulties and postnatal depression: Implications for primary healthcare assessment and intervention. *Community Practitioner*. 2014;87(11):34-8.

[13] Bornstein MH, Putnick DL, Suwalsky JT, Gini M. Maternal chronological age, prenatal and perinatal history, social support, and parenting of infants. *Child Dev*. 2006 Jul;77(4):875-92.

[14] Putnam SV, Sanson AV, Rothbart MK. Child temperament and parenting. In: Bornstein MH, editor. *Handbook of parenting*. 2nd ed. Vol. 1. Children and Parenting. New Jersey: Lawrence Erlbaum; 2002. pp. 255-77.

[15] Easterbrooks A, Katz RC, Menon, M. Adolescent parenting. In: Bornstein MH, editor. *Handbook of parenting*. 3rd ed. Vol. 3. Being and Becoming a Parent. New York: Routledge; 2019. pp. 199-231.

[16] Golombok S. *Modern families: Parents and children in new family forms*. Cambridge: Cambridge University Press; 2015.

[17] Golombok S. Parenting and contemporary reproductive technologies. In: Bornstein MH, editor. *Handbook of parenting*. 3rd ed. Vol. 3. Being and Becoming a Parent. New York: Routledge; 2019. pp. 482-512.

[18] Montagna A, Nosarti C. Social-emotional development following very pre-term birth: Pathways to psychopathology. *Front Psychol*. 2016;7:1-23.

[19] Burns LH. Psychiatric aspects of infertility and infertility treatments. *Psychiat Clin N Am*. 2007;30: 689-716.

[20] Madigan S, Oatley H, Racine N, Fearon RP, Schumacher L, Akbari E, Cooke JE, Tarabulsy GM. A meta-analysis of maternal prenatal depression and anxiety on child socioemotional development. *J Am Acad Child Psy*. 2018 Sep 1;57(9):645-57.

[21] García-Blanco A, Diago V, Hervás D, Ghosn F, Vento M, Cháfer-Pericás C. Anxiety and depressive symptoms, and stress biomarkers in pregnant women after in vitro fertilization: A prospective cohort study. *Hum Reprod*. 2018 July 1;33(7):1237-46.

[22] McMahon CA, Boivin J, Gibson FL, Hammarberg K, Wynter K, Saunders D, Fisher J. Age at first birth, mode of conception and psychological wellbeing in pregnancy: Findings from the Parental Age and Transition to Parenthood Australia (PATPA) study. *Hum Reprod*. 2011 June 1;26(6):1389-98.

[23] McMahon CA, Boivin J, Gibson FL, Fisher JR, Hammarberg K, Wynter K, Saunders DM. Older first time mothers and early postpartum depression: A prospective cohort study of women conceiving spontaneously or with assisted reproductive technologies. *Fertil Steril*. 2011 Nov 1;96(5):1218-24.

[24] McMahon CA, Boivin J, Gibson FL, Hammarberg K, Wynter K, Fisher JR. Older maternal age and major depressive episodes in the first two years after birth: Findings from the Parental Age and Transition to Parenthood Australia (PATPA) study. *J Affect Disorders*. 2015 Apr 1;175:454-62.

[25] Jeve YB, Potdar N, Opoku A, Khare M. Donor oocyte conception and pregnancy complications: A systematic review and meta-analysis. *BJOG: Int J Obstet Gynecol*. 2016 Aug;123(9):1471-80.

[26] Moreno-Sepulveda J, Checa MA. Risk of adverse perinatal outcomes after oocyte donation: A systematic review and meta-analysis. *J Assist Reprod Gen*. 2019 Oct 1;36(10): 2017-37.

[27] Raphael-Leff J. *Psychological process of childbearing*. 4th ed. London: Routledge; 2009.

[28] Markin RD, Zilcha-Mano S. Cultural processes in psychotherapy for perinatal loss: Breaking the cultural taboo against perinatal grief. *Psychother*. 2018 Mar;55(1):20.

[29] Gibson FL, Ungerer JA, Tennant CC, Saunders DM. Parental adjustment and attitudes to parenting after in vitro fertilization. *Fertil Steril*. 2000 Mar 1;73(3):565-74.

[30] Imrie S, Jadva V, Fishel S, Golombok S. Families created by egg donation: Parent - child relationship quality in infancy. *Child Dev*. 2019 Jul;90(4):1333-49.

[31] Glover V, Ahmed-Salim Y, Capron L. Maternal anxiety, depression, and stress during pregnancy: Effects on the fetus and the child, and underlying mechanisms. *Fetal Dev*. 2016:213-227.

[32] Wennerholm UB, Bergh C. Perinatal outcome in children born after assisted reproductive technologies. *Upsala J Med Sci*. 2020 Apr 2;125(2):158-66.

[33] Bolvin J, Lancastle D. Medical waiting periods: Imminence, emotions and coping. *Women's Health*. 2010 Jan;6(1):59-69.

[34] Hammarberg K, Fisher JR, Wynter KH. Psychological and social aspects of pregnancy, childbirth and early parenting after assisted conception: A systematic review. *Hum Reprod Update*. 2008 Sep 1; 14(5):395-414.
[35] Kirkman M. Being a "real"mum: Motherhood through donated eggs and embryos. *Women's Studies International Forum*. 2008 Jul 1;31(4):241-8. Pergamon.
[36] Imrie S, Jadva V, Golombok S. "Making the child mine": Mothers' thoughts and feelings about the mother - infant relationship in egg donation families. *J Fam Psychol*. 2020 Jun;34(4):469-79.
[37] Golombok S, Lycett E, MacCallum F, Jadva V, Murray C, Rust J, Abdalla H, Jenkins J, Margara R. Parenting infants conceived by gamete donation. *J Fam Psychol*. 2004 Sep;18(3):443.
[38] Gibson FL, Ungerer JA, McMahon CA, Leslie GI, Saunders DM. The mother-child relationship following In Vitro Fertilisation (IVF): Infant attachment, responsivity, and maternal sensitivity. *J Child Psychol and Psyc*. 2000 Nov;41(8):1015-23.
[39] Colpin H, Demyttenaere K, Vandemeulebroecke L. New reproductive technology and the family: The parent-child relationship following in vitro fertilization. *J Child Psychol Psychiatry*. 1995 Nov;36(8):1 429-41.
[40] Papaligoura Z, Trevarthen C. Mother - infant communication can be enhanced after conception by in-vitro fertilization. *Infant Mental Health Journal: Offi cial Publication of the World Association for Infant Mental Health*. 2001 Nov;22(6):591-610.
[41] Cook R, Bradley S, Golombok S. A preliminary study of parental stress and child behaviour in families with twins conceived by in-vitro fertilization. *Hum Reprod*. 1998 Nov 1;13(11):3244-6.
[42] Olivennes F, Golombok S, Ramogida C, Rust J, Team FU. Behavioral and cognitive development as well as family functioning of twins conceived by assisted reproduction: Findings from a large population study. *Fertil Steril*. 2005 Sep 1;84(3):725-33.
[43] Golombok S, Ilioi E, Blake L, Roman G, Jadva V. A longitudinal study of families formed through reproductive donation: Parent-adolescent relationships and adolescent adjustment at age 14. *Dev Psychol*. 2017 Oct;53(10):1966.
[44] Hunfeld JA, Fauser BC, de Beaufort ID, Passchier J. Child development and quality of parenting in lesbian families: No psychosocial indications for a-priori withholding of infertility treatment. A systematic review. *Hum Reprod Update*. 2002 Nov 1;8(6):579-90.
[45] Flaks DK, Ficher I, Masterpasqua F, Joseph G. Lesbians choosing motherhood: A comparative study of lesbian and heterosexual parents and their children. *Dev Psychol*. 1995 Jan;31(1):105.
[46] Tasker F, Golombok S. The role of co-mothers in planned lesbian-led families. *J Lesbian Stud*. 1998 Sep 11;2(4): 49-68.
[47] Brewaeys A, Ponjaert I, Van Hall EV, Golombok S. Donor insemination: Child development and family functioning in lesbian mother families. *Hum Reprod*. 1997 Jun 1;12(6): 1349-59.
[48] Bos HM, Van Balen F, Van den Boom DC. Child adjustment and parenting in planned lesbian-parent families. *Am J Orthopsychiatry*. 2007 Jan;77(1):38-48.
[49] Murray C, Golombok S. Going it alone: Solo mothers and their infants conceived by donor insemination. *Am J Orthopsychiatry*. 2005 Apr;75(2):242-53.
[50] Murray C, Golombok S. Solo mothers and their donor insemination infants: Follow-up at age 2 years. *Hum Reprod*. 2005 Jun 1;20(6):1655-60.
[51] Golombok S, Murray C, Brinsden P, Abdalla H. Social versus biological parenting: Family functioning and the socioemotional development of children conceived by egg or sperm donation. *J Child Psychol Psychiatry*. 1999 May;40(4):519-27.
[52] Murray C, MacCallum F, Golombok S. Egg donation parents and their children: Follow-up at age 12 years. *Fertil Steril*. 2006 Mar 1;85(3):610-8.
[53] MacCallum F, Golombok S, Brinsden P. Parenting and child development in families with a child conceived through embryo donation. *J Fam Psychol*. 2007 Jun;21(2):278.
[54] MacCallum F, Keeley S. Embryo donation families: A follow-up in middle childhood. *J Fam Psychol*. 2008 Dec;22(6):799.
[55] Carneiro FA, Tasker F, Salinas-Quiroz F, Leal I, Costa PA. Are the fathers alright? A systematic and critical review of studies on gay and bisexual fatherhood. *Front Psychol*. 2017 Sep 21;8:1636.
[56] Golombok S, Blake L, Slutsky J, Raffanello E, Roman GD, Ehrhardt A. Parenting and the adjustment of children born to gay fathers through surrogacy. *Child Dev*. 2018 Jul;89(4):1223-33.
[57] Blake L, Casey P, Jadva V, Golombok S. "I was quite amazed": Donor conception and parent - child relationships from the child's perspective. *Child Soc*. 2014 Nov;28(6):425-37.
[58] Golombok S, Brewaeys A, Giavazzi MT, Guerra D, MacCallum F, Rust J. The European study of assisted reproduction families: The transition to adolescence. *Hum Reprod*. 2002 Mar 1;17(3): 830-40.
[59] Garber BD. Parental alienation and the dynamics of the enmeshed parent - child dyad: Adultification, parentification, and infantilization. *Fam Court Rev*. 2011 Apr; 49(2): 322-35.
[60] Zeinali A, Sharifi H, Enayati M, Asgari P, Pasha G. The mediational pathway among parenting styles, attachment styles and self-regulation with addiction susceptibility of adolescents. *J Res Med Sci*. 2011 Sep;16(9):1105.
[61] McMahon CA, Boivin J, Gibson FL, Hammarberg K, Wynter K, Saunders D, Fisher J. Pregnancyspecific anxiety, ART conception and infant temperament at 4 months post-partum. *Hum Reprod*. 2013 Apr 1;28(4):997-1005.

[62] Barbuscia A, Myrskylä M, Goisis A. The psychosocial health of children born after medically assisted reproduction: Evidence from the UK Millennium Cohort Study. *SSM-Population Health*. 2019 Apr 1;7:100355.
[63] Hart R, Norman RJ. The longer-term health outcomes for children born as a result of IVF treatment: Part II-mental health and development outcomes. *Hum Reprod Update*. 2013;19:244-50.
[64] Punamaki R-L, Tiitinen A, Lindblom J, Unkila-Kallio L, Flykt M, Vanska M, et al. Mental health and developmental outcomes for children born after ART: A comparative prospective study on child gender and treatment type. *Hum Reprod*. 2016;31(1):1-107.
[65] Waganaar K, van Weissenbruch MM, Knol DI, Delemarre-Van de Waal HA, Huisman J. Behavior and socioemotional functioning in 9-18-year-old children born after in vitro fertilization. *Fertil Steril*. 2009;92(6):1907-14.
[66] Waganaar K, van Weissenbruch MM, van Leeuwen FF, Cohen-Kettenis PT, Delemarre-Van de Waal HA, Schats R et al. Self-reported behavior and socioemotional functioning of 11-18-year-old adolescents conceived by in vitro fertilization. *Fertil Steril*. 2011;95(2):611-16.
[67] Cholodenko L, Bening A, Moore J, Ruffalo M, Wasikowska M, Blumberg S. The kids are all right. Universal Studios; 2011.
[68] Grotevant HD, Dunbar N, Kohler JK, Esau AM. Adoptive identity: How contexts within and beyond the family shape developmental pathways. *Fam Rela*. 2000 Oct;49(4): 379-87.
[69] Leon IG. Adoption losses: Naturally occurring or socially constructed? *Child Dev*. 2002 Mar;73(2):652-63.
[70] Turner AJ, Coyle A. What does it mean to be a donor offspring? The identity experiences of adults conceived by donor insemination and the implications for counselling and therapy. *Hum Reprod*. 2000 Sep 1;15(9):2041-51.
[71] Mogseth ME. Donor conception and unknown kin: Reconsidering identity and family through anonymous and deanonymized relations [Master's thesis]. Oslo, Norway: University of Oslo; 2019.
[72] Hewitt G. Missing links: Identity issues of donor conceived people. *J Fertil Couns*. 2002; 9:14-19.
[73] Marquardt E, Glenn ND, Clark K. My daddy's name is donor: A new study of young adults conceived through sperm donation. Institute for American Values; 2010.
[74] Palacios J, Brodzinsky D. Adoption research: Trends, topics, outcomes. *Int J Behav Dev*. 2010;34(3): 270-84.
[75] Erikson EH. *Identity: Youth and crisis* (No. 7). New York: WW Norton & Company; 1968.
[76] Jadva V, Freeman T, Kramer W, Golombok S. The experiences of adolescents and adults conceived by sperm donation: Comparisons by age of disclosure and family type. *Hum Reprod*. 2009 Aug 1;24(8): 1909-19.
[77] Gottlieb C, Lalos O, Lindblad F. Disclosure of donor insemination to the child: The impact of Swedish legislation on couples' attitudes. *Hum Reprod*. 2000 Sep 1;15(9):2052-6.
[78] Nachtigall RD, Tschann JM, Quiroga SS, Pitcher L, Becker G. Stigma, disclosure, and family functioning among parents of children conceived through donor insemination. *Fertil Steril*. 1997 Jul 1;68(1):83-9.
[79] Owen L, Golombok S. Families created by assisted reproduction: Parent-child relationships in late adolescence. *J Adol*. 2009 Aug 1;32(4):835-48.
[80] Kovacs GT, Wise S, Finch S. Keeping a child's donor sperm conception secret is not linked to family and child functioning during middle childhood: An Australian comparative study. *Aust N Z J Obstet Gynaecol*. 2015 Aug;55(4):390-6.
[81] Amor DJ, Lewis S, Kennedy J, Habgood E, McBain J, McLachlan RI, Rombauts LJ, Williams K, Halliday J. Health outcomes of school-aged children conceived using donor sperm. *Reprod Biomed Online*. 2017 Oct 1;35(4): 445-52.
[82] Pennings G. Disclosure of donor conception, age of disclosure and the well-being of donor offspring. *Hum Reprod*. 2017 May 1;32(5):969-73.
[83] Cook R, Golombok S, Bish A, Murray C. Disclosure of donor insemination: Parental attitudes. *Am J Orthopsychiatry*. 1995 Oct;65(4):549-59.
[84] Braverman AM, Boxer AS, Corson SL, Coutifaris C, Hendrix A. Characteristics and attitudes of parents of children born with the use of assisted reproductive technology. *Fertil Steril*. 1998 Nov 1;70(5):860-5.
[85] Leiblum SR, Aviv AL. Disclosure issues and decisions of couples who conceived via donor insemination. *J Psychosom Obst Gyn*. 1997 Jan 1;18(4):292-300.
[86] Harper JC, Kennett D, Reisel D. The end of donor anonymity: How genetic testing is likely to drive anonymous gamete donation out of business. *Hum Reprod*. 2016 Jun 1;31(6):1135-40.
[87] Phillips AM. Only a click away - DTC genetics for ancestry, health, love... and more: A view of the business and regulatory landscape. *Appl Tansl Genomics*. 2016 Mar 1;8:16-22.
[88] Graham S, Mohr S, Bourne K. Regulating the'good'donor: The expectations and experiences of sperm donors in Denmark and Victoria, Australia. In: *Regulating reproductive donation*. Cambridge: University Press; 2016. pp. 207-31.
[89] Blyth E, Crawshaw M, Frith L, Jones C. Donor-conceived people's views and experiences of their genetic origins: A critical analysis of the research evidence. In: *Assistierte Reproduktion mit Hilfe Dritter*. Berlin: Springer; 2020. pp. 361-88.
[90] Mahlstedt PP, LaBounty K, Kennedy WT. The views of adult offspring of sperm donation: Essential feedback for the development of ethical guidelines within the practice of assisted reproductive technology in the United States. *Fertil Steril*. 2010 May 1;93(7):2236-46.

[91] Zweifel JE. Donor conception from the viewpoint of the child: Positives, negatives, and promoting the welfare of the child. *Fertil Steril*. 2015 Sep 1;104(3):513-19.
[92] Daniels K. The perspective of adult donor conceived persons. In *Assistierte Reproduktion mit Hilfe Dritter*. Berlin: Springer; 2020. pp. 443-59.
[93] Golombok S, Readings J, Blake L, Casey P, Mellish L, Marks A, Jadva V. Children conceived by gamete donation: Psychological adjustment and mother-child relationships at age 7. *J Fam Psychol*. 2011 Apr;25(2):230-9.
[94] Laruelle C, Place I, Demeestere I, Englert Y, Delbaere A. Anonymity and secrecy options of recipient couples and donors, and ethnic origin infl uence in three types of oocyte donation. *Hum Reprod*. 2011 Feb 1;26(2):382-90.
[95] Somerville M. Donor conception and children's rights: "First, do no harm". *CMAJ*. 2011 Feb 8;183(2):280.
[96] Beeson DR, Jennings PK, Kramer W. Offspring searching for their sperm donors: How family type shapes the process. *Hum Reprod*. 2011 Sep 1;26(9):2415-24.
[97] Macmillan CM, Allan S, Johnstone M, Stokes MA. Donor conception: How demographics and disclosure experiences impact donor-conceived adults' motivations for seeking information about, and contact with, sperm donors. *Reprod Biomed Online*. 2021 April 10. https://doi.org/10.1016/j.rbmo.2021.04.005
[98] Cushing AL. "I just want more information about who I am": The search experience of sperm-donor offspring, searching for information about their donors and genetic heritage. *Inform Res*. 2010 Jun 1;15(2).
[99] Sants HJ. Genealogical bewilderment in children with substitute parents. *Brit J Med Psychol*. 1964 Jun;37(2):133-42.
[100] Allan S. Donor conception, secrecy, and the search for information. *J Law Med*. 2012 Jun 8;19(4).

第 20 章　辅助生殖技术在伦理方面的长期安全性

The long term safety of assisted reproductive technologies Ethical aspects

Lucy Frith　Heidi Mertes　Nicola Jane Williams　著

郑晨思　译　　覃春容　校

虽然安全性在辅助生殖技术（ART）中的核心地位不言而喻，但对于哪些类型的风险对哪些人是可接受的，何时以及由谁来决定风险的可接受性，目前存在不同的意见。除了常见问题之外，关键问题还包括如何平衡 ART 出生的孩子的获利与准父母的生育自主权，我们如何确保安全不被其他利益超越，以及如何在确保安全与确保获得医疗服务之间取得适当的平衡。在本章中，我们将讨论其中几个主题，深入了解与长期安全性相关的 ART 某些政策、指南和常见做法背后的一些伦理原则和争论。

一、从实验室到临床

在 ART 中的新技术若要可靠、理想化地进行，应当遵循以下步骤：临床前研究［在细胞、动物和（或）胚胎中］、临床试验和（长期）后续研究[1, 2]。虽然对动物进行临床前研究和对患者进行临床试验的伦理问题已经过充分讨论，但生殖医学中特别具有挑战性的问题是哪些对人类胚胎的研究和由此出生的儿童进行长期随访相关的问题。对胚胎的研究是有争议的，因为人类生物可能被工具化，被赋予不同程度的道德地位，这些道德地位是基于其作为人类物种成员的内在价值，还是基于其成为一个人的潜力和（或）基于其象征价值[3]。虽然许多国家允许对通过体外受精（IVF）的人类胚胎进行研究，但由于各种原因不会移植给患者，也很少有国家允许专门为研究目的制造人类胚胎[4]。然而，对研究的监管限制不应被视为在没有适当风险评估的情况下引入新疗法的借口。

（一）技术上的必要性

要求引入新生殖技术的风险为零是无法实现的，试图接近这一零风险水平将导致无法获得许多有益的治疗，鉴于不孕不育给人们带来的负担很大，这在道德上是有问题的[1]。这意味着需要进行艰难的权衡，以确定何时可以将新疗法用于临床。众所周知，在这方面混淆合理决策的因素是一种被描述为“技术必要性”的现象。根据 Björn Hofmann[5] 提出的医疗背景下的“技术必要性”的类型，我们可以指出几个潜在的方面，在这些方面，技术上的迫切需要可能要求过早地采用新的生殖技术。首先，“可能性”和“可行性”的“必要性”唤起了我们的道德直觉，即如果我们可以通过新技术帮助患者，我们就应该（尽管存在安全方面的担忧）去做，而不是放弃它们（例如，尽管有相当大的风险，但通过临床试验允许患者接受子宫移植）。其次，需求的“必要性”是指患者可能对临床医师施加的压力，要求接受某种治疗（例如，Turner 综合征患者要求她像其他患者一样接受治疗）。只要我们把前面提到的考虑因素作为权衡利弊的要素就没有问题。然而，一旦它们成为“必要”，并且不能再与其他考虑因素（如安全问题）放一起进行权衡，就会出现伦理问题。

（二）谁来决定哪些风险是可以接受的

在自然生育中，个人的生育自由只在非常特殊的情况下受到限制，如人们有严重的精神疾病或在监禁期间。这意味着人们可以自由生育，即使他们知道这样做会生出一个身体缺陷的孩子。有些人会认为，生殖自由也不应在管理层面和在寻求帮助的医院或医护人员层面上对辅助生殖进行任何形式的干预。然而，生殖自由通常被认为是一种自由权，而不是一种要求权，这意味着尽管个人可以自由地按照自己的意愿生育，但不能要求其他人提供实际的或经济上的援助，以支持自己追求这一目标。由于医生已经宣誓不伤害他们的患者，并且对在他们帮助妊娠后孩子的健康负有共同责任，因此根据他们的评估，父母和（或）孩子的风险不可接受时，他们可以合法地拒绝对某些患者实施某些手术。请注意，患者签署的知情同意书或免责声明，绝不能消除 ART 治疗对患者和其试管婴儿子女产生的不良影响所承担的道德责任。然而，在哪些风险是可接受的或不可接受的问题上，涉及的不同方之间可能存在合理的分歧。

（三）过度降低风险

虽然生殖医学风险领域的大多数伦理问题都是针对降低风险，但过多地降低风险也可能是有问题的。例如，在植入前遗传学检测用于 PGT-A 的背景下，有人声称移植非整倍体胚胎是不负责任的，因此需要对所有胚胎进行筛查。同样，一些患者只有在同意了采取降低风险的措施（如孕前基因筛查或减重）后才接受治疗，而单身、同性或“年龄较大”的患者则完全被拒绝治疗，理由是担心未来孩子的健康。我们在这里注意到的是，降低风险这一原则可能是为了其他动机而进行的粉饰，这些动机要么是商业动机（在广泛开展 PGT-A 或孕前筛查的情况下），要么是意识形态动机［在拒绝对具有某些（大多是非异性恋）特征的人进行治疗的情况下］。特别是在基因筛查的背景下，这些筛查和选择要求向残疾人传递了关于其生命不同价值的信息，对此表示担忧[6]。因此，虽然需要降低风险以避免严重风险，但明智的做法是要知道，为了获得我们在生活中珍视的东西，我们每天都要承担大量经过计算的风险。尽管我们可能采取了各种降低风险的措施，但辅助生殖仍然是一项具有内在风险的工作。

二、ART 接受者的权益

本章概述了 ART 接受者（在本章中，我们将其称为接受者）和 ART 出生的孩子可能发生的情况及风险。

在本部分，我们重点关注治疗的接受者，谁应该在什么情况下接受辅助生殖的治疗就涉及伦理问题。在决定对谁进行治疗时，临床医师需要考虑许多因素。最重要的是需要考虑 ART 中潜在接受者的权益和任何未来儿童的权益。在确定潜在接受者的权益时，有人认为，在没有足够的反对理由的情况下，临床医师应该促进生殖权利并尊重患者的自主权。因此，我们概述了这些原则，探讨了它们对个人权益的重要性，并考虑如何将这些原则与其他考虑因素进行平衡。

（一）生育的权利

自 20 世纪 70 年代末 IVF 发展以来，接受 ART 一直是有争议的。不限制 ART 的一个主要论点是，不孕症患者和有生育力的人有同样的生育权利。这是一个有争议的问题，但 ART 的科学发展已经彻底改变了这一问题，让不孕症患者在生育方面有了更多的选择。《联合国人权宣言》（*United Nations Declaration on Human Rights*）第 16 条和《欧洲人权公约》（*European Convention on Human Rights*）第 12 条认为，保证生育权利不受干涉是一项重要的基本人权，是结婚和建立家庭的权利。如前所述，这些条款通常被理解为规定了可以被称为自由权或消极权的权利，即不让自己的生育力在违背自己意愿的情况下受到干扰的权利。对生育的兴趣通常被认为是重要的，作为IVF的先驱者之一Robert Edwards指出：“在关爱环境中长大且自愿生育的孩子对社会的好处是无价的。”

因此，ART的发展和实践可以为不孕症患者提供实现其生育愿望和行使其生育自由的手段。John Robertson[7]提出了一个基于权利的论点来支持ART的扩展使用。他首先提出，在这一领域做出政策决定时，生育自由的概念应该被放在首位。生育自由是决定是否、何时、如何、多久、和谁生育的自由。这看起来似乎是一种消极的权利，不让一个人的生育力受到干扰。而Robertson赞同辅助生育权，即如果某物可以被视为生育的先决条件，则其有权获得此物。这有效地将一种消极的权利（不受干扰）变成了一种积极的权利（使某人可以获得某些东西）。因此，在Robertson的描述中，个人有权获得ART，因为它使不孕症患者能够以与有生育力的人相同的方式行使生育权利。

Robertson的说法显然有问题。女权主义哲学家Laura Purdy[8]认为，Robertson采取的立场，模糊了消极权利和积极权利之间的区别。他似乎推断，不让一个人的生育力受到干扰的强大权利意味着同样强大的生育权。在对生殖权利的讨论中，包含了Robertson提出的假设，即自然生育提出的问题与辅助生殖提出的问题相似。女权主义批评家Christine Overall[9]认为，两种生育形式所提出的问题是根本不同的，使用ART的权利需要与不受生殖干扰的权利不同的举证责任。

因此，对于像Robertson这样的学者所主张的积极的生育权（因此不孕者有权拥有可供其生育的手段，或者这种权利在资金方面的实际影响是什么），根本无法提供良好的论据来支持。人们普遍不承认，仅仅因为有手段可以达到某种目的，人们就有权使用这些手段。在为获得ART提供基础方面，这些基于积极生育权概念的论点，并没有产生其支持者可能希望的重大实际效果。大多数卫生保健系统作为社会化或基于保险的医疗保健服务的一部分，对是否、何时、为谁提供ART方面资金有限制。

（二）生育选择和自由

在讨论应该允许ART接受者承担的风险时，需要考虑的一个关键原则是生育选择。ART可以扩大准父母的生殖选择，这种选择是可获得且有意义的。任何选择的扩展都是值得拥有的，这也经常被称为生育选择。对生育选择重要性的呼吁支持了许多ART创新的论点。例如，生育自主的倡导者Savulescu[10]和Harris[11]支持父母有优先选择权。这一观点的核心原则是，个人的生育决定不应受到干扰，除非它们会对他人造成严重伤害[12]。目前还不清楚应该如何权衡将来人的权益和生育自由。

这一观点具有重要的哲学渊源，许多哲学家和法学家认为，当讨论道德主体的行为和选择的可容许性时，个人自由是适当的基线假设。例如，Mill认为“在实际事务中，举证责任应该属于那些反对自由的人”[13]。Locke同样认为，人天生处于“一种完全自由的状态，可以命令他们的行为……”。他们认为合适的时候“……不需要请求许可或依赖任何其他人的意志”[14]，这应该对国家限制自由的能力施加限制，国家的目标应该被视为维护和保护自然的自由和财产。Stanley Benn的著作中也有相似的表达，他认为“辩护的责任落在了干预者身上，而不是被干预的人身上”[15]。Rawls则认为，在一个公正的社会中，“人们普遍认为，在没有充分理由的情况下，不应该对行为施加法律和其他限制”[16]。

这一论点有时被一些主张所强化，即生育选择是“一个人的存在感的组成部分”[17]，因此任何限制都需要比次要的选择更有力的理由[7]。有一种观点认为，选择越重要，限制它的理由就越充分。因此，由于生育选择非常重要，许多人认为对孩子的渴望是一种基本需求，允许人们进行生育选择本身就是一件好事，而这种好事超过了产生一定程度的伤害，如在某些情况下为有严重疾病病史的女性提供治疗。

（三）平衡原则和权利

虽然尊重个体的自由生育选择似乎是一条很好的经验法则，但如果考虑相互竞争的因素，可能会得出不同的结论。

我们需要在多个层面考虑平衡治疗的危害和益处，重要的是要考虑与此相关的危害类型。虽然临床医师可能担心他们面前的患者所经历的伤害，但使用和提供 ART 可能会造成更广泛的社会伤害。例如，一些女权主义者认为，ART 通过提供额外的选择来扩展女性的生育选择；另一些人则认为，从某种意义上说，利用 ART 是不可靠的，因为不孕症所带来的伤害是社会压力和社会分工的后果。因此，ART 的存在本身就可以限制和影响选择，而提供 ART 可以加强和验证这种压力和分工，从而伤害不孕症女性。在这里，提供新的治疗方案可能很快被视为女性不得不主动拒绝的标准治疗。因此，一些人声称，ART 的提供迫使潜在的生育者被迫选择追求或拒绝追求新的技术[18]，除非女性试图通过 ART 妊娠，否则不生育不再被视为可接受的选择。

有人认为，女性特别容易受到本质主义和促生育主义的社会压力，以及围绕生殖和囿于女性身份规范的影响。"自然生育主义"是一种鼓励生育和促进为人父母角色的态度或政策。人口出生率尤其影响女性，她们被鼓励成为母亲。在男权社会中，真正的女性气质往往等同于生育，因此母性被视为女性气质的一个必要方面，女性也被认为必须承担做母亲的责任。社会逼迫女性以生育的方式来关注遗传关系，可以说是社会构建决定了我们生育关系的方式。我们不必对这种生育压力做出反应，给予女性选择不生孩子的自由，并让这种选择得到同等的重视和尊重，这是很重要的[19]。因此，在权衡相关的危害和益处时，需要考虑 ART 使用的更广泛的社会影响及其推动或阻碍社会变革的潜力。

然而，我们的选择受到社会、经济和政治形势的约束和构建，这一点在新的自治理论中得到了越来越多的承认和接受。例如，关系自治质疑了西方对自治的解释，认为它过于个人主义[20]和依赖"一种非社会的、抽象的个人概念"[21]。这类自治理论在更广泛的背景下考虑人，它们可能在决策和决定应该由谁做出的方面更有用。Dove 等将关系自治定义为"一种将个人置于他人的社会嵌入网络中的自治概念"[22]。经常有人认为，人们通常通过与亲近的人讨论来做出重要的决定。因此，在一般医疗实践中，将个人视为理想的个体和自给自足的概念可能是用词不当，在考虑 ART 时尤其没有帮助。ART 的焦点是家庭的创造，因此它绝不仅仅是关于个人的风险。

（四）职业责任

卫生保健专业人员有责任为前来接受治疗的患者及任何未来后代的利益行事。凌驾于潜在 ART 接受者生殖自主权之上的原因是对他们的治疗可能导致不当伤害，即有心脏问题的女性，妊娠会给她们带来过度的压力；或者提供治疗的国家是不合法的，目前英国禁止出于社会原因的性别选择（Human Fertilisation and Embryology Act 1990：Schedule 2，1ZB[1]）；或者支付或报销系统不会支付治疗费用，也就是说，在英国，人们可以接受国家医疗服务的试管婴儿周期数量受到限制[23]。因此，由于监管或经济方面的原因，或者患者原因，生殖医生通常没有权力给患者他们想要的东西。虽然医师可能会受到其执业环境的限制，但作为医疗专业人员，他们也必须权衡自己的职责，以不伤害患者并保护患者权益。因此，在某些情况下，从伦理上来说，满足患者所有无底线的要求是不可取的，而应采取行动促进患者的最大利益，并遵循此类责任的专业守则。通常通过讨论和咨询，接受者可以看到某些行为（如在成功机会很小的情况下继续进行 IVF 周期）如何不符合他们的利益，并且可以在患者和医疗团队的共同商议下做出最佳决定。

为了让医生在这一复杂领域充分履行这些职责，需要向接受者提供有关其治疗的各个方面的相关信息。建议提供咨询，使接受者了解治疗的医学意义和以这种方式组建家庭的社会心理方面。ART 远不止是一种医疗形式，最恰当的做法是将其视为一种建立家庭的做法，在评估受者接受 ART 的风险和好处时，应铭记这一点，确保接受者得到必要的支持，以便为自己及其未来的家庭作出充分知情的决定，并在相关的情况下，考虑到使用捐赠配子或胚胎的影响 [24]。即使这样，如果没有受孕，失败的感觉、压力、紧张和昂贵的医疗都可能造成接受者的损失 [25]。

总而言之，尽管人们经常认为生殖临床医师应以尊重患者的自主权为目标，但这通常是不可能的，必须权衡社会危害与个人利益，必须权衡对个人的潜在危害，有时需要为患者提供咨询和支持，使其按照自己的最佳利益行事。

三、通过 ART 孕育孩子的权益

与许多其他医学领域的安全问题主要关注接受治疗者的权益不同，生殖医学的不同之处在于其主要功能是创造一个新生命：孩子。因此，讨论 ART 中的安全问题是复杂的，不仅需要考虑寻求治疗的个人和（或）夫妇的程序或干预的安全性，以及如何与尊重未来父母的自主权的愿望相平衡，而且还需要考虑通过 ART 孕育的孩子的权益，因为他们不同意和不能同意治疗所涉及的风险。事实上，在干预措施影响种系（如线粒体替代治疗和基因编辑等）的情况下，安全问题延伸到可能出生在未来几代人的儿童，导致更迫切的需要仔细考虑这种治疗可能给其他各方带来的风险和负担。

正如 Robertson[26] 所指出，在儿童权益方面，ART 因此具有以下伦理结构：ART 的使用可能使不育的人或携带严重疾病基因的人能够生育，但这样做的风险是他们生下的孩子获益会减少。风险的程度、确定性和种类各不相同，寻求生殖帮助的动机和个人的其他生育选择也各不相同。但它们都构成了一种风险，儿童将经历生理、心理或社会限制，而这些问题在不使用 ART 的情况下通常不会发生。

然而，多大的风险才算风险太大？面对不确定性，我们应该如何计算和权衡此类风险？实践者和政策制定者应该在多大程度上致力于保护通过 ART 出生的儿童权益？本部分将探讨 ART 中由于安全问题而产生的儿童获益问题，如修改、选择和操作配子和胚胎对子代生理获益的风险，以及 IVF 和 ICSI 等干预措施对子代生理获益的风险。

（一）获益标准和非身份问题

正如 Pennings 等 [27] 所解释的那样，在确定子代的可接受风险方面存在不同的立场，这可以从位于一端的提供极低获利要求的账户和位于另一端的提供极强获利要求的账户中识别出来。在本部分中，我们将从天平（所谓“最大”和“最小”的获利标准）的两端和被称为“合理获利标准”的更为中立的位置来探讨标准。

根据最大获利标准，“当表明未来孩子的生活条件将不是最佳时”，不应提供辅助生殖 [27]。这种观点认为，通过 ART 产生的伤害儿童的任何风险都不应被认为是可接受的，因为没有一种生育治疗是无风险的，这就排除了在所有情况下提供治疗的可能性。然而，在 ART 设置如此高的标准是有问题的，因为那些能够自然生育的人，当他们（不可避免地）在次优的条件下把孩子带到世界上时，通常不会被认为是应该受到责备的。因此，在一种生殖环境中为负责任的生殖设定如此高的标准，而在其他环境中却不这样做，通常被认为是不公平或不合理的。天平的另一端是“错误生活”或“最低获利”标准。这种观点认为，只要 ART 不导致那些在辅助生殖伦理学文献中所描述的孩子的出生，就应该被允许，如孩子被描述为“不值得活下去”[28]、“难以忍受的痛苦”[29]、“被痛苦和苦难支配”[30] 和“比失去生命更糟”[31]。考虑到大多数患有痛苦和致命的疾病和残疾的人都认为他们自己的生命值得活下去。因此，在这种观点下，通过 ART 对儿童产生的安全性和风险的要求将是令人难以置信的宽松，甚至不需要尝试降低任何风险。

鉴于对最大标准的过度和不公平的担忧，一

些人建议，与其最大化儿童获利，或者在最重要的情况下不考虑儿童获利，我们应该以足够的效率为目标，接受ART中的一些风险，但要求它们尽可能地减少，并低于可接受或“合理”的伤害阈值。然而我们应该如何确定哪些风险是可以接受的或合理的？一些人建议，应将自然受孕作为可接受风险水平的基准，禁止对后代施加大于自然繁殖的风险的治疗和技术。然而，这一门槛似乎是武断的，似乎从对世界的描述性陈述，到对事物应该如何的主张，进行了不合理的跳跃。因此，另一些人则提出了更有原则的限制，建议负责任的生殖政策（和生育者）应该根据所生的孩子是否有可能“至少有一个正常的美好生活的机会”[8]或“有能力和机会实现那些总体上使生命有价值的维度和目标”来决定对后代的可接受和不可接受的风险水平。

然而，虽然ART孕育出生的儿童的权益对医生、研究人员和准父母来说似乎是最重要的，这似乎是不言而喻的，但世界上许多国家已经将儿童权益要求纳入辅助生殖的立法和政策中[26]，许多专业机构也是如此，从哲学上讲，这个问题稍微复杂一些。这是一个在哲学中被称为“非同一性问题”[32]的悖论的结果。在这种情况下，我们保护某些个体（或一群个体）免受某些特定（和负面）事件或事件影响的唯一手段就是阻止它们的存在。在这种情况下，除非个体的生活很糟糕，以至于没有达到前面所讨论的“错误的生活”或“最低获利”标准，否则就不能被认为受到了伤害。因为即使他们的存在以苦难为标志，这也是他们存在的一个条件：它是不可避免的。它们不可能存在于任何其他状态，它们的存在总的来说是对它们有利的。在ART的背景下，许多提供或不提供治疗的决定改变了受孕的时间和方式，从而导致非同一性问题，如使用生育药物、植入前遗传学检测和胚胎选择、配子捐赠选择决定、可能的线粒体替代疗法。

这样的案例迫使我们重新考虑ART中儿童获利要求的最终“目标”。候选因素包括客观考虑因素，如致力于减少世界上的痛苦水平和有限的机会，无论谁经历了痛苦[32, 33]，以及在特定社会的公共卫生目标上减少疾病和残疾的总体负担[34]。

（二）权衡对后代的风险

在不涉及非身份问题的ART或儿童权益目标，出于非个人和公共健康卫生目标驱动的情况下，还应该关注与ART相关的某些风险是否和何时应该被认为属于安全考虑的范围，以及应如何衡量这些风险。

对于前一个问题，如通过配子捐赠、线粒体替代、代孕安排和基因编辑孕育的儿童可能面临的社会危害，与这些技术的物理风险一样，都被视为安全风险吗？毕竟，这种担忧可能被认为主要是由于歧视和（或）关于遗传基因和妊娠关系对父母身份的重要性的现行规范和态度造成的，而这可能是通过改变社会环境而不是限制使用ART来减少的。在异性恋家庭结构之外出生的儿童，由于其受孕方式而遭受歧视的情况下，可以发现一个明显的例子，说明用社会办法解决ART孕育的儿童的痛苦可能更合适。稍微复杂一点的情况是，捐赠受孕儿童的利益，如果他们无法获得关于捐赠者的身份信息，或者知道他们是捐赠者孕育时[35, 36]，他们可能会声称自己受到“伤害”。虽然在某些情况下，捐赠者匿名所带来的风险和获利问题显然与安全方面的考虑有关，如缺乏关于遗传疾病倾向的知识。在另外一些情况下，这些知识的缺乏可以被认为主要是由社会规范和态度造成的，这些社会规范和态度重视家庭之间的遗传联系，导致了捐赠者孕育的后代非常重视寻找信息方面，并可能与捐赠者和捐赠者的兄弟姐妹建立关系。事实上，随着人们越来越多地接受与ART相关伤害，也可以发现，通过关注ART相关的社会背景，与使用ART相关的身体风险可能在强度上显著降低[37]，这也可能影响风险的计算。

一旦我们确定了哪些风险属于安全考虑范围，问题就转向了我们应该如何权衡这些风险，因为在以下方面存在困难：预测 ART 的长期风险及其发生率，其中一些风险可能极大地影响种系，以及通过对 ART 孕育的儿童进行的长期随访研究来获得数据。我们是否应该像在其他情况下一样，通过直接使用期望值分析，将我们掌握的关于风险发生概率的数据与风险的贬值相结合，从而计算风险的可接受性？我们是否应该只考虑已知的危害和风险，使用一种狭隘的循证方法[38]？或者，考虑到在这种情况下不可避免的不确定性，以及随之而来的在我们的治疗和结果之间建立因果联系的困难，我们是否应该采取一种更规避风险的方法，通过实施一种预防性方法，风险管理的标准方法是对较小和（或）不确定的重大伤害 / 损害的风险赋值更小[39]？有一件事是肯定的：无论我们选择如何权衡风险，与所有医学领域一样，适当关注 ART 的安全问题，需要在应用于人类之前进行强有力的临床前研究，并对通过 ART 孕育的儿童进行长期和广泛的随访，以跟踪可预见和不可预见的结局，并改进技术。

（三）ART 孕育儿童的长期随访

虽然关注 ART 孕育儿童的长期安全风险需要研究探索此类儿童的结果，但长期数据获取的困难是显著的，在所有涉及儿童的研究背景下，应谨慎关注与所涉儿童最大利益、必要性、最小化伤害和知情同意有关的原则。例如，对患者和儿童来说，定期参加临床预约可能会带来巨大的身体、心理和经济成本。因此，一般认为应注意参与研究的补偿问题；后续研究应只涉及对儿童的最小风险；只有当研究结果被认为符合儿童的最佳利益时才应该进行，如随着时间的推移收集的信息可能影响未来的治疗方向；研究的各方都知道研究的目的，父母和子女和（或）子女达到法定年龄后，应给予适当的同意[40]。

重要的是，随访的关键一方，即由此出生的儿童，不能在治疗开始时要求长期的承诺[2]。此外，长期随访（特别是跨代随访）也具有挑战性，因为它需要持续数年和数十年的研究，而这些研究很难获得资助。这些限制导致了一种情况，即尽管治疗已经超过了早期的实验阶段，但将其标记为“已确定”往往是不正确的。因此，建议引入第三个中间标签，即“创新性治疗”，以更好地向患者阐明从实验性治疗到既定治疗是连续性的，即使治疗不再具有“实验性”标签，不确定性也时常存在[41]。为了收集足够的数据，以便能够将创新治疗重新归类为既定的治疗方法，收集、整理和分析这些数据的人必须确保有长期的资金来源以支持后续研究和确定长期的风险。

四、结论

• 在判断 ART 的长期风险是否合理时，需要对各种因素进行权衡。

• 关于生育权和自由权的讨论赋予了个人在生育决策方面的重大自主权。

• 医师有责任减少对 ART 接受者和后代的伤害，这使人们对生殖背景下个人自主权的首要性质产生了怀疑，对有问题的社会压力和行为规范也产生了担忧。

• 在这种情况下，考虑到非身份问题的影响和 ART 受孕出生儿童的长期随访困难，对 ART 受孕出生儿童的获利的担忧也特别难以权衡。

• 我们的生育选择不是凭空发生的。因此，在临床和研究背景下，还必须考虑 ART 更广泛的社会影响，并坚持负责任的创新原则。

五、笔记

• 例如，在英国，人们认为在影响儿童利益的事项中，他们的获益应被视为最重要的，在 ART 的背景下，禁止对儿童造成重大身体和（或）心理伤害风险的程序（Human Fertilisation and Embryology Act，1990，s，13[5]）。

• 例如，ESHRE 伦理和法律工作组称，“技术和研究必须始终服从于未来后代的福利……未来后代的利益必须优先于科学的发展和进步”（Penning et al.，2007，p.2587）。

参考文献

[1] Dondorp W, de Wert G. Innovative reproductive technologies: Risks and responsibilities. *Human Reproduction*. 2011; 26(7): 1604-8.

[2] Jans V, Dondorp W, Mastenbroek S, Mertes H, Pennings G, Smeets H, de Wert G. Between innovation and precaution: How did offspring safety considerations play a role in strategies of introducing new reproductive techniques? *Human Reproduction Open*. 2020;2:1-9.

[3] ESHRE Task Force on Ethics and Law. The moral status of the pre-implantation embryo. *Human Reproduction*. 2011;16(5):1046-8. https://doi.org/10.1093/humrep/16.5.1046.

[4] Mertes H. Understanding the ethical concerns that have shaped European regulation of human embryonic stem cell research. *Proceeding of the Belgian Royal Academies of Medicine*. 2012;1:127-39.

[5] Hofmann B. Is there a technological imperative in health care? *International Journal of Technology Assessment in Health Care*. 2002;18(3):675-89.

[6] Parens E, Asch, A. Disability rights critique of prenatal genetic testing: Refl ections and recommendations. *Mental Retardation and Developmental Disabilities Research Reviews*. 2003;9(1):40-7.

[7] Robertson JA. *Children of choice: Freedom and the new reproductive technologies*. Princeton: Princeton University Press; 1994.

[8] Purdy LM. Genetic diseases: Can having children be immoral? In: Arras J and Rhoden NK, editors. *Ethical issues in modern medicine*. 3rd ed. California: Mayfield Publishing Company; 1989. pp. 311-17.

[9] Overall C. *Human reproduction: Principles, practices, policies*. Toronto: Oxford University Press; 1993.

[10] Savulescu J. Sex selection: The case for. *Medical Journal of Australia*. 1999;171:373-5.

[11] Harris J. *On cloning: Thinking in action*. London, Routledge; 2004.

[12] Feinberg J. *Social philosophy*. Engelwood Cliffs, NJ: Prentice Hall; 1973.

[13] Mill JS. *The subjection of women*. London: Longmans, Green, Reader and Dyer; 1869.

[14] Locke J. The second treatise of government. In: Laslett P, editor. *Two treatises of government*. Cambridge: Cambridge University Press; 1960/1689.

[15] Benn SI. *A theory of freedom*. Cambridge: Cambridge University Press; 1988.

[16] Rawls J. *Justice as fairness: A restatement*. Cambridge, MA: Belknap Press; 2001.

[17] Jackson E. Rethinking the pre-conception welfare principle. In: Horsey K, Biggs H, editors. *Human fertilisation and embryology: Reproducing regulation*. London: Routledge-Cavendish; 2007.

[18] Franklin S. Making miracles: Scientific progress and the facts of life. In: Franklin S, Ragone H, editors. *Reproducing reproduction*. Philadelphia: University of Pennsylvania Press; 1998. pp. 102-17.

[19] Mertes H. The role of anticipated decision regret and the patient's best interest in sterilisation and medically assisted reproduction. *Journal of Medical Ethics*. 2017;43(5):314-18.

[20] Mackenzie C, Stoljar N, editors. *Relational autonomy: Feminist perspectives on autonomy, agency, and the social self*. Oxford: Oxford University Press; 2000.

[21] Donchin A. Understanding autonomy relationally: Toward a reconfi guration of bioethical principles. *J Med Philos*. 2001;26:365-86.

[22] Dove E, et al. Beyond individualism: Is there a place for relational autonomy in clinical practice and research? *Clinical Ethics*. 2017;12(3):150-65.

[23] National Health Service. Availability: IVF. 2021 [cited 2021 July 13]. Available from: www.nhs.uk/ conditions/ivf/ availability/.

[24] Crawshaw M, et al. on behalf of the British Infertility Counselling Association. Counselling challenges associated with donor conception and surrogacy treatments - time for debate. *Human Fertility*. 2021. doi: 10.1080/14647273.2021.1950850.

[25] Daniluk J. "If we had it to do over again...": Couples' refl-ections on their experiences of infertility treatments. *The Family Journal: Counseling and Therapy for Couples and Families*. 2001 Apr;2002;9(2):122-33.

[26] Robertson JA. Procreative liberty and harm to offspring in assisted conception. *American Journal of Law and Medicine*. 2004;30:7-40.

[27] Pennings G, de Wert G, Shenfi eld F, Cohen J, Tarlatzis B, Devroey P. ESHRE task force on ethics and law 13: The welfare of the child in medically assisted reproduction. *Human Reproduction*. 2007;22(10):2585-8.

[28] Steinbock B. Wrongful life and procreative decisions. In: Roberts MA, Wasserman DT, editors. *Harming future persons: Ethics, genetics and the non-identity problem*. London: Springer; 2009. pp. 155-78.

[29] Rakowski E. Who should pay for bad genes? *California Law Review*. 2002;90(5):1345-414.

[30] Bennett R. The fallacy of the principle of procreative benefi-cence. *Bioethics*. 2009;23(5):265-73.

[31] Brock DW. The non-identity problem and genetic harms: The case of wrongful handicaps. *Bioethics*. 1995;9:269-75.

[32] Parfit D. *Reasons and persons*. Oxford: Clarendon Press; 1984.

[33] Buchanan A, Brock DW, Daniels N, Wikler D. *From chance to choice: Genetics and justice*. New York: Cambridge University Press; 2000.

[34] Williams NJ. Harms to "others" and the selection against

disability view. *Journal of Medicine and Philosophy*. 2017;42(2):154-83.

[35] Cohen IG. Prohibiting anonymous sperm donation and the child welfare error. *Hastings Centre Report*. 2011;41(5):13-14.

[36] Wilkinson S. Gamete donor motives, payment, and child welfare. In: Golombok S, Scott R, Appleby JB, Richards M, Wilkinson S, editors. *Regulating reproductive donation*. Cambridge: Cambridge University Press; 2016. pp. 232-58.

[37] Beaudry JS. Beyond (models of) disability? *Journal of Medicine and Philosophy*. 2016;41(2):210-28.

[38] Read R, O'Riordan T. The precautionary principle under fire. *Environment: Science and Policy for Sustainable Development*. 2017;59(5):4-15.

[39] Manson NA. Formulating the precautionary principle. *Environmental Ethics*. 2002;24(3):263-74.

[40] Medical Research Council. MRC ethics guide: Medical research involving children. 2004 [cited 2021 July 4]. Available from: https://mrc.ukri.org/documents/pdf/medical-research-involving-children/.

[41] Provoost V, Tilleman K, D'Angelo A, De Sutter P, de Wert G, Nelen W, Pennings G, Shenfi eld F, Dondorp W. Beyond the dichotomy: A tool for distinguishing between experimental, innovative and established treatment. *Human Reproduction*. 2014;29(3):413-17.